# 方 剂 学

## （供中药、药学专业用）

主　编　贾　波（成都中医药大学）
　　　　李　冀（黑龙江中医药大学）

中国中医药出版社
·北 京·

**图书在版编目(CIP)数据**

方剂学/贾波,李冀主编. —北京:中国中医药出版社,2011.6(2015.2重印)

新世纪全国高等中医药院校创新教材

ISBN 978-7-5132-0488-0

Ⅰ.①方… Ⅱ.①贾… ②李… Ⅲ.①方剂学-中医学院-教材 Ⅳ.①R289

中国版本图书馆 CIP 数据核字(2011)第 081098 号

中 国 中 医 药 出 版 社 出 版

北京市朝阳区北三环东路 28 号易亨大厦 16 层

邮政编码 100013

传真 010 64405750

北京市泰锐印刷有限责任公司印刷

各地新华书店经销

\*

开本 850×1168 1/16 印张 14.5 字数 340 千字

2011 年 6 月第 1 版 2015 年 2 月第 4 次印刷

书 号 ISBN 978-7-5132-0488-0

\*

定价 23.00 元

网址 www.cptcm.com

# 新世纪全国高等中医药院校创新教材

# 《方剂学》编委会

# 编 写 说 明

本《方剂学》是国内首次编写的供中药及药学类专业使用的创新教材。

《方剂学》不仅是医学本科，也是药学本科的重要课程。中药及药学类专业的人才培养，旨在造就能从事中药制剂生产、新药开发、药品经营等行业的专门人才。长期以来，各院校药学专业一直使用供医药类专业用的规划教材，这与其培养目标是不相符合的。药学《方剂学》教材不仅应有组成、主治、功用、方解、使用注意等与医学相同的内容，而且还应有体现药学专业人才培养目标的相关内容，如方剂的药效、药化、新剂型等现代研究进展。由于现行医药类教材缺失常用方剂相关制剂的介绍，仅有少量与执业药师考试有关的 OTC 中成药，加之教材基本未涉及如何在中医理论指导下，依据所学知识研制开发新药的内容，对学生毕业后参加执业药师考试的合格率及就业后在实践工作中应用能力有一定影响。《方剂学》属基础应用学科，既有别于《中医基础理论》、《中药学》之纯基础课程，又异于内、妇、儿、外及药化、药理等专业课程。一本教材，医、药类共用，确有难以两全之憾。

为此，本教材在力求传承中医特色的同时，立足于为社会培养实用的中药及药学专业人才。其特色有以下几点：①充实现有学科理论。方剂学是研究治法与方剂理论及其运用的一门基础应用学科，为强化学生对治法的认识，总论将治法与方剂分别概述。②精编简述相关内容。药学专业的《方剂学》一般为36~54学时，考虑到基础理论教学应以"必须"、"实用"、"够用"为度，故章节分类较之以往各版《方剂学》，凡涉及该专业现今运用较少的未予保留，重要方剂归入相关章节予以介绍；所选方剂力求代表性与常用性；方解简明扼要，并归纳组成药物的基本结构及配伍特点；书中所载犀角，根据国发（1993）39号、卫药发（1993）59号文，属于禁用之列，以水牛角替代。为充分发挥教师引导学生综合归纳的能力，未设类方比较及章小结；汤剂将其组成原料药进行加工可制成不同剂型，各种剂型（丸、散剂等）将其用量按原方比例酌情增减，可作汤剂，亦未设现代用法。③突出专业培养目标。为提纲挈领地让学生掌握类方的基本组方规律，节概述中专设"组方思路"；为学生毕业后从事执业药师工作奠定基础，运用部分专设现代应用、制剂研发和使用注意，附方收录OTC中成药近200首（含研制方及正方已制成的中成药），并从药理及成分研究方面概括性介绍现代研究成果；为药学专业学生在新药研发方面以启示，编写了新药研制提要及研制方举例。研制方举例主要选取以正方及相关附方组成为主加减，或师正方（附方）治法而创的新中成药，并加按语简述研发的中医理论依据。④首次收载不良反应。随着中药及中成药的广泛应用，以及近十几年对中药毒副作用的重视，收录了部分方剂的不良反应以供使用参考。

本书绪言、总论由贾波、沈涛、张丰华编写，解表剂由范颖、丁舸编写，泻下剂由王璎编写，和解剂由冯泳编写，清热剂由文小平、吴建红编写，温里剂由章健编写，补益剂由李冀、李胜志、李政木编写，固涩剂由王均宁编写，安神剂由陈学习编写，开窍剂由秦竹编写，理气剂由袁振仪编写，理血剂由华浩明、吴红彦编写，祛湿剂由耿耘、杨力强编写，祛痰剂由韩彬编写，消食剂由夏寒星编写，治风剂由王迪编写，方剂歌诀由张丰华编写。全书由贾波教授统稿，其中"药理研究"由张丰华副教授审定。成都中医药大学邓中甲教授担任主审。

成都中医药大学祝捷副教授对本教材的编写提出了宝贵的意见，彭腾副研究员审定了本书"成分研究"内容，谢磊、王虹、付庆会、占帝等在相关资料的补充及教材校定、整理方面做了大量工作，在此深表感谢。

为进一步提高本教材的编写质量，有利于教学，我们殷切希望各中医药院校同道在教学过程中不断提出宝贵的修改意见。

《方剂学》编委会

2011 年 5 月

# 目 录

## 附　录

# 绪 言

方剂，是在辨证审因，确定治法之后，依据组方基本结构，选择合适的药物，酌定用量、剂型及用法，配伍而成的药物组合。"方剂"一词，始见于《梁书·陆襄传》，书云："襄母卒患心痛，医方须三升粟浆……忽有老人诣门货浆，量如方剂。"

考"方剂"之义，"方"既有医方、药方的含义，如《论衡·定贤》云"譬医之治病也……方施而药行"；又有规定、规矩的意义，如《孟子·离娄上》云"不以规矩，不能成方圆"。"剂"，古文通"齐"，有整齐、整合、排列之义，表明一定的规定性、有序性；此外，"剂"还有调配、调和之意。《礼记·少仪》云"凡齐，执之以右，居之以左"，郑玄注"齐，谓食羹酱饮有齐和者也"，《后汉书·刘梁传》亦云"和如羹焉，酸苦以剂其味"。可见，方剂是按一定的"规矩"和方法将药物组合而成的。

方剂学是研究治法与方剂理论及其临床运用的一门基础应用学科，是理、法、方、药的重要组成部分。方剂学的任务是通过一定数量方剂的讲授，引导学生掌握组方原理和配伍规律，培养学生分析、运用方剂及临证组方、研制新方的能力。

方剂学是以中医基础理论、中医诊断学、中药学等课程的内容为基础，这就要求学生在学习时善于联系已学基础知识，互相印证，既能使已学的基础理论为加深理解本课程的内容服务，又能通过有目的的联系，进一步加深理解已学的基础理论。

学习方剂应掌握一定数量的基础方、代表方及常用方。基础方是指起源较早，组方精简，临床较少单独使用，后世在此基础上衍化出系列附方的方剂；代表方是指反映历代具有较大学术影响的流派、名家的学术特点的名方，以及体现类方组方思路的方剂；常用方是指组方药物较多，配伍全面，疗效确凿，临证稍作加减即可据证应用的方剂。学习时应重点熟记方剂的组成、功效和主治，深刻理解其组方原理、配伍规律及常用配伍技巧，举一反三，触类旁通。背诵一定数量的方剂歌诀，是学好方剂的基本功。对组成和功效、主治近似的方剂，应注意比较，从中掌握其特点和异同，这样才能收执简驭繁、事半功倍之效。

# 上篇　总论

## 1　方剂学发展简史

　　早在原始社会时期，我们的祖先就已发现药物治病的功效。最初只是使用单味药，经过世代日积月累的口尝身受，渐渐涉及药物的配合运用，《左传》之"鞠芎、曲麦，治河鱼腹疾"，即是早期配伍用药的记载。经长期的医疗实践，认识到运用几味药物配合，其效果优于单味药物，从而逐渐形成了方剂。

　　**先秦、两汉时期**　《五十二病方》是1973年在长沙马王堆汉墓出土的帛书之一，为现存最早的方书。原书未见书名，因在目录之末载有"凡五十二（病）"，整理者据此并结合内容以其名。书中记载比较完整的189首方中，单味药方达110首，显示了方剂的组成由单味药到数味药配合的历史过程。

　　成书于西汉中期的《黄帝内经》，载方13首，剂型有汤、丸、散、丹、膏、酒之分，其对治则与治法的总结，对方剂分类方法及组方结构等理论的阐述，为方剂学的形成与发展奠定了理论基础。

　　东汉张仲景著《伤寒杂病论》，所载314方，大多有理有法，配伍严谨，疗效确切，古今大量著名方剂，或由这些方剂化裁而成，或师其法而制，被后人尊为"方书之祖"。在制剂方面仲景尤有发明，其桂屑着舌下方、蜜煎导、阴中坐药蛇床子散、大建中汤之水煎去滓后纳入饴糖、大乌头煎之取煎液入蜜再煎，实为后世舌下含化剂、肛门栓剂及阴道栓剂和糖浆剂的肇始。对剂型的选择，如十枣汤中因甘遂的逐水成分为非水溶性物质，而以之为散，用枣汤送服；麻子仁丸因作润肠缓下之用，主药麻子仁富含脂肪油，并辅用蜜丸剂，皆为因证、因药而灵活决定剂型的典范。该书创造性地融理、法、方、药于一体，且剂型丰富，煎服有法，为方剂学的形成与发展奠定了临床基础。

　　**晋唐时期**　东晋葛洪所著《肘后备急方》，共收单方510首，复方494首。所辑之药方及用法，葛氏"皆已试而后录之"，如用青蒿一握取汁服，以治疟疾，为现代青蒿素的研制提供了宝贵的经验。因其用药力求"单行径易，约而有验；篱陌之间，顾眄皆药"，如葱豉汤、黄连解毒汤等，使"简、便、廉、效"成为该书的显著特点。

　　唐代孙思邈著《备急千金要方》和《千金翼方》，共载方7900余首。其书以病证类方，涉及内、外、妇、儿等科同时，专辑"食治"，并收录了若干保健、美容方剂，为后世补虚弱、抗衰老，留下了许多珍贵的方剂和经验。王焘编辑的《外台秘要》，载方6800余首，其特点是整理并保存了一大批唐代及其以前的医方，如《小品方》《刘涓子鬼遗方》《深师方》《崔氏方》《集验方》等，清人徐大椿称首王氏"纂集自汉以来诸方，荟萃成书，而历代之方于焉大备⋯⋯唐以前方赖此以存，其功亦不可泯"。

**宋元时期**　宋元时期所著方书，有广博的典籍，也有简要的论著。《太平圣惠方》《圣济总录》为政府组织编辑的方书，前者载方16834首，后者已近2万。许叔微《普济本事方》、陈言《三因极一病证方论》、严用和《济生方》等，又为各具特色的个人著述。陈自明的《妇人大全良方》、钱乙的《小儿药证直诀》已是典型的专科著作，对妇、儿科的形成有着极其深远的影响。

《太平惠民和剂局方》载方虽仅有788首，因系北宋政府官办药局将其所藏医方经校订编纂而成，使大量成方制剂的生产规范化，成为我国历史上第一部由政府组织编制的成药典。

金人成无己之《伤寒明理论》，首次依据君、臣、佐、使理论分析了《伤寒论》中20首的组方原理及方、药间的关系，开后世方论之先河，拓展了方剂学理论研究领域。

金元时期，名家辈出。刘完素善用寒凉，著《黄帝素问宣明方论》；张从正擅长攻下，著《儒门事亲》；李杲是补土之宗，著《脾胃论》；朱震亨是滋阴之祖，著《丹溪心法》。这些医家将其学术思想融入其著作之中，不仅对治法多有建树，而且为汗、吐、下、消、清、补诸法的形成，立下汗马功劳；其所创方剂，每多新意，亦为方剂学发展做出了贡献。

**明清时期**　这一时期，整个方剂学，不仅在于方书卷帙浩繁，方剂数目巨大，而且在医方义理、方剂分类及治法的探讨等方面，皆进入了一个新的阶段。

载方数量空前，当推明代朱橚编纂的《普济方》。该书载方61739首，自古之方，无不赅备于是，为我国现存古籍中载方最多的一部方书，是研究方剂的宝贵资料。

探析制方理论是此时期的特点之一。明代吴昆的《医方考》，选方700余首，"考其方药，考其见证，考其名义，考其事迹，考其变通，考其得失，考其所以然之故"，是历史上第一部方论专著。其他如罗东逸《古今名医方论》、王子接《绛雪园古方选注》、费伯雄《医方论》等皆为方论性专著。

方剂分类在明清时期已具规模。张介宾《景岳全书》中的"八阵"、程钟龄《医学心悟》的"八法"是治法（功效）分类方剂的范例，施沛《祖剂》是以源流归类方剂的代表，张璐《张氏医通》为病证分类的代表。汪昂《医方集解》以治法、病因并结合专科用方，分补养、发表、涌吐、攻里、祛风、祛寒、清暑等22类，首开综合分类方剂的先例。

治法在明清有较大发展。《景岳全书》重视虚证，对补法的形成贡献良多。程钟龄《医学心悟》提出汗、吐、下、和、温、清、消、补八法，进一步完善了治疗大法。吴鞠通《温病条辨》所载诸方，多注明体现某法；雷少逸《时病论》所载之方，不以方名而以治法名之，都给学者提示方即是法，法即是方。遂使治法由粗到细，层层深入，成为完善的治法体系。

**近现代时期**　近代以来，特别是新中国成立以后，方剂学发展更加迅速。60多年来，对一大批古代的重要方书进行了校刊、出版、影印，为古方和方剂学史的研究提供了极大的方便。重新编辑方书辞典及其他方剂工具书，其中，以南京中医药大学主编的《中医方剂大辞典》最具代表性。此书分 11 个分册，共 1800 万字，收录历代方剂 96592 首，汇集了古今方剂学研究的成果，内容浩瀚，考订严谨，填补了自明初《普济方》问世以来缺少大型方书的空白，达到了较高的水平。随着近半个世纪以来中医药高等教育的不断发展，医药院校不同层次、不同专业使用的方剂教材、教学参考书，更是不断更新；同时，有关治则、治法及组方原理、配伍规律和复方效用的研究，既有文献的整理、临床的观察，又有大量现代实验研究。中药制剂学的分化，中成药在生产工艺、剂型改进、药效、药理、毒理、质量标准和临床应用等方面都取得了举世瞩目的进步。随着中医学的全面发展，方剂学的独特优势将会进一步得到发挥，并对人类的健康作出新的贡献。

# 2 治法概述

理、法、方、药一线贯通，是中医学体系的重要特点。治法在辨证和遣药组方之间起着承上启下的重要作用，因此，了解治法也是学习和运用方剂不可缺少的基础。

## 2.1 治法含义

治法从轩岐流传至现在，已形成治疗原则、治疗大法、具体治法三个层次的治法体系，不同层次的治法其内涵不同。

**治疗原则** 即治疗疾病的总体原则。它是在整体观念和辨证论治精神指导下制定的施治纲领，对临床治疗的立法、处方、用药具有普遍指导意义。如治病求本、调整阴阳、扶正祛邪、标本兼顾、三因制宜等。

**治疗大法** 是指具有一定概括性的、针对某一类病机共性所确立的治法，如表证用汗法、寒证用温法、热证用清法、虚证用补法、实证用泻法等等。本教材中"常用治法"所讨论的"八法"即属此类。

**具体治法** 是在辨清证候，审明病因、病机之后，有针对性地采取的治疗方法。各论中每一具体方剂的"功效"即体现了该方的具体治法。在临床运用中，只有精确地把握具体治法，才能保证具体病证治疗中有较强的针对性。

## 2.2 治法与病机的关系

治法是针对病机拟定的治疗方案，二者之间的对应关系被称为"法随证立"。治法与病机间的相关程度是决定疗效的重要因素，故而创制方剂强调配伍用药与治法、病机的环环相扣，运用成方及中成药亦须符合此原则。

病机是根据各种辨证方法确定。中医学常用的辨证方法有病因辨证、八纲辨证、气血津液辨证、脏腑辨证等。不同的辨证方法，确定不同的病机，针对病机产生相应的治法亦有差异。如针对病因辨证有祛风、散寒、祛暑等法；针对八纲辨证有汗、清、温、补等法；针对脏腑辨证有清泻肺热、温中祛寒等法；针对气血津液辨证有行气、活血、祛湿等法，因而又形成治法多体系的特点。

由于一种辨证方法得出的病机结论不定，临床诊治疾病几乎都是几种辨证方法的同用，以综合分析病因、病位、病性和病势。因此，我们在学习和运用时，必须结合相关病机体系的基本理论，才能使具体治法及遣药组方切中病机。

## 2.3 治法与方剂的关系

方剂是中医临床治疗疾病的重要手段，是在辨证立法的基础上选药配伍而成的。只有理解治法与方剂的关系，才能正确地遣药组方及运用成方与中成药。

从中医学形成和发展的过程来看，治法是在长期临床基础上，积累了运用方药经验，并在对病因病机等理论认识不断丰富、完善的过程中总结而成的，是后于方剂形成的一种理论。但是当治法已由经验上升为理论之后，就成为遣药组方和运用成方的指导原则。如感冒患者，经过四诊合参，辨证求因，确定其为风寒所致的表寒证后，即以辛温解表法治之，选用相应的成方加减，或选用中成药，或自行遣药组成辛温解表剂，以使汗出表解，邪去人安。由此可见，治法是指导遣药组方的原则，方剂是体现和完成治法的主要手段。治法与方剂相互为用，密不可分，二者之间的关系称之为"方从法出"。

除了上述以法组方、以法用方这两个主要方面以外，治法和方剂的关系，还体现在以法分类方剂和以法分析方义两个方面。前者在本教材总论第三章相关内容中讨论，后者在教材各论方解中体现。"以法组方"、"以法遣方"、"以法类方"、"以法释方"这四个方面，就构成了中医学历来所强调"以法统方"的内容。

## 2.4 常用治法

治法因具有多层次、多体系的特点，为了能执简驭繁地把握治法共性，清代医家程钟龄将其概括为"八法"。程氏在《医学心悟·医门八法》中说："论病之源，从内伤外感四字括之。论病之情，则以寒热虚实表里阴阳八字统之。而治病之方，则又以汗、和、下、消、吐、清、温、补八法尽之。"现将常用八法内容，简要介绍如下。

**汗法** 通过开泄腠理、调畅营卫、宣发肺气等作用，使在表的外感六淫之邪随汗而解的一类治法。主要治疗外感六淫之邪所致的表证。对于麻疹初起，疹点隐而不透；水肿腰以上肿甚；疮疡初起而有恶寒发热等亦可应用。由于病性有寒热之别，故汗法又有辛温、辛凉之分。使用汗法应注意"汗而勿伤"。

**吐法** 通过涌吐的作用，使停留在咽喉、胸膈、胃脘的痰涎、宿食或毒物从口中吐出的一类治法。适用于中风痰壅、宿食壅阻胃脘、毒物尚在胃中，以及痰涎壅盛之癫狂、喉痹等。本法应用的基本条件是病位居上，病势急暴，内蓄实邪，体质壮实。使用吐法应注意"吐而勿过"。

**下法** 通过荡涤肠胃，排泄大便的作用，使停留于胃肠的有形积滞从下窍而出的一类治法。适用于燥屎、冷积、宿食等有形之邪滞于肠胃所致的大便不通，以及停痰留饮、瘀血积水等邪正俱实之证。由于病情有寒热，正气有虚实，病邪有兼夹，所以下法又有寒下、温下、润下、逐水之别。使用下法应注意"下而勿损"。

**和法** 通过和解与调和的作用，使半表半里之邪，以及脏腑、阴阳、表里失和之证得以解除的一类治法。适用于邪犯少阳、肝脾不和、肠寒胃热、气血营卫失和等证。和法的范围较广，分类也多，本教材据其主要适应病证分为和解少阳、调和肝脾、调和肠胃三类。使用和法应注意"和而勿泛"。

**温法** 通过温里祛寒的作用，使在里之寒邪得以消散，阳气得以恢复的一类治法。适用于里寒之证。里寒证的形成，或由寒邪直中于里，或因阳气虚弱，寒从内生，加之里寒证又有部位浅深、程度轻重的差别，故温法有温中祛寒、回阳救逆和温经散寒的区别。使用温法应注意"温而勿燥"。

**清法** 通过清热、泻火、凉血等作用，使在里之热邪得以解除的一类治法。适用于里热之证。由于里热证有实热与虚热之分；实热又有热在气分、营分、血分；热壅成毒及热在某一脏腑之异，因而该法有清气分热、清营凉血、清热解毒、清脏腑热、清虚热的不同。使用清法应注意"寒而勿凝"。

**消法** 通过消食导滞、行气活血、化痰利水、祛虫等作用，使气、血、痰、食、水、虫等所结聚而成的有形之邪渐消缓散的一类治法。适用于饮食停滞、气滞血瘀、癥瘕积聚、水湿内停、痰饮不化、疳积虫积等病证。使用消法应注意"消而勿伐"。

**补法** 通过补益人体气血阴阳，或增强脏腑功能，使人体诸虚劳损病证得以康复的一类治法。适用于各种虚证。由于虚证有气虚、血虚、阴虚、阳虚及各脏腑虚损之分，因而补法的具体内容甚多，既有补益气、血、阴、阳的不同，又有分补五脏之侧重，但较常用的治法分类仍以补气、补血、补阴、补阳为主，运用时结合脏腑虚损的病位综合考虑。使用补法应注意"补而勿滞"。

上述八种治法，适用于表里寒热虚实不同的证候。对于多数疾病而言，病情往往是复杂的，不是单一治法所能解决，常需两种或两种以上治法的配合运用，才能治无遗邪，兼顾全面。正如《医学心悟》中说："一法之中，八法备焉，八法之中，百法备焉。"因此，临证处方，或研制新药，必须针对具体病证，灵活运用八法，使之切合病情，方能收到满意的疗效。

# 3　方剂概述

## 3.1　方剂的分类

为了临证便于检索，历代医家见仁见智，先后创立了多种方剂分类方法，其中主要的有病证分类、祖方分类、功效分类、综合分类、笔画分类等。

**病证分类**　病证分类便于临床以病索方，此类方书主要有两方面：一是包括各科病证的方书，如先秦的《五十二病方》、汉代的《伤寒杂病论》、唐代的《外台秘要》、宋代的《太平圣惠方》、明代的《普济方》等书即是。二是按专科病证分类，如宋代的《妇人大全良方》、《小儿药证直诀》即是。

**祖方分类**　此分类以明代的《祖剂》为代表。该书选《黄帝内经》《伤寒杂病论》《太平惠民和剂局方》，以及后世医家的部分基础方剂，冠以祖方，用以归纳其他同类方剂。这种分类方法，立足于追溯诸方的衍化源流，对归纳病机、治法共性的类方研究具有一定意义，但其中尚存在始末欠清之弊。

**治法分类**　治法分类，亦称功效分类。最早按治法分类的方书当推明代张介宾《景岳全书》之"补、和、攻、散、寒、热、固、因"八阵。清代程钟龄在《医学心悟》中所谓："论治病之方，则又以汗、和、下、消、吐、清、温、补八法尽之"，明确提出了"以法类方"的思想，是对治法分类方法的进一步完善和发展。

**综合分类**　汪昂著《医方集解》，依据方剂功效与治证病因，兼顾专科，将所载方剂分为补养、发表、涌吐、攻里、表里、和解、理气、理血、祛风、祛寒、清暑、利湿、润燥、泻火、除痰、消导、收涩、杀虫、明目、痈疡、经产、救急22类，开创了综合分类方剂的方法，被后世多数医家所推崇，如清代吴仪洛的《成方切用》、张秉成的《成方便读》都是借用汪氏分类的方法。

**笔画分类**　现代大型方剂辞书，为检索方便，以方名汉字笔画分类，代表著作为《中医方剂大辞典》。

本教材遵循以法统方的原则，借汪氏分类法为基础，将下篇所辑之方分为解表、泻下、和解、清热、温里、补益、固涩、安神、开窍、理气、理血、祛湿、祛痰、消食、治风等15类。

## 3.2　方剂的配伍

### 3.2.1　配伍的概念

配伍，是指针对病机，在治法指导下，根据药物性能，选择两味或两味以上的药物配合使用。由于药物的性能各有所偏，其功效既各有所长，也各有所短，只有通过合理的配伍，调其偏性，制其毒性，增强或改变原有功能，消除或缓解其对人体的不良反应，发挥其相辅相成或相反相成的综合作用，使各具特性的药物合成一个新的有机整体。正所谓"药有个性之专长，方有合群之妙用"（《医学源流论·方药离合论》）。

### 3.2.2 配伍的目的

药物有利有弊，如何充分发挥药物对治疗疾病"利"的方面，同时又能尽可能控制、减少，或消除药物对人体"弊"的方面，是方剂学运用配伍手段的根本目的。一般来说，方剂通过配伍，可以起到以下四方面的作用。

**增强药力** 相近功效的药物配伍，能增强治疗作用，这种配伍方式在组方运用中较为普遍。如麻黄、桂枝同用，发汗之力增强；黄芪与升麻、柴胡同用，益气升阳之功显著。

**扩大治疗范围** 由于疾病可表现为数病相兼、或表或里、或虚或实、或寒热错杂等复杂病情，只有数味药物配合运用方能切中病机，适应复杂病情的需要。如脾胃气虚证常以人参配白术、茯苓、甘草（四君子汤）益气健脾，若由脾虚生湿，阻滞气机，以致胸脘痞闷不舒，则应配伍陈皮以行气化湿，兼顾脾虚与气滞；如果脾虚痰湿停滞，出现恶心呕吐、胸脘痞闷、咳嗽痰多稀白，则须配陈皮、半夏以燥湿化痰，兼顾脾虚与痰湿。

**控制药物的毒副作用** "是药三分毒"，中医学在长期的医疗实践过程中，既重视总结、提高方药的疗效，也不断探索减轻，甚至消除毒副作用的方法。通过配伍以控制毒副作用，主要反映在两个方面：一是直接控制，即一种药物能减轻或消除另一种药物的毒副作用，属"七情"中"相杀"和"相畏"关系的运用，如生白蜜能减轻乌头的毒性、生姜能减轻半夏的毒性。二是间接控制，即相近功效药物的配伍不仅具有协同增效作用，更具有减轻毒副作用的效果。这是因为功效相近的多味药物同用，可以减少单味药物的用量，而多味药物之间，其副作用的发挥方向往往不尽一致。根据同性毒力共振，异性毒力相制的原理，就可以在保障治疗效果的基础上，最大限度地控制和减轻毒副作用。如十枣汤中甘遂、芫花、大戟的泻下逐水功效相近，且单味药习惯用量亦大致相似，在组成十枣汤时，以三味各等分为末，枣汤调服，其三味药合用总量相当于单味药的常用量。现代动物实验及临床观察显示，如此配伍，具有减轻毒副作用的效果。

应当指出，控制毒副作用的方法，除配伍外，还包括其他方法，如道地药材的选择、药物特定的炮制、恰如其分的剂量确定、适宜的煎服方法，以及恰当的剂型要求等。

**控制多功效单味中药在复方中功效发挥方向** 大多数单味中药都具有多功效的特点，在治疗疾病时，需要发挥其中部分功效。况且，药物既有其治疗作用的方面，同时，由于其药性的偏胜也有不同程度的毒副作用。这就要求我们熟悉并把握对药物功效（包括毒副作用）发挥方向的控制因素、控制方法及运用技巧，即所谓的配伍技巧。这些配伍技巧，在古今医家以小生产方式积累的理论和实践总结中有着丰富的内容。如桂枝具有解表散寒、温经止痛、温经活血、温阳化气等多种功效，但其具体的功效发挥方向往往受复方中包括配伍环境在内的诸多因素所控制。如前所述，在发汗解表方面，多与麻黄相配；温经止痛作用，常与细辛相配；温经活血功效，每与丹皮、赤芍相配；温阳化气功效，则与茯苓、白术相配。又如黄柏具有清热泻火、清热燥湿、清虚热、降虚火功效，但多以其分别配伍黄连、苍术、知母为前提。可见，通过配伍，可以控制药物功效的发挥方向，减少临床运用药物的随意性。

　　总之，配伍是方剂组方的基础，合理的配伍，最终达到的目的是使所组方剂"主次分明，兼顾全面，扬长避短，疗效确切"。

### 3.2.3　常用的配伍方法

　　徐灵胎说"圣人为之制方，以调剂之，或用以专攻，或用以兼治，或以相辅者，或以相反者，或以相用者，或以相制者。故方之既成，能使药各全其性，亦能使药各失其性。操纵之法，有大权焉，以方之妙也"（《医学源流论·方药离合论》）。因此，熟悉中医药有关配伍的基本方法，对体会方剂"合群之妙用"，掌握"操纵之法"，是十分重要的。

　　**相辅相成**　是方剂最常用的配伍方法，主要有两大类型：一类为性能功效相近的药物配合应用产生协同增效作用。如大黄配芒硝，可增强泻热通便之效；石膏配知母，能增强清热泻火之功。一类为药物主要功效不同，但在针对病机方面，通过相互关联的作用以增强治疗效果。如治湿痰证，常以半夏配陈皮，既加强燥湿化痰之力，又可行气以"气顺痰消"；治血虚证，常用熟地、当归配人参或黄芪，目的是"补气生血"。此类配伍方法多为中药学"七情"配伍理论中的"相须"、"相使"。

　　**相反相成**　相反是指药性（寒热温凉）、趋向性（升降沉浮）、功效（开阖补泻）等性能相反的药物配合应用。相成是指药物的配伍一方面通过互补或相助以增强其疗效，或产生新的功效；另一方面通过互相牵制而制约药物的某种偏性。如胃寒肠热所致之心下痞满，呕吐、下利，以干姜、半夏温以祛寒，黄芩、黄连寒以清热，合用则平调寒热；治阳虚出血的黄土汤，以黄土温中止血，白术、附子温阳健脾的同时，又配苦寒之黄芩制约术、附温燥之性。常见的配伍方法有寒热并用、补泻同施、散收同用、刚柔相济、升降并调等。

　　**引经报使**　指某些药物能引导其他药物的药力到达病变部位或某一经脉，起"向导"的作用，而使全方对脏腑经络发挥更好的疗效。如治上部病症的方剂可配伍桔梗以载药上行，治下部病症的方剂可配伍牛膝以引药下行。

　　**顾护脾胃**　中医治病尤为重视脾胃之气，遣药组方常配伍护胃之品。例如以寒凉药清热，每配用粳米、甘草健脾益胃，以防寒凉败胃；以人参、黄芪补气，常配用陈皮、木香之类，避免补药呆滞脾胃。这是因为脾胃为后天之本，"若脾胃有病，或虚或实，一切饮食药饵，皆不运化"（《医权初编》）。凡治病，则必须时时顾护胃气，为疾病的缓解及治愈提供条件。

## 3.3　方剂组成的基本结构

　　方剂由多味药物组合而成。要组织好一首有效方剂，必须重视两个主要环节，一是熟练的配伍技巧；二是组方的基本结构。一般而言，一首方剂的基本结构包括"君、臣、佐、使"四部分。"君、臣、佐、使"的组方理论，首见于《黄帝内经》，其《素问·至真要大论》说："主病之谓君，佐君之谓臣，应臣之谓使。"明代何伯斋对其具体职能作了进一步的阐述："大抵药之治病，各有所主。主治者，君也。辅治者，臣也。与君药相反而相助者，佐也。引经及治病之药至病所者，使也"（《医学管见》）。现据各家论述及历代名方组成规律，对君、臣、佐、使的含义归纳分述如下：

**君药** 即针对主病或主证起主要治疗作用的药物。

**臣药** 有两种意义：一是辅助君药加强治疗主病或主证的药物；二是针对重要的兼病或兼证起主要治疗作用的药物。

**佐药** 有三种意义：一是佐助药，即配合君、臣药以加强治疗作用的药物；或直接治疗次要兼证的药物；二是佐制药，即用以消除或减轻君、臣药的毒性，或能制约君、臣药峻烈之性的药物；三是反佐药，即病重邪甚，可能拒药时，配用与君药性味相反而又能在治疗中起相成作用的药物，以防止药病格拒。

**使药** 有两种意义：一是引经药，即能引方中诸药至病所的药物；二是调和药，指能调和方中诸药的性能，协调药物间相互作用的药物。

综上所述，对方剂中药物君、臣、佐、使的确定，主要是以药物针对病机的主次而在方中所起作用的主次为依据。每一方剂的君、臣、佐、使是否齐备，全视具体病情及治疗要求，以及所选药物的功效来决定。但是，任何方剂组成中，君药是不可缺少的。至于方剂组成中君、臣、佐、使的药味多少与药量轻重，并无严格规定。通常君药的药味少，而药量偏重（有毒药或烈性除外），臣、佐药的药味较多且用量偏轻。

## 3.4 方剂的变化

任何成方都是针对某一特定证候而制定，由于患者病情受体质、年龄、气候、地域等差异的影响，使其临床所见证候千差万别。因此，使用成方时，当根据病情而变化，令方药与病证相符。诚如徐灵胎所谓："欲用古方，必先审病者所患之证，悉与古方前所陈列之证皆合，更检方中所用之药，无一不与所现之证相合，然后施用，否则必须加减，无可加减，则另择一方"（《医学源流论·执方治病论》）。方剂的变化主要有以下三种形式。

**药味增减** 方剂由药物组成，药物是决定方剂功效的主要因素。当方剂中的药物增加或减少时，必然使方剂组成的配伍关系发生变化，并由此引起方剂功效和主治的改变。药味增减的变化，是指在主病、主证以及君药不变的前提下，随兼夹证的轻重或不同，增减其次要药物，以适应病情变化的需要，通常称"随证加减"。以麻黄汤为例，该方主治外感风寒表实证，症见恶寒发热、头痛身疼、无汗而喘、舌苔薄白、脉象浮紧等。若兼烦躁之里热，则可加石膏清解里热；若表寒证不重，则可减去解表之桂枝；若兼见一身酸痛，是风寒夹湿之征，则宜去桂枝，加除湿之薏苡仁。

上述三例都是在主治病机（外感风寒）、君药（麻黄）不变的前提下，改变方中的次要药物（臣药），以适应兼证变化的需要。须强调的是对成方加减时，不可减去君药，否则就不能说是某方加减，而是另组新方了。

**剂量加减** 组成不变，仅增减剂量，则可改变方剂的药力和功效。①增减剂量，增减药力：如四逆汤与通脉四逆汤，二方都由附子、干姜、炙甘草组成而具回阳之功。但前方姜、附剂量较小，功效重在回阳救逆，主治阴盛阳衰所致四肢厥逆、恶寒蜷卧、下利、脉微细或沉迟细弱等；后方姜、附用量较大，则温里回阳之力增强，有回阳逐阴，通脉救逆的功效，主治阴盛格阳于外而致四肢厥逆、身反不恶寒、下利清谷、脉微欲绝的证候（见表1）。
②改变剂量，改变功效：药物的剂量不仅直接决定了药力的大小，某些方剂中剂量比例的变化还会改变方剂的配伍关系，从而改变该方功效和主治证候的主要方面。例如小承气汤与厚朴三物汤，二方都由大黄、枳实、厚朴组成而具通便之功。前者以大黄四两为君，枳实三枚为臣，厚朴二两为佐，其功效为泻热通便，主治热结便秘；后者以厚朴八两为君，枳实五枚为臣，大黄四两为佐，其功效为行气通便，主治气滞便秘。二方相比，大黄用量虽同，但小承气汤分两次服，厚朴三物汤分三次服，每次实际服药量也有差别（见表2）。

表1　　　　　　　　　　　　四逆汤和通脉四逆汤比较

| 方剂名称 | 组　成 | | | 功效 | 主　治 |
|---|---|---|---|---|---|
| | 生附子 | 干姜 | 炙甘草 | | |
| 四逆汤 | 一枚 | 一两五钱 | 二两 | 回阳救逆 | 阳虚阴盛所致四肢厥逆，恶寒蜷卧，下利清谷，脉微细 |
| 通脉四逆汤 | 一枚（大者） | 三两 | 二两 | 回阳通脉 | 阴盛格阳所致四肢厥逆，下利清谷，身反不恶寒，其人面赤，脉微欲绝 |

表2　　　　　　　　　　　　小承气汤与厚朴三物汤比较

| 方剂名称 | 组　成 | | | 功效 | 主　治 | 备　注 |
|---|---|---|---|---|---|---|
| | 君 | 臣 | 佐 | | | |
| 小承气汤 | 大黄四两 | 枳实三枚 | 厚朴二两 | 泻热通便 | 阳明腑实证。潮热谵语，大便秘结，腹痛拒按 | 分二服 |
| 厚朴三物汤 | 厚朴八两 | 枳实五枚 | 大黄四两 | 行气通便 | 气滞便秘。脘腹满痛不减，大便秘结 | 分三服 |

　　**剂型更换**　方剂的组成与剂量完全相同，若选择的剂型不同，其药力的强弱、作用的峻缓则有区别，相应的功效与主治亦有差异。一般而言，"汤者，荡也；丸者，缓也"。即汤剂作用发挥快而力峻，丸剂作用慢而力缓。如理中丸与人参汤，二方药物与剂量相同，前方用作丸剂，则主治脾胃虚寒之证情较轻，病势较缓者；后者用汤剂，则主治上中二焦虚寒之证情较重，病势较急者。

　　以上药味、剂量、剂型三种变化形式，可以单独应用，也可以相互结合使用，有时很难截然分开。但通过这些变化，能充分体现出方剂在临床中的具体运用特点，只有掌握这些特点，才能化裁随心，以应万变之病情，达到预期的治疗目的。

## 3.5　方剂的剂型

　　剂型是将组成方剂的药物，根据病情与药物的特性，加工制成一定形态的制剂。方剂的剂型历史悠久，有着丰富的理论和宝贵的实践经验。早在《黄帝内经》中就有汤、丸、散、膏、酒、丹等剂型，历代医家又有很多发展，明代《本草纲目》所载剂型已有40余种。新中国成立以来，随着制药工业的发展，又研制了许多新的剂型，如片剂、冲剂、注射剂等。这些剂型从物质形态来分，有液体剂型、固体剂型、半固体剂型、气体剂型。现将常用剂型的主要特点及制备方法简要介绍如下。

### 3.5.1 液体剂型

**汤剂** 古称汤液，是将药物饮片加水或酒浸泡后，再煎煮一定时间，去渣取汁，制成的液体剂型。主要供内服，如麻黄汤、小承气汤等。外用的多作洗浴、熏蒸及含漱。汤剂的特点是吸收快、能迅速发挥药效，特别是能根据病情的变化而随证加减，能较全面、灵活地照顾到每个患者及具体病变阶段的特殊性。适用于病证较重或病情不稳定的患者。李杲云："汤者荡也，去大病用之。"汤剂的不足之处是服用量大，某些药的有效成分不易煎出或易挥发散失，不适于大生产，亦不便于携带。

**酒剂** 又称药酒，古称酒醴。是将药物用白酒或黄酒浸泡，或加温隔水炖煮，去渣取液，供内服或外用。酒有活血通络，易于发散和助长药效的特性，故适用于祛风通络和补益剂中使用，如风湿药酒、参茸药酒、五加皮酒等。外用酒剂尚可祛风活血，止痛消肿。

**露剂** 亦称药露，多用新鲜含有挥发性成分的药物，用蒸馏法制成的芳香气味的澄明水溶液。一般作为饮料及清凉解暑剂，常用的有金银花露、青蒿露等。

**糖浆剂** 是将药物煎煮去渣取汁浓缩后，加入适量蔗糖溶解制成的浓蔗糖水溶液。糖浆剂具有味甜量小、服用方便、吸收较快等特点，尤适用于儿童服用，如止咳糖浆、桂皮糖浆等。

**口服液** 是将药物用水或其他溶剂提取经精制而成的内服液体制剂。该制剂集汤剂、糖浆剂、注射剂的制剂特色于一体，具有剂量较少、吸收较快、服用方便、口感适宜等优点。近年来发展很快，尤其是保健与滋补性口服液日益增多，如人参蜂王浆口服液、杞菊地黄口服液等。

**注射液** 亦称针剂，是将药物经过提取、精制、配制等步骤而制成的灭菌溶液、无菌混悬液或供配制成液体的无菌粉末，供皮下、肌肉、静脉注射的一种制剂。具有剂量准确，药效迅速，适于急救，不受消化系统影响的特点，对于神志昏迷，难以口服用药的患者尤为适宜，如清开灵注射液、生脉注射液等。

### 3.5.2 固体剂型

**散剂** 是将药物粉碎，混合均匀，制成粉末状制剂。分为内服和外用两类：内服散剂一般是研成细粉，以温开水冲服，量小者亦可直接吞服，如七厘散；亦有制成粗末，以水煎取汁服的，称为煮散，如银翘散。散剂的特点是制作简便，吸收较快，节省药材，便于服用与携带。李杲云："散者散也，去急病用之。"外用散剂一般作为外敷，掺散疮面或患病部位，如金黄散、生肌散；亦有作点眼、吹喉等，如八宝眼药、冰硼散等。制作时，应研成极细粉末，以防刺激创面。

**丸剂** 是将药物研成细粉或药材提取物，并加适宜的粘合剂制成球形的固体剂型。丸剂与汤剂相比，吸收较慢，药效持久，节省药材，便于服用与携带。李杲云："丸者缓也，舒缓而治之也。"适用于慢性、虚弱性疾病，如六味地黄丸、右归丸等。但也有丸剂药性比较峻猛的，此则多为芳香类药物与剧毒药物，不宜作汤剂煎服，如安宫牛黄丸、舟车丸等。常用的丸剂有蜜丸、水丸、糊丸、浓缩丸等。①蜜丸：是将药物细粉用炼制的蜂蜜为粘合剂制成的丸剂，分为大蜜丸和小蜜丸两种。蜜丸性质柔润，作用缓和持久，并有补益和矫味作用，常用于治疗慢性病和虚弱病，需要长期服用。②水丸：俗称水泛丸，是将药物细粉用水（冷开水或蒸馏水）或酒、醋、蜜水、药汁等为粘合剂制成的小丸。水丸较蜜丸崩解、溶散、吸收、作用均快，易于吞服，适用于多种疾病，如防风通圣丸、左金丸、越鞠丸等。③糊丸：是将药物细粉用米糊、面糊、曲糊等为粘合剂制成的小丸。糊丸粘合力强，质地坚硬，崩解、溶散迟缓，内服可延长药效，减轻剧毒药的不良反应和对胃肠的刺激，如舟车丸、黑锡丹等。④浓缩丸：是将药物或方中部分药物煎汁浓缩成膏，再与其他药物细粉混合干燥、粉碎，用水或蜂蜜或药汁制成丸剂。因其体积小，有效成分高，服用剂量小，可用于治疗多种疾病。

其他尚有蜡丸、水蜜丸、微丸、滴丸等，不一一列举。

**丹剂** 有内服和外用两种。内服丹剂没有固定剂型，有丸剂，也有散剂，每以药品贵重或药效显著而名之曰丹，如至宝丹、活络丹等。外用丹剂亦称丹药，是以某些矿物类药经高温烧炼制成的不同结晶形状的制品。常研粉涂撒疮面，治疗疮疡痈疽，亦可制成药条、药线和外用膏剂应用。

**茶剂** 是将药物经粉碎加工而制成的粗末状制品，或加入适宜粘合剂制成的方块状制剂。用时以沸水泡汁或煎汁，不定时饮用。大多用于治疗感冒、食积、腹泻，近年来又有许多健身、减肥的新产品，如午时茶、刺五加茶、减肥茶等。

**锭剂** 是将药物研成细粉，或加适当的粘合剂制成规定形状的固体剂型，有纺锤形、圆柱形、条形等。可供外用与内服，研末调服或磨汁服，外用则磨汁涂患处，常用的有紫金锭、万应锭等。

**条剂** 亦称药捻，是将药物细粉用桑皮纸蘸药后搓捻成细条，或将桑皮纸捻成细条再蘸药粉而成。用时插入疮口或瘘管内，能化腐拔毒，生肌收口，常用的有红升丹药条等。

**线剂** 亦称药线，是将丝线或棉线置药液中浸煮，经干燥制成的外用制剂。用于治疗瘘管、痔疮或赘生物，通过所含药物的轻度腐蚀作用和药线的机械紧扎作用，使其引流通畅或萎缩、脱落。

**栓剂** 古称坐药或塞药，是将药物细粉与基质混合制成的一定形状固体制剂，用于腔道并在其间融化或溶解而释放药物，有杀虫止痒、润滑、收敛等作用。它的特点是药物通过直肠（也有用于阴道）黏膜吸收后，有50%～70%的药物不经过肝脏而直接进入大循环，一方面减少药物在肝脏中的"首过效应"，同时减少药物对肝脏的毒性和副作用，还可避免胃肠液对药物的影响及药物对胃黏膜的刺激作用。婴幼儿直肠给药尤较方便。常用的有小儿解热栓、消痔栓等。

**冲剂** 是将药材提取物加适量赋形剂或部分药物细粉制成的干燥颗粒状或块状制剂，用时以开水冲服。冲剂具有作用迅速、味道可口、体积较小、服用方便等特点，深受患者欢迎，常用的有感冒退热冲剂、复方羊角冲剂等。

**片剂** 是将药物细粉或药材提取物与辅料混合压制而成的片状制剂。片剂用量准确，体积小。药味很苦或具恶臭的药物压片后可再包糖衣，使之易于服用。如需在肠道吸收的药物，则又可包肠溶衣，药使之在肠道中崩解。此外，尚有口含片、泡腾片等。

### 3.5.3 半固体剂型

**膏剂** 是将药物用水或植物油煎熬去渣而制成的剂型，有内服和外用两种。内服膏剂有流浸膏、浸膏、煎膏三种；外用膏剂分软膏、硬膏两种。其中流浸膏与浸膏多数用于调配其他制剂使用，如合剂、糖浆剂、冲剂、片剂等。现将煎膏与外用膏剂分述如下：①煎膏：又称膏滋，是将药物加水反复煎煮，去渣浓缩后，加炼蜜或炼糖制成的半液体剂型。其特点是体积小，含量高，便于服用，口味甜美，有滋润补益作用。一般用于慢性虚弱患者，有利于较长时间用药，如养心定悸膏等。②软膏：又称药膏，是将药物细粉与适宜的基质制成具有适当稠度的半固体外用制剂。其中用乳剂型基质的亦称乳膏剂，多用于皮肤、黏膜或疮面。软膏具有一定的黏稠性，外涂后渐渐软化或溶化，使药物慢慢吸收，持久发挥疗效，适用于外科疮疡疖肿、烧烫伤等。③硬膏：又称膏药，古称薄贴，是以植物油将药物煎至一定程度，去渣，煎至滴水成珠后，加入黄丹等搅匀，冷却制成的。用时加温摊涂在布或纸上，软化后贴于患处或穴位上，可治疗局部疾病和全身性疾病，如疮疡肿毒、跌打损伤、风湿痹证，以及腰痛、腹痛等，常用的有狗皮膏、暖脐膏等。

### 3.5.4 气体剂型

气雾剂，系指将药物与抛射剂一同封装于具有特制阀门系统的耐压密闭容器中，使用时借抛射剂的压力将内容物呈雾粒喷出的制剂。国外临床始于50年代初期，主用于气管炎及喘息等，国内至60年代中期才有少量生产。因其具有高效、速效，能避免感染，减少给药部位局部疼痛，以及提高药物的稳定性的特点，故近年来发展较快。气雾剂除用于呼吸系统疾患外，在冠心病、感冒、烧伤和皮肤用药上都有应用。按用途及性质，可分为吸入气雾剂、表面气雾剂和空间气雾剂三类，临床以吸入式应用最多。国内常用的中药气雾剂有宽胸气雾剂、复方细辛气雾剂、烧伤气雾剂等。

以上诸般剂型，各有特点，临证应根据病情与方剂特点选用。此外，尚有胶囊剂、灸剂、熨剂、灌肠剂、搽剂等都被临床广泛应用，且不断研制新剂型，以提高药效，便于临床使用。

## 3.6 方剂的用法

方剂的用法包括煎药法和服药法，是方剂运用的重要环节之一。徐灵胎于《医学源流论》中谓："病人之愈不愈，不但方必中病，方虽中病，而服之不得法，则非特无功，而反有害，此不可不知也。"又曰："煎药之法，最宜深讲，药之效不效，全在乎此。"可见，煎服法的恰当与否，对疗效也有一定影响。

### 3.6.1 煎药法

**煎药用具** 目前通常选用有盖砂锅或瓦罐。这类煎具化学性质稳定，煎时受热均匀，因而煎汁浓，质量高。不宜使用铜、铁、锡等锅。煎具的容量宜大，以利于汤药沸腾与有效成分的浸出，同时煎时需加盖，以防煎煮时药液过快蒸发。

　　**煎药用水**　古人常用的有泉水、井水、河水、雨水、雪水等。现今煎药用水，除处方有特殊要求外，一般以洁净为度，如自来水、井水或蒸馏水等。

　　**煎药火候**　煎药火候有"武火"与"文火"之分。急火煎之谓"武火"，慢火煎之谓"文火"。汤液煎煮，一般先"武"后"文"，即开始用武火，煎沸后改用文火。

　　**煎药方法**　药物浸泡 30 分钟左右再行煎煮。对于某些煎法比较特殊的药物，煎煮时尤需注意。如介壳类、矿石类药物，因质地坚实，药性难以煎出，应打碎先煎；气味芳香的药物，用其挥发油取效的，宜后下；某些煎后药液浑浊及对消化道、咽喉等有不良刺激的药物，宜包煎；某些贵重药，为了保存其有效成分，避免同煎时被其他药物吸收，可另炖或另煎；胶质、粘性大而且易熔的药物，用时宜先行加温熔化（烊化），再加入去渣的药液中微煮或趁热拌匀后服；某些芳香或贵重药（如麝香、羚羊粉、珍珠粉）、易溶的药（如芒硝）、不宜见火的药（如朱砂）、药汁（如姜汁、竹沥）、散剂（如紫雪）等，需待汤剂临服时投入，搅匀内服。

### 3.6.2　服药法

　　**服药时间**　一般宜饭前 1 小时服，若病情急骤，可不必拘时。方中药物辛辣、味苦，对胃肠有刺激，或服消导类方剂，宜饭后服用，以减轻药物对胃肠的刺激；滋补类方剂宜空腹服；安神类方剂宜睡前服。另外，根据病情，有的可一日数服，有的可煎汤代茶。

　　**服药方法**　一般一剂分 2~3 次温服；病情急，可一次顿服，抑或根据需要，采用持续服药，以维持药效。使用峻烈药或毒性药，宜先进少量，逐渐增加，有效即止，慎勿过量，以免发生中毒。

　　**服药调护**　对于服药后的调养与护理古人亦是十分重视。一般来说，使用发汗类方剂，应以遍身微汗为度，不可大汗，亦不可汗出不彻。使用泻下、利水类方剂，应注意观察大小便的情况。润下剂药力温和，通便后尚可服 1~2 日，而峻下剂药力较强，可能出现腹痛、恶心、呕吐等反应，应向患者解释，消除疑虑，并注意让患者卧床休息；泻下剂易伤脾胃，故药后应注意调理脾胃，可给予米汤或清淡饮食以养其气。此外，药后应注意慎劳役，戒房事，节恚怒等。

　　**服药食忌**　是指服药时要注意饮食禁忌，又称"忌口"，自古有之。其内容主要有两大方面因素。一是病证对饮食的宜忌，如水肿病宜少食盐、消渴病应忌糖、下利慎油腻、寒证慎生冷等。二是药物对饮食的宜忌，如含地黄的方应忌食萝卜、有土茯苓的应忌茶、服荆芥宜忌河豚与无鳞鱼等。


# 附　古方药量考证


　　古方用药分量，尤其是唐代以前的方剂和现在相差很大，这是由于古代度量衡制度在各个历史时期有所不同。古称以黍、铢、两、斤计量，而无分名。到了晋代，则以十黍为一铢，六铢为一分，四分为一两，十六两为一斤（即以铢、分、两、斤计量）。

及至宋代，遂立两、钱、分、厘、毫之目，即十毫为一厘，十厘为一分，十分为一钱，十钱为一两，以十累计，积十六两为一斤。元、明以至清代，沿用宋制，很少变易，故宋、明、清之方，凡言分者，是分厘之分，不同于晋代二钱半为一分之分。清代之称量称为库平，后来通用市称。

古方容量，有斛、斗、升、合、勺之名，但其大小，历代亦多变易，考证亦有差异。例如李时珍认为"古之一两，今用一钱；古之一升，即今之二两半"。同时明人张景岳认为"古之一两，为今之六钱；古之一升，为今之三合三勺"。兹引《药剂学》（南京药学院编，1960年版）衡量与秤的对照表，作为参考。

表5　　　　　　　　　　　　历代衡量与秤的对照表

| 时　代 | 古代用量 | 折合市制 | 古代容量 | 折合市制 |
|---|---|---|---|---|
| 秦代 | 一两 | 0.5165 市两 | 一升 | 0.34 市升 |
| 西汉 | 一两 | 0.5165 市两 | 一升 | 0.34 市升 |
| 新莽 | 一两 | 0.4455 市两 | 一升 | 0.20 市升 |
| 东汉 | 一两 | 0.4455 市两 | 一升 | 0.20 市升 |
| 魏晋 | 一两 | 0.4455 市两 | 一升 | 0.21 市升 |
| 北周 | 一两 | 0.5011 市两 | 一升 | 0.21 市升 |
| 隋唐 | 一两 | 1.0075 市两 | 一升 | 0.58 市升 |
| 宋代 | 一两 | 1.1936 市两 | 一升 | 0.66 市升 |
| 明代 | 一两 | 1.1936 市两 | 一升 | 1.07 市升 |
| 清代 | 一两（库平） | 1.194 市两 | 一升（营造） | 1.0355 市升 |

附注：上表古今衡量和度量的比较，仅系近似值。

至于古方有云"等分"者，非重量之分，是指各药斤两多少皆相等，大都用于丸、散剂，在汤、酒剂中较少应用。古代有刀圭、方寸匕、钱匕、一字等名称，大多用于散药。所谓方寸匕者，作匕正方一寸，抄散取不落为度；钱匕者，是以汉五铢钱抄取药末，亦以不落为度；半钱匕者，则为抄取一半；一字者，即以开元通宝钱币（币上有"开元通宝"四字）抄取药末，填去一字之量；至于刀圭者，乃十分方寸匕之一。其中一方寸匕药散约合五分，一钱匕药散约合三分，一字药散约合一分（草本药散要轻些）。另外，药有以类比法作药用量的，如一鸡子黄≈一弹丸≈40桐子≈80粒大豆≈480大麻子≈1440小麻子。

古今医家对古代方剂用量，虽曾作了很多考证，但至今仍未做出结论。但汉代和晋代的衡量肯定比现在为小，所以汉、晋时代医方的剂量数字都较大。对古方仍录其原来的用量，主要是作为理解古方的配伍意义、结构特点、变化原因，以及临证用药配伍比例的参考。在临床应用时，应当按近代中药学和参考近代各家医案所用剂量，并随地区、年龄、体质、气候及病情需要来决定。

根据国务院的指示，从1979年1月1日起，全国中医处方用药计量单位一律采用以"g"为单位的公制。兹附十六进制与公制计量单位换算率如下：

1斤（16两）＝0.5公斤＝500g

1市两＝31.25g

1市钱＝3.125g

1 市分 = 0.3125g

1 市厘 = 0.03125g

（注：换算尾数可以舍去）

## 思考题

1. 何谓方剂、方剂学？方剂学与中药学有何区别？

2. 如何理解"以法统方"？

3. 从总体而言，配伍的目的是什么？

4. 方剂组成的原则是什么？其基本结构包括哪些方面？

5. 剂量变化对方剂功效与主治有何影响？

6. 内服散剂有几类？各有何特点？

# 下篇 各论

# 1 解表剂

凡以解表药为主组成，具有发汗、解肌、透疹等作用，治疗表证的方剂，统称解表剂。属于"八法"中的"汗法"。

解表剂是为六淫外邪侵袭人体肌表、肺卫所致的表证而设。由于表证病位轻浅，邪未深入，若及时选用辛散轻宣的药物使外邪从肌表而出，则能早期治愈。反之，失时不治，或治不如法，病邪不从外解，必转而深入，变生他证。正如《素问·阴阳应象大论》指出："善治者，治皮毛，其次治肌肤，其次治筋脉，其次治六腑，其次治五脏，治五脏者，半死半生也。"表证病性有寒热之异，因此，解表剂可分为辛温解表、辛凉解表两大类，分别适用于表寒证和表热证。至于体质虚弱之人外感六淫之邪所致正虚外感证，就其性质而论，不外寒热二类，故本章不另分专节讨论。

使用解表剂当注意以下事项：一是不宜久煎。因解表剂多为辛散轻扬之品，宜武火急煎，以免药性耗散，作用减弱。二是重视服法。解表剂一般宜温服，服后宜避风寒，或增衣被，或辅之以粥，以助汗出；禁食生冷、油腻之品，以免影响药物的吸收和药效的发挥。三是取汗标准。本章方剂主要通过出汗祛邪，其汗出以遍身微汗为佳，汗出过少，病邪不去；汗出过多，大汗淋漓，易耗伤气津。四是权衡表证与里证的轻重。如表邪未尽，又出现里证者，应先解表后治里；表里证俱急者，又当表里双解。若病邪已入里，或麻疹已透，或疮疡已溃，或正虚水肿，或吐泻失水等，均不宜用。

## 1.1 辛温解表

**适应证** 适用于外感风寒表证。症见恶寒发热，无汗或有汗，头痛身疼，苔薄白，脉浮紧等。

**组方思路** 本类方剂常由以下方面的药物构成：①辛温解表药，如麻黄、桂枝、羌活、防风、苏叶、香薷等，以消除风寒之病因。②活血通脉药，如桂枝、川芎等，因寒邪凝滞，血行不利，每兼疼痛之症。③宣降肺气药，如杏仁、桔梗之类，针对寒邪束表，肺失宣降之咳喘。④顾及兼夹证的药，如兼里热，选清热之黄芩、石膏；兼寒饮，选温肺化饮之干姜、细辛；兼气虚、阳虚者，宜配补气之人参、黄芪，温里助阳之附子。

**代表方** 麻黄汤、桂枝汤、九味羌活汤、小青龙汤、香薷散、杏苏散、败毒散。

## 麻黄汤《伤寒论》

【组成】麻黄去节，三两（9g）　　桂枝去皮，二两（6g）　　杏仁去皮尖，七十个（6g）

甘草炙，一两（3g）

【用法】上四味，以水九升，先煮麻黄，减二升，去上沫，内诸药，煮取二升半，去滓，温服八合，覆取微似汗，不需啜粥，余如桂枝法将息。

【功效】发汗解表，宣肺平喘。

【主治】外感风寒表实证。恶寒发热，无汗而喘，头痛身疼，苔薄白，脉浮紧。

【方解】本方证由风寒束表，肺失宣降所致。风寒客表，腠理闭塞，营阴郁滞，故见恶寒、发热、无汗、头痛身疼；卫气通于肺，卫气被郁，肺气失宣，故见咳喘；苔薄白，脉浮紧为风寒在表之征。治宜发汗解表，宣肺平喘之法。方中麻黄发汗解表，宣肺平喘，为君药；桂枝资麻黄发汗解表，并温通经脉以除头身疼痛，为臣药。君臣合用，发汗之力倍增，是辛温发汗的基本结构。杏仁降肺平喘，为佐药，麻、杏相配，宣肺平喘之功尤佳，为宣降肺气的常用组合。炙甘草既助麻、杏以止咳平喘，又能益气和中、调和药性，为佐使药。诸药相伍，使表寒散，肺气宣，则诸症自平。

配伍特点：麻、桂相须，开腠畅营，发汗解表；麻、杏相使，宣降相因，宣肺平喘。

【运用】

1. 辨证要点　本方为治外感风寒表实证的基础方、代表方。以恶寒发热，无汗而喘，苔薄白，脉浮紧为辨证要点。

2. 新药研制提要　本方虽属辛温发汗、宣肺平喘之剂，但化痰之功不明显。研发新药时，若针对痰湿阻肺之咳嗽痰多者，宜加紫苏子、半夏、陈皮以助化痰止咳之效。此外，阳盛之体感受风寒，易呈外寒里热之证，故针对里热而发热较重、烦躁者，加石膏、黄芩清解热邪，以构成表里同治之剂。

3. 现代应用　常用于感冒、急性支气管炎、支气管哮喘等证属风寒表实者。

4. 使用注意　本方为发汗之峻剂，证属风寒表虚，以及"疮家"、"淋家"、"衄家"、"亡血家"均不宜使用。

【附方】

| 方名 | 组成 | 功效 | 主治 |
|---|---|---|---|
| 大青龙汤<br>（《伤寒论》） | 麻黄汤加石膏、生姜、大枣 | 发汗解表兼清里热 | 外感风寒，里兼蕴热证。恶寒发热，无汗，头痛身疼，烦躁 |
| 三拗汤<br>（《太平惠民和剂局方》） | 麻黄汤去桂枝 | 宣肺解表 | 外感风寒，肺气不宣证。鼻塞声重，语音不出，咳嗽胸闷 |
| 华盖散<br>（《博济方》） | 麻黄汤去桂枝加紫苏子、陈皮、桑白皮、赤茯苓 | 宣肺解表祛痰止咳 | 素体痰多，风寒袭肺证。恶寒发热，咳嗽吐痰色白，胸膈痞满，鼻塞声重 |

【现代研究】

1. 药理研究 ①解热：对多种致热源引起的体温升高有明显降低作用。②发汗：本方可使大鼠后足跖部的汗液蒸发量明显增加，汗腺上皮细胞水泡扩大，数量增多，表明有促进腺体分泌的作用。③平喘：通过拟肾上腺素作用，兴奋肾上腺-β受体，缓解支气管平滑肌痉挛。④镇咳：能明显延长氨水刺激所致小鼠咳嗽的潜伏期，减少咳嗽次数。⑤祛痰：显著促进小鼠支气管对酚红的排泌而发挥祛痰作用。此外，本方还有抗炎、抗病毒、抗过敏等作用。

2. 成分研究 采用气相色谱-质谱联用技术鉴定了本方水提液中麻黄碱、伪麻黄碱等共42个化学成分，并发现全方水提液中伪麻黄碱的含量比单味麻黄水提液中明显增高，且伪麻黄碱与麻黄碱的比例也明显发生改变。为麻黄汤的配伍规律研究提供了一定参考依据。

【研制方举例】表实感冒冲剂 组成：麻黄、桂枝、苦杏仁、甘草、紫苏叶、葛根、白芷、防风、桔梗、生姜、陈皮。功效：发汗解表，祛风散寒。主治：风寒束表之恶寒重，发热轻，无汗，头项强痛，鼻流清涕，咳嗽痰白稀。

按：表实感冒冲剂由麻黄汤加味而成。该方主治在麻黄汤证基础上兼头项强痛，鼻流清涕，咳嗽痰白稀，是风寒袭表与肺系不利较重之征，故加白芷、防风、苏叶、葛根散寒解表，祛风止痛；加桔梗合麻、杏宣降肺气，化痰止咳；陈皮理气以助消痰。诸药合用，为一首发汗解表与宣肺祛痰并用之研制方。

## 桂枝汤《伤寒论》

【组成】桂枝去皮，三两（9g）　芍药三两（9g）　甘草炙，二两（6g）　生姜切，三两（9g）　大枣擘，十二枚（3g）

【用法】上五味，㕮咀，以水七升，微火煮取三升，适寒温，服一升。服已须臾，啜热稀粥一升余，以助药力。温覆令一时许，遍身漐漐微似有汗者益佳，不可令如水流漓，病必不除。若一服汗出病瘥，停后服，不必尽剂；若不汗，更服，依前法；又不汗，后服小促其间，半日许，令三服尽。若病重者，一日一夜服，周时观之，服一剂尽，病证犹在者，更作服；若汗不出，乃服至二三剂。禁生冷、黏滑、肉面、五辛、酒酪、臭恶等物。

【功效】解肌发表，调和营卫。

【主治】外感风寒表虚证。恶风发热，汗出头痛，鼻鸣干呕，苔白不渴，脉浮缓或浮弱。

【方解】本方证因风寒客表，营卫失和所致。风寒袭表，腠理开泄，卫气浮越于外与邪气抗争，失其固护之性，导致营阴外泄，故见恶风发热、汗出等；风寒袭表，肺系不利，肺胃失和，则鼻鸣干呕；苔白不渴，脉浮缓为风寒表虚之征。治宜解肌发表，调和营卫。方中桂枝解肌发表，祛在表之风邪，为君药；白芍益阴敛营，固外泄之营阴，为臣药。桂、芍等量合用，为本方外可解肌和营卫，内能化气调阴阳的基本结构。生姜既助桂枝解表，又兼和胃止呕；大枣益气补中，滋脾生津。姜、枣相配，是为补脾和胃、调和营卫的常用组合，共为佐药。炙甘草合桂枝辛甘化阳以实卫，合白芍酸甘化阴以和营，兼调和药性，为佐使之药。五药合用，使外邪去，营卫和，则发热汗出等症可愈。

配伍特点：发中有补，散中有收，邪正兼顾，阴阳并调。

【运用】

1. 辨证要点　本方为治外感风寒表虚证的基础方，又是调和营卫、调和阴阳的代表方。以恶风，发热，汗出，脉浮缓为辨证要点。

2. 新药研制提要　本方解表之力逊，且临床肺系不利证较明显，故研发新药时，宜加相应药物，以切合病机。如恶风寒重者，加苏叶、防风以助解表；若兼见咳喘者，加杏仁、苏子、桔梗以宣肺止咳平喘；兼见鼻塞流涕者，加苍耳子、辛夷以宣通鼻窍。

3. 现代应用　常用于感冒、流行性感冒、原因不明的低热、产后及病后的低热、妊娠呕吐、多形红斑、冻疮、荨麻疹等证属外感风寒，营卫不和者。

4. 使用注意　凡外感风寒表实无汗者禁用；本方功效发挥与服法密切相关。

【附方】

| 方名 | 组成 | 功效 | 主治 |
| --- | --- | --- | --- |
| 桂枝加葛根汤（《伤寒论》） | 桂枝汤加葛根 | 解肌舒筋 | 桂枝汤证兼项背强而不舒者 |
| 桂枝加厚朴杏子汤（《伤寒论》） | 桂枝汤加厚朴、杏子 | 解肌发表降气平喘 | 宿有喘病，又感风寒而见桂枝汤证者 |
| 桂龙咳喘宁胶囊（OTC 中成药） | 桂枝汤加龙骨、牡蛎、黄连、法半夏、瓜蒌皮、杏仁 | 止咳化痰降气平喘 | 外感风寒，痰湿阻肺证。咳嗽，气喘，痰多 |

【现代研究】

1. 药理研究　①双向调节作用：通过调节大鼠下丘脑中腺苷酸环化酶活性而发挥对体温的双向调节；通过促进正常大鼠足跖汗腺分泌，抑制汗腺分泌亢进而产生对汗腺的双向调节；能使亢奋或抑制状态的胃肠机能趋于正常，提示本方对胃肠运动亦呈双向调节。②镇咳平喘：可抑制组胺等炎性介质而发挥其镇咳平喘作用。此外，尚有抗炎、抗病毒、调节免疫、镇痛、调节心肌血流量等作用。

2. 成分研究　采用柱色谱分离、理化性质及波谱方法，从本方对体温双向调节作用有效部位中，分离鉴定出 6 个化合物：芒柄花素（1）、甘草素（2）、异甘草素（3）、6 - 姜醇（4）、(3S, 5S) - 姜辣二醇(5)、(3R, 5S) - 姜辣二醇（6）。其中，化合物 1～3 来源于甘草，化合物 4～6 来源于生姜。

【研制方举例】表虚感冒冲剂　组成：桂枝、葛根、白芍、苦杏仁、生姜、大枣。功效：散风解肌，和营退热。主治：外感风寒表虚之发热恶风，有汗，头痛项强，咳嗽痰白，鼻鸣干呕，苔薄白，脉浮缓等。

按：表虚感冒冲剂系桂枝汤加味而成。该方主治系桂枝汤证兼见头痛项强、咳嗽痰白，是风寒客表，经脉挛急，肺失宣肃之征，故加葛根以解表舒筋；加杏仁以肃肺止咳。合而成方，是一首解肌发表与止咳化痰相结合的研制方。

## 九味羌活汤 张元素方，录自《此事难知》

【组成】羌活一两半 (9g)　　防风一两半 (9g)　　苍术一两半 (9g)　　细辛五分 (3g)
川芎一两 (6g)　　香白芷一两 (6g)　　生地黄一两 (6g)　　黄芩一两 (6g)　　甘草一两 (6g)

【用法】上㕮咀，水煎服。若急汗，热服，以羹粥投之；若缓汗，温服之，而不用汤投之。

【功效】发汗祛湿，兼清里热。

【主治】外感风寒湿邪，内有蕴热证。恶寒发热，无汗，头痛项强，肢体酸痛，口苦微渴，舌苔白或微黄，脉浮或浮紧。

【方解】本方治证由外感风寒湿邪，里兼蕴热所致。风寒湿邪，侵犯肌表，阻滞经络，气血运行不畅，故恶寒发热、无汗、头痛项强、肢体酸痛；里有蕴热，故口苦微渴。治宜发汗祛湿，兼清里热。方中羌活入太阳经，祛散在表之风寒湿邪，并兼止痛，为君药。防风祛散风寒，胜湿止痛；苍术入太阴经，解表祛湿，二药助君药祛风散寒、除湿止痛之功，共为臣药。细辛、白芷、川芎祛风散寒止痛，其中细辛主入少阴经而功擅止痛，白芷主入阳明经而兼能燥湿，川芎主入少阳、厥阴经而功擅行气活血以宣痹，此三味与羌活、苍术合用，为本方"分经论治"的基本结构。生地、黄芩清泄里热，并防诸辛温燥烈之品伤津，共为佐药。甘草调和诸药为使。九药合用，使寒湿得除，蕴热得清，则表里之证俱瘥。

配伍特点：温清并用，重在温散；药备六经，"分经论治"。

【运用】

1. 辨证要点　本方为治外感风寒湿邪而兼里热证的常用方，亦是体现"分经论治"思想的代表方。以恶寒发热，无汗，肢体酸痛，口苦微渴，苔白，脉浮为辨证要点。

2. 新药研制提要　肺合皮毛主表，外受寒湿，每致肺气失宣而见咳嗽等症，新药研制时，宜加宣利肺气药，如桔梗、杏仁之类。此外，若为风寒湿邪，阻滞经络而肌肉关节酸痛较甚者而设，加秦艽、威灵仙、地龙等以祛风湿，通经络而止痛。

3. 现代应用　常用于感冒、急性肌炎、风湿性关节炎、偏头痛、腰肌劳损、颈椎病等证属外感风寒湿邪，兼有里热者。

4. 制剂研发　研制的新剂型有丸剂、冲剂、口服液、颗粒剂、喷雾剂等。

5. 使用注意　据病情之轻重，以服法调控发汗力量的强弱；风热表证及阴虚内热者不宜使用。

【现代研究】药理研究　①解热：通过减少内生致热原的产生发挥解热功能。②镇静、镇痛、抗炎：可明显减少小鼠自主活动次数；对大鼠各种镇痛实验及酵母致热反应均有抑制作用。③抑菌：体外抑菌实验表明，本方对金黄色葡萄球菌、表皮葡萄球菌、大肠杆菌、绿脓杆菌等多种致病菌均有抑制作用。

【研制方举例】颈复康颗粒　组成：羌活、川芎、苍术、地黄、黄柏、葛根、秦艽、威灵仙、丹参、白芍、地龙、红花、乳香、没药、黄芪、党参、石决明、桃仁、土鳖虫、王不留行、花蕊石。功效：活血通络，散风止痛。主治：风湿瘀阻之颈椎病。症见头晕，颈项僵硬，肩背酸痛，手臂麻木。

　　按：颈复康颗粒师九味羌活汤之法而研制。该方所治病证系风湿客于颈部，阻滞经络，气血运行不畅所致。故以羌活、苍术、葛根、秦艽、威灵仙祛风湿，止疼痛；川芎、丹参、地龙、红花、乳香、没药、桃仁、土鳖虫、王不留行、花蕊石行气活血，通络止痛；黄芪、党参、白芍、地黄益气养血，既可扶正以助祛邪，又可使邪去而正不伤；石决明、黄柏清热，防湿瘀郁而化热，属祛风除湿与活血通络相结合之方。

## 小青龙汤《伤寒论》

　　【组成】麻黄去节，三两（9g）　　芍药三两（9g）　　细辛三两（3g）　　干姜三两（9g）甘草炙，三两（9g）　　桂枝去皮，三两（9g）　　半夏洗，半升（9g）　　五味子半升（9g）

　　【用法】上八味，以水一斗，先煮麻黄，减二升，去上沫，内诸药，煮取三升，去滓，温服一升。

　　【功效】解表散寒，温肺化饮。

　　【主治】外感风寒，水饮内停证。恶寒发热，无汗，头身疼痛，喘咳，痰涎清稀而量多，胸痞，或干呕，或痰饮喘咳，不得平卧，或身体疼重，头面四肢浮肿，舌苔白滑，脉浮。

　　【方解】本方主治证多为素有水饮之人，复感风寒之邪，寒水相搏所致。外感风寒，则恶寒发热、无汗、身体疼痛；寒饮犯肺，肺失宣降，故喘咳痰多而稀；水饮内停，阻滞气机，故胸痞；饮邪犯胃，胃气上逆，故干呕；饮溢肌肤，故浮肿身重；舌苔白滑，脉浮是为外寒里饮之征。治宜解表散寒，温肺化饮。方中麻黄、桂枝为君，发汗解表，宣肺行水。干姜、细辛为臣，温肺化饮，兼助麻、桂解表散寒。佐以五味子敛肺止咳，白芍和营养血，二药既可制约诸药辛散太过之性，又可防止温燥伤津；半夏燥湿化痰，和胃降逆，亦为佐药。炙甘草，既可益气和中，又能调和诸药，为佐使之药。诸药配伍，使风寒解，水饮去，宣降复，则诸症自平。

　　配伍特点：散中有收，开中有合，以辛散温化为主。

　　【运用】

　　1. 辨证要点　本方为治外寒内饮之喘咳的常用方。以恶寒发热，无汗，喘咳，痰多而稀，舌苔白滑，脉浮为辨证要点。

　　2. 新药研制提要　本方属表里同治，解表为主之剂，研发新药时，可据外寒与里饮之侧重加减组方。若为表寒证轻者而制，可去桂枝，麻黄改用炙麻黄；为内饮偏盛者而制，重用细辛、半夏，酌加茯苓、泽泻以淡渗利水。另外，本方治喘咳，重在治本，为助止咳平喘之力，宜加杏仁、射干等。

　　3. 现代应用　常用于支气管炎、支气管哮喘、肺炎、百日咳、肺心病、过敏性鼻炎等证属外寒里饮者。

　　4. 制剂研发　研制的新剂型有合剂、颗粒剂、胶囊剂等。

　　5. 使用注意　阴虚痰嗽禁用。

【现代研究】

1. 药理研究　①平喘：缓解气管、支气管黏膜的炎症、水肿及平滑肌痉挛等而发挥平喘作用。②抗过敏：通过抑制免疫球蛋白 E 的产生而减轻过敏反应。③抗炎：通过对细胞因子的拮抗作用或抑制病理性细胞因子产生抑制迟发相反应，从而起到免疫调节和抗炎作用。此外，本方尚有解热、抗癌、增强免疫等作用。

2. 成分研究　采用离子 - 高效液相色谱同时测定的方法，发现本方 8 个标志性成分为麻黄碱、3，4 - 二羟基苯甲醛、芍药苷、肉桂酸、甲基丁香酚、6 - 姜醇、五味子素和甘草酸。

【研制方举例】风寒咳嗽丸　组成：麻黄、五味子、半夏、甘草、陈皮、青皮、紫苏叶、桑白皮。功效：解表止咳，理气化痰。主治：外感风寒，气机阻滞之恶寒、咳嗽痰多、胸痞。

按：风寒咳嗽丸系小青龙汤去桂枝、白芍、干姜、细辛，加陈皮、青皮、紫苏叶、桑白皮而成。该方主治外感风寒，肺气失宣，气机阻滞之咳嗽，故以麻黄配紫苏叶、桑白皮、杏仁解表宣肺，化痰止咳；陈皮、青皮理气醒脾，既治胸痞，又令气行痰消。因表证不重，痰饮亦轻，则去桂、姜、辛等。是一首解表宣肺与理气化痰相结合的研制方。

## 香薷散《太平惠民和剂局方》

【组成】香薷去土，一斤（500g）　　白扁豆微炒　厚朴去粗皮，姜制，各半斤（250g）

【用法】上为粗末，每服三钱（9g），水一盏，入酒一分，煎七分，去滓，水中沉冷。连吃二服，不拘时服。

【功效】祛暑解表，化湿和中。

【主治】阴暑。恶寒发热，腹痛吐泻，头重身痛，无汗，胸闷，舌苔白腻，脉浮。

【方解】本方治证由暑季外感于寒，内伤于湿而致。外感寒邪，腠理闭塞，则呈恶寒发热、头痛头重、脉浮等表寒证；饮食生冷，内伤脾胃，升降失调，气机不畅，则呕吐、腹泻、胸闷、腹痛。治宜解表化湿。方中香薷解表散寒，祛暑化湿，是夏月解表之要药，为君药。厚朴行气除满，化湿运脾，为臣药。扁豆健脾和中，祛暑化湿，为佐药。三药合用，既能解表寒、祛暑邪，又能化内湿、和脾胃，为夏月伤于寒湿之良方。

配伍特点：解表化湿并用，重在解表；行气健脾兼施，重在行气。

【运用】

1. 辨证要点　本方为治夏月乘凉饮冷，外感风寒，内伤湿滞证的基础方。以恶寒发热，无汗，头重胸闷，苔白腻，脉浮为辨证要点。

2. 新药研制提要　本方是治阴暑之基础方。因于暑为阳邪，多夹湿邪，研发新药时，若为兼见暑热之心烦面赤而制，加银花、黄连等以清解暑热；为兼湿阻气滞之脘痞腹胀甚者而制，加藿香、陈皮、茯苓等以祛湿行气。

3. 现代应用　常用于夏季感冒、急性胃肠炎等证属暑湿外感风寒者。

4. 使用注意　中暑受热之发热汗出、心烦口渴者忌用本方。

【附方】

| 方名 | 组成 | 功效 | 主治 |
|---|---|---|---|
| 新加香薷饮<br>(《温病条辨》) | 香薷、金银花、鲜扁豆花、厚朴、连翘 | 祛暑解表<br>清热化湿 | 暑温夹湿，复感于寒证。发热头痛，恶寒无汗，口渴面赤，胸闷，苔白腻，脉浮数 |
| 暑热感冒颗粒<br>(OTC 中成药) | 香薷、连翘、淡竹叶、北沙参、竹茹、荷叶、生石膏、知母、佩兰、丝瓜络、菊花 | 祛暑解表<br>清热生津 | 暑热感冒。发热重，恶寒轻，汗出热不退，心烦口渴，溲赤 |
| 六合定中丸<br>(OTC 中成药) | 香薷散加藿香、苏叶、木香、檀香、枳壳、陈皮、桔梗、甘草、茯苓、木瓜、山楂、六神曲、麦芽、稻芽 | 祛暑除湿<br>和胃消食 | 夏伤暑湿，宿食停滞证。寒热头痛，胸闷恶心，吐泻腹痛 |

【现代研究】 **药理研究**　①解热：对酵母所致大鼠发热，单次使用可短暂退热，多次服用则能延长退热时间。②调节胃肠功能：对小鼠胃排空受阻模型，有显著促进胃排空和胃肠道蠕动的作用；对正常小鼠的肠推进运动有促进作用，并能抑制番泻叶引起的腹泻，提示对胃肠道有双向调节作用。此外，本方还有抗炎、调节中枢神经功能、促进糖酵解等作用。

【研制方举例】 **香苏调胃片**　组成：藿香、香薷、木香、紫苏叶、厚朴、砂仁、枳壳、陈皮、茯苓、山楂、麦芽、白扁豆、葛根、甘草、六神曲、生姜。功效：解表和中，健胃化滞。主治：暑湿蕴结胃肠，气机不畅之恶寒、身热体倦、腹胀吐泻、饮食少进、小便不利。

按：香苏调胃片系香薷散加味而成。该方证较之香薷散证除湿滞与气阻均较重外，尚兼食积，故加藿香、砂仁、茯苓化湿渗湿；苏叶、木香、枳壳、陈皮理气醒脾；山楂、麦芽、六神曲消食和胃；葛根既助解表，又升阳止泻。此为祛暑解表，化湿和中与行气消食并举之研制方。

## 杏苏散《温病条辨》

【组成】 苏叶 (9g)　半夏 (9g)　茯苓 (9g)　前胡 (9g)　苦桔梗 (6g)　枳壳 (6g)　甘草 (3g)　生姜 (3片)　大枣 (3枚)　杏仁 (9g)　橘皮 (6g)（原书未著用量）

【用法】 水煎温服。

【功效】 轻宣凉燥，理肺化痰。

【主治】 外感凉燥证。恶寒无汗，头微痛，咳嗽痰稀，鼻塞，咽干，苔白，脉弦。

【方解】 本方证为凉燥外袭，肺气失宣，痰湿内阻所致。凉燥系深秋时节感受之寒邪，又有"小寒"、"次寒"之称，故凉燥袭表，则恶寒、无汗、头微痛；凉燥束肺，肺气闭郁，津聚为痰，则咳嗽痰稀、鼻塞；咽干、苔白、脉弦为凉燥兼痰湿之征。治宜轻宣凉燥，理肺化痰。方中苏叶发表散邪，开宣肺气；杏仁肃降肺气，止咳化痰，二药相伍，兼顾凉燥外邪与肺气失宣，共为君药。前胡降气化痰，并疏散燥邪；半夏燥湿化痰；桔梗宣肺利膈，枳壳降气宽中，二药相配，一升一降，是宣降肺气、宽胸利膈的常用组合，同为臣药。橘皮理气燥湿；茯苓渗湿健脾；生姜、大枣调和营卫，是为佐药。甘草调和诸药，合桔梗宣肺利咽，为佐使药。诸药合用，使凉燥得以外散，肺气宣降复常，痰消湿去，诸症自除。

配伍特点：解表宣肺，宣肺为主；气津并调，祛痰为主。

【运用】

1. 辨证要点　本方为治外感凉燥证的代表方，亦是治风寒咳嗽的常用方。以恶寒无汗，咳嗽痰稀，咽干，苔白，脉弦为辨证要点。

2. 新药研制提要　本方解表之力逊，且临床多用治风寒咳嗽，故研发新药时，宜加相应药物，以切中病机。若表证较甚者，加防风、荆芥以助解表散邪之力；咳嗽甚者，加紫菀、款冬花以止咳化痰。

3. 现代应用　常用于上呼吸道感染、支气管炎、支气管哮喘、肺炎、百日咳、肺气肿等证属外感凉燥（或外感风寒较轻），肺气不宣，痰湿内阻者。

4. 使用注意　外感温燥证、肺热咳嗽等不宜使用本方。

【研制方举例】通宣理肺丸　组成：紫苏叶、杏仁、前胡、桔梗、麻黄、甘草、陈皮、半夏、茯苓、枳壳、黄芩。功效：解表散寒，宣肺止嗽。主治：风寒束表，肺气不宣之恶寒发热、咳嗽、鼻塞流涕、头痛无汗、肢体酸痛。

按：通宣理肺丸由杏苏散去生姜、大枣，加麻黄、黄芩组成。该方证之风寒表证重于杏苏散证，故加麻黄既助解表散寒之力，又增宣肺止咳之功；风寒束表，或肺气郁滞，阳盛之体多有化热趋向，加黄芩清肺热，寓未病先防之意。

## 败毒散《太平惠民和剂局方》

【组成】柴胡去苗　前胡去苗，洗　川芎　枳壳去瓤，麸炒　羌活去苗　独活去苗　茯苓去皮　桔梗　人参去芦　甘草各三十两（各900g）

【用法】上为粗末。每服二钱（6g），水一盏，加生姜、薄荷各少许，同煎七分，去滓，不拘时服，寒多则热服，热多则温服。

【功效】散寒祛湿，益气解表。

【主治】气虚外感风寒湿证。恶寒发热，头项强痛，肢体酸痛，无汗，鼻塞声重，咳嗽有痰，胸膈痞满，舌淡苔白，脉浮而按之无力。

【方解】本方治证由正气素虚，又外感风寒湿邪所致。风寒湿邪，客于肌表，气血运行不利，则恶寒发热、无汗、头项强痛、肢体酸痛；风寒犯肺，肺系不利，津聚为痰，气机不畅，故鼻塞声重、咳嗽有痰、胸膈痞闷；舌苔白腻、脉浮按之无力正是虚人外感风寒兼湿之征。治当散寒祛湿，益气解表。方中羌活、独活发散风寒，除湿止痛，为通治一身上下风寒湿邪的常用组合，并为君药。川芎行气祛风，柴胡透邪行气，二药既可助君药解表逐邪，又可行气活血加强宣痹止痛之力，共为臣药。桔梗、枳壳宣降肺气，宽胸利膈；前胡化痰以止咳；茯苓渗湿以消痰，俱为佐药。生姜、薄荷为引，以襄助解表之力；甘草调和药性，兼以益气和中，皆为佐使之品。方中人参亦属佐药，用之益气扶正，一则助正气以祛邪外出，并寓防邪入里之义；二则令全方散中有补，不致耗伤正气。诸药合用，使风寒得散，痰湿得消，气机得畅，正气得复，则诸症悉平。

配伍特点：散补并行，则散不伤正，补不留邪；气津并调，使气行痰消，津行气畅。

【运用】

1. 辨证要点　本方为治气虚外感风寒湿证的常用方。以恶寒发热，无汗，肢体酸疼，咳嗽，舌苔白，脉浮而重按无力为辨证要点。

2. 新药研制提要　本方为益气解表之剂，新药研发时，可据表寒之轻重、正虚之程度加减组方。若正气未虚，而表寒较甚者，去人参，加荆芥、防风祛风散寒；气虚明显者，可重用人参，或加黄芪益气补虚。

3. 现代应用　常用于感冒、支气管炎、过敏性皮炎、荨麻疹、湿疹等证属气虚外感风寒湿者。

4. 使用注意　方中药物多为辛温香燥之品，外感风热及阴虚外感者均忌用。

【附方】

| 方名 | 组成 | 功效 | 主治 |
|---|---|---|---|
| 参苏饮<br>（《太平惠民和剂局方》） | 败毒散去羌活、独活、川芎、柴胡，加苏叶、葛根、半夏、陈皮、木香 | 益气解表<br>理气化痰 | 气虚外感风寒，内有痰湿证。恶寒发热，无汗头痛，鼻塞，咳嗽痰白，胸脘满闷，倦怠无力，气短懒言，舌苔白，脉弱 |
| 荆防败毒散<br>（《摄生众妙方》） | 败毒散去人参、生姜、薄荷，加荆芥、防风 | 发汗解表<br>消疮止痛 | 疮肿初起。红肿疼痛，恶寒发热，无汗不渴，舌苔薄白，脉浮数 |

【现代研究】药理研究　①解热：能明显降低伤寒和副伤寒甲、乙菌苗所致家兔发热模型动物的体温。②镇痛：小鼠扭体法表明本方有明显的镇痛作用。③抗炎、抗菌：大鼠足跖肿胀法显示本方有显著的抗炎作用；对金黄色葡萄球菌、大肠杆菌、链球菌有明显的抑制作用。此外，尚有增强免疫、提高抗寒能力等作用。

# 1.2　辛凉解表

**适应证**　适用于外感风热表证。症见发热，微恶风寒，头痛，口渴，咽痛，咳嗽，舌尖红，苔薄黄，脉浮数等。

**组方思路**　本类方剂常由以下方面的药物构成：①辛凉解表药，如薄荷、桑叶、菊花、牛蒡子等，以消除风热病邪。②宣肺止咳药，如杏仁、桔梗等，因"温邪上受，首先犯肺"（《外感温热篇》），致使肺气失宣而呈咳嗽。③清热解毒药，如银花、连翘之类，针对风热表证，发病急，传变快，入里易蕴而成毒的特点。④养阴生津药，如芦根、天花粉、麦冬等，此乃热邪伤津之故。

**代表方**　银翘散、桑菊饮、麻黄杏仁甘草石膏汤、柴葛解肌汤、加减葳蕤汤。

## 银翘散《温病条辨》

【组成】银花一两（30g） 连翘一两（30g） 苦桔梗六钱（18g） 薄荷六钱（18g） 牛蒡子六钱（18g） 竹叶四钱（12g） 荆芥穗四钱（12g） 淡豆豉五钱（15g） 生甘草五钱（15g）

【用法】共杵为散。每服六钱（18g），鲜芦根汤煎，香气大出，即取服，勿过煮。肺药取轻清，过煮则味厚入中焦矣。病重者，约二时一服，日三服，夜一服；轻者，三时一服，日二服，夜一服；病不解者，作再服。

【功效】辛凉透表，清热解毒。

【主治】温病初起。发热，微恶风寒，无汗或有汗不畅，头痛口渴，咳嗽咽痛，舌尖红，苔薄白或薄黄，脉浮数。

【方解】本方所治之证乃温病初起，邪犯肺卫所致。温病初起，邪在卫分，卫气被郁，开合失司，则发热、微恶风寒、无汗或有汗不畅；温邪犯肺，肺气失宣，则咳嗽；温邪蕴而成毒，热毒上熏咽喉，则咽喉疼痛；温邪伤津，则口渴；邪在卫表，则舌尖红，苔薄白或微黄，脉浮数。治宜辛凉透表，清热解毒。方中重用银花、连翘疏散风热，清热解毒，为君药。薄荷、牛蒡子辛凉解表，清利咽喉；荆芥穗、豆豉辛而微温，助君药开皮毛而逐邪，共为臣药。桔梗开宣肺气，止咳利咽；芦根、竹叶清热生津，同为佐药。甘草既可调和药性，护胃安中，又合桔梗清利咽喉，为佐使。

配伍特点：疏散、清热、宣肺、生津并举，构成辛凉解表之基本结构；辛凉之中配伍少量辛温之品，既有利于透邪，又不悖辛凉之旨。

【运用】

1. 辨证要点　《温病条辨》称本方为"辛凉平剂"，为治疗风热表证的代表方、常用方。以发热，微恶风寒，口渴，咽痛，脉浮数为辨证要点。

2. 新药研制提要　本方为辛凉解表的常用方，现代众多治风热感冒之中成药多由此方衍化而来，研发新药时，宜据病证之轻重加味组方。若为伤津较明显而渴甚设，加天花粉、麦冬生津止渴；为热毒较盛而项肿咽痛设，加马勃、玄参解毒利咽；为肺气不利而咳甚设，加杏仁、贝母肃降肺气以助止咳之功；为夹湿邪秽浊之气而胸膈闷设，加藿香、郁金芳香化湿，辟秽祛浊。

3. 现代应用　常用于感冒、流行性感冒、急性扁桃体炎、上呼吸道感染、急性咽喉炎、咽峡疱疹初期、急性支气管炎、大叶性肺炎初期、麻疹初期、流行性乙型脑炎、急性腮腺炎、手足口病等证属温病初起，邪郁肺卫者。

4. 制剂研发　研制的新剂型有袋泡剂、合剂、冲剂、滴鼻液、颗粒剂、片剂、胶囊剂、丸剂（含蜜丸、浓缩丸）、口服液等。

5. 使用注意　风寒感冒及湿热病初起者忌用；本方功效发挥与煎服法密切相关。

【附方】

| 方名 | 组成 | 功效 | 主治 |
|---|---|---|---|
| 羚翘解毒丸<br>（OTC 中成药） | 银翘散去芦根加羚羊角 | 疏风解表<br>清热解毒 | 外感风热证。发热恶寒，头晕目眩，咳嗽，咽痛，两腮赤肿 |
| 感冒舒颗粒<br>（OTC 中成药） | 大青叶、连翘、荆芥、防风、薄荷、牛蒡子、桔梗、白芷、甘草 | 疏风清热<br>发表宣肺 | 风热感冒。头痛体困，发热恶寒，鼻塞流涕，咳嗽咽痛 |
| 小儿解表颗粒<br>（OTC 中成药） | 金银花、连翘、牛蒡子、蒲公英、黄芩、防风、紫苏叶、荆芥穗、葛根 | 宣肺解表<br>清热解毒 | 风热感冒。发热恶风，头痛咳嗽，鼻塞流涕，咽喉痛痒 |
| 美声喉泰含片<br>（OTC 中成药） | 射干、桔梗、麦冬、乌梅、胖大海、甘草、薄荷脑、冰片 | 疏风清热<br>解毒利咽 | 外感风热证。咽痛，咽干，灼热不适 |

【现代研究】

1. 药理研究　①发汗：可促进大鼠足跖汗液分泌。②解热：对家兔致热模型有明显解热作用，且对内生热原致热有明显对抗作用。③抗菌、抗病毒：对多种革兰阴性及阳性细菌均有抑制作用；对亚洲甲型流感病毒、鼻病毒、疱疹病毒等多种病毒亦有一定的抑制作用。④抗过敏：有较强的抗组胺作用，对多种变态反应均有明显拮抗作用。此外，本方还有抗炎、镇痛及增强机体免疫功能的作用。

2. 成分研究　采用色谱分离及波谱等技术，从本方抗流感病毒有效部位中分离得到 11 种成分，鉴定为牛蒡子苷、连翘苷、连翘酯苷、甘草苷、甘草素、染料木素、芒柄花素、大豆素、6 - 甲氧基大豆素、3，3′，4 - 三甲氧基鞣花酸和绿原酸。

【研制方举例】小儿感冒宁糖浆　组成：金银花、连翘、牛蒡子、薄荷、荆芥穗、黄芩、栀子、苦杏仁、桔梗、前胡、山楂、芦根、白芷、六神曲、麦芽。功效：疏散风热，清热止咳，消食和中。主治：温病初起之小儿感冒。症见发热恶寒，汗出不爽，鼻塞流涕，咳嗽咽痛，不思饮食。

按：小儿感冒宁糖浆由银翘散去淡豆豉、甘草、竹叶，加黄芩、栀子、杏仁、前胡、山楂、白芷、六神曲、麦芽组成。小儿脏腑娇嫩，脾胃薄弱，为"纯阳"之体。外感风热，既易犯肺使肺系不利而鼻塞、咳嗽明显；又可热蕴成毒而咽部红肿疼痛，尚影响脾胃运化而不思饮食，故加杏仁、前胡以助宣降肺气，化痰止咳之功；白芷易淡豆豉，旨在辛散表邪，宣通鼻窍；加黄芩、栀子协清热解毒之力；加山楂、六神曲、麦芽健胃消食以和中。

## 桑菊饮《温病条辨》

【组成】桑叶二钱五分（7.5g）　菊花一钱（3g）　杏仁二钱（6g）　连翘一钱五分（5g）薄荷八分（2.5g）　苦桔梗二钱（6g）　生甘草八分（2.5g）　苇根二钱（6g）

【用法】水二杯，煮取一杯，日二服。

【功效】疏风清热，宣肺止咳。

【主治】风温初起。但咳，身热不甚，口微渴，脉浮数。

【方解】本方主治风温初起，邪犯肺卫，以肺为主之证。温热病邪从口鼻而入，邪犯肺络，肺失清肃，故以咳嗽为主症；受邪轻浅，津伤亦轻，则身不甚热，口渴亦微。治当疏风清热，宣肺止咳。方中桑叶、菊花善入肺经，既能疏散上焦风热，又能清透肺络之热，为君药。薄荷助君药疏散风热之力；杏仁苦降，功善肃降肺气，桔梗辛开，功能开宣肺气，二药相须为用，一宣一降，以复肺之宣降功能而止咳，是宣降肺气的常用组合，三药共为臣药。连翘透邪解毒，芦根清热生津，为佐药。甘草调和诸药为使。诸药配合，使风热得疏，肺气得宣，则表解咳止。

配伍特点：肺卫同治，治肺为主；辛散配以苦降，体现"辛凉微苦"之法。

【运用】

1. 辨证要点 《温病条辨》称本方为"辛凉轻剂"，为主治风热犯肺之咳嗽的常用方。以咳嗽，发热不甚，微渴，脉浮数为辨证要点。

2. 新药研制提要 本方清热与生津之功逊。研制新药时，若针对肺热渐盛而气粗似喘，咳嗽较频，口渴较甚，宜加石膏、知母、黄芩清泻肺热，天花粉生津止渴；若兼痰热内蕴而咳痰黄稠，咯吐不爽，加瓜蒌、桑白皮、贝母清热化痰。因方中桑叶、菊花尚能清肝明目，故加蝉蜕、木贼等祛风明目药，可用治肝经风热之目赤肿痛。

3. 现代应用 常用于感冒、流行性感冒、上呼吸道感染、急性支气管炎、大叶性肺炎初期、百日咳、麻疹初期、急性结膜炎、角膜炎等证属风热犯肺或肝经风热者。

4. 制剂研发 研制的新剂型主要有合剂、颗粒剂、片剂、散剂、糖浆剂、丸剂等。

5. 注意事项 风寒咳嗽不宜使用；本方药材质地轻清，气味芳香，不宜久煎。

【附方】

| 方名 | 组成 | 功效 | 主治 |
|------|------|------|------|
| 儿感退热宁口服液（OTC 中成药） | 菊花、苦杏仁、桔梗、连翘、薄荷、甘草、青蒿、板蓝根 | 解表清热止咳利咽 | 外感风热，内郁化火证。发热头痛，咳嗽，咽喉肿痛 |
| 鼻窦炎口服液（OTC 中成药） | 辛夷、荆芥、薄荷、桔梗、柴胡、苍耳子、白芷、川芎、黄芩、栀子、茯苓、川木通、黄芪、龙胆 | 疏散风热清热利湿宣通鼻窍 | 风热犯肺，湿热内蕴证。鼻塞不通，流黄稠涕 |
| 明目上清片（OTC 中成药） | 熟大黄、黄芩、黄连、玄参、菊花、连翘、蝉蜕、蒺藜、车前子、赤芍、麦冬、当归、天花粉、石膏、栀子、陈皮、桔梗、枳壳、甘草、薄荷脑、荆芥油 | 清热散风明目止痛 | 风热疫毒证。暴发火眼，红肿作痛，头晕目眩，眼睑刺痛，大便燥结，小便赤黄 |

【现代研究】药理研究 ①解热：对致热动物模型有明显解热作用，但作用较缓慢。②抗炎：对实验性急性炎症模型大鼠有较强的抑制作用，其机制与兴奋下丘脑－垂体－肾上腺皮质轴，升高血浆中醛固酮和皮质醇水平，增加肾上腺中胆固醇含量有关。③抗菌：对乙型溶血性链球菌、肺炎链球菌、金黄色葡萄球菌有不同程度的抑制作用。④发汗：本方能使正常大鼠汗腺分泌增加。此外，尚有增加机体免疫功能及抑制肠蠕动亢进的作用。

【研制方举例】风热咳嗽胶囊 组成：桑叶、菊花、薄荷、桔梗、苦杏仁霜、连翘、枇杷叶、黄芩、前胡、浙贝母、甘草。功效：祛风解热，止咳化痰。主治：外感风热之发热头昏，咳嗽，鼻塞流涕，咽干舌燥。

按：风热咳嗽胶囊由桑菊饮去芦根，加枇杷叶、黄芩、前胡、浙贝母组成。该方治证较之桑菊饮之肺热与肺系不利证均较重，故加善清肺热之黄芩，以及宣利肺气，化痰止咳之枇杷叶、前胡、浙贝母等，对风热较盛之咳嗽尤宜。

## 麻黄杏仁甘草石膏汤《伤寒论》

【组成】麻黄去节，四两（9g）　　杏仁去皮尖，五十个（9g）　　甘草炙，二两（6g）
石膏碎，绵裹，半斤（18g）

【用法】上四味，以水七升，先煮麻黄，减二升，去上沫，内诸药，煮取二升，去滓。温服一升。

【功效】辛凉疏表，清肺平喘。

【主治】外感表邪，邪热壅肺证。身热不解，有汗或无汗，咳喘，甚则鼻煽，口渴，舌苔薄白或黄，脉浮而数。

【方解】本方所治病证是由风热袭肺，或风寒郁而化热，邪热壅闭于肺，肺失宣降所致。邪热内盛，则身热不解、口渴、苔黄、脉数；热壅于肺，肺失宣降，则咳喘；热邪迫津外泄，则有汗；若表邪未尽，卫气被郁，则无汗；苔薄白，脉浮亦是表邪未尽之征。治当辛凉宣泄，清解肺热，止咳平喘。方中麻黄辛苦而温，宣肺平喘，解表散邪；石膏辛甘大寒，清泄肺热，透表解肌。二药合用，一温一寒，清宣并用，因石膏用量倍于麻黄，故宣肺而不助热，清肺而不凉遏，共成辛凉宣泄之功而为君药。杏仁降肺气，平喘咳，与麻黄相配，宣降肺气，止咳平喘之功尤著，是为臣药。炙甘草益气和中，防石膏之大寒伤中，并调和药性，为佐使药。药仅四味，配伍严谨，共奏辛凉疏表，清热平喘之功。

配伍特点：表里同治，治里为主；温清并用，以清为要；宣降结合，重在宣肺。

【运用】

1. 辨证要点　本方为治表邪未解，邪热壅肺之喘咳的基础方。以发热，喘咳，苔薄黄，脉数为辨证要点。

2. 新药研制提要　本方虽为解表清肺之方，因侧重清肺平喘，后世众多治肺热咳喘之剂多由此方衍化而来，研发新药时，可据热、痰及咳喘之轻重加味组方。若为肺热甚，壮热汗出而制，宜加重石膏用量，并酌加桑白皮、黄芩、知母以增清泄肺热之功；为痰阻气滞而痰黄稠，胸闷而制，加瓜蒌、贝母、桔梗、枳壳等清热化痰，行气宽胸；咳喘甚者，加葶苈子、桑白皮等止咳平喘。

3. 现代应用　常用于治疗感冒、上呼吸道感染、急性支气管炎、慢性支气管炎急性发作、支气管肺炎、大叶性肺炎、支气管哮喘、麻疹合并肺炎等证属表邪未尽，热邪壅肺者。

4. 制剂研发　研制的新剂型有合剂、糖浆剂、糖丸剂等。

5. 注意事项　风寒咳喘，或虚证咳喘者，均非本方所宜。

【附方】

| 方名 | 组成 | 功效 | 主治 |
|---|---|---|---|
| 止咳平喘糖浆<br>（OTC 中成药） | 麻杏甘石汤加半夏、陈皮、茯苓、桑白皮、罗汉果、鱼腥草、薄荷油 | 清热宣肺<br>止咳平喘 | 风热感冒。咳喘，气粗痰多，周身不适，咽痛等 |
| 小儿咳喘灵颗粒<br>（OTC 中成药） | 麻杏甘石汤加金银花、板蓝根、瓜蒌 | 清热宣肺<br>止咳平喘 | 热邪壅肺证。发热或不发热，咳嗽有痰，气促 |
| 小儿清热止咳口服液<br>（OTC 中成药） | 麻杏甘石汤加黄芩、板蓝根、北豆根 | 清热宣肺<br>利咽平喘 | 风热感冒。发热恶寒，咳嗽痰黄，气促喘息，口干音哑，咽喉肿痛 |
| 克咳胶囊<br>（OTC 中成药） | 麻杏甘石汤加罂粟壳、莱菔子、桔梗 | 止嗽，定喘，祛痰 | 肺热咳喘证。咳嗽，喘急气短 |
| 急支糖浆<br>（OTC 中成药） | 麻黄、鱼腥草、金荞麦、四季青、紫菀、前胡、枳壳、甘草 | 清热化痰<br>宣肺止咳 | 外感风热证。发热，恶寒、胸膈满闷，咳嗽咽痛 |

【现代研究】

1. **药理研究** ①解热：对伤寒、副伤寒疫苗所致家兔体温升高有明显降温作用。②镇咳：对机械刺激诱发的咳嗽与电刺激诱发的咳嗽都有明显的止咳作用。③平喘：通过激动 β-肾上腺素受体，使支气管扩张而达到平喘作用。④抗过敏：通过抑制肥大细胞脱颗粒及炎性物质释放而有抗 I 型变态反应的作用。此外，本方还具祛痰、抗菌、抗病毒、抗炎、调节免疫功能及抗急性肺损伤等作用。

2. **成分研究** 液相色谱测定本方各配伍煎液中主要化学成分（麻黄碱、伪麻黄碱、甘草次酸、苦杏仁苷）的含量，结果表明各配伍中主要化学成分的含量都产生一定的变化，其中，麻黄碱、伪麻黄碱及苦杏仁苷的含量于全方去甘草组中显著降低；甘草次酸的含量于全方去杏仁组中也显著下降；其余各组含量变化不显著。提示甘草有助于麻黄碱、伪麻黄碱、苦杏仁苷的煎出，杏仁有助于甘草次酸的煎出。

【研制方举例】**连花清瘟颗粒** 组成：炙麻黄、苦杏仁、石膏、连翘、金银花、板蓝根、绵马贯众、鱼腥草、广藿香、大黄、红景天、薄荷脑、甘草。功效：清瘟解毒，宣肺泄热。主治：热毒袭肺之流行性感冒。症见发热或高热，恶寒，肌肉酸痛，鼻塞流涕，咳嗽，头痛，咽干咽痛，舌偏红，苔黄或黄腻等。

按：连花清瘟颗粒系麻杏甘石汤与银翘散合方加减组成。该方主治热毒袭肺证，故以麻杏甘石汤配银花、连翘、板蓝根、鱼腥草、贯众、红景天清肺解毒，其中，银、翘合薄荷脑、麻黄尚可疏散透表，导热外出；红景天兼能活血化瘀，使本方寒而勿凝；大黄泻热通便，导热下行。温热夹湿，则肌肉酸痛、苔黄腻，故伍藿香芳化湿浊。诸药合用，是一首汗、下、清并用，卫气同治，兼可化湿，而以清瘟解毒为主的研制方。

## 柴葛解肌汤《伤寒六书》

【组成】柴胡（6g）　干葛（9g）　甘草（3g）　黄芩（6g）　羌活（3g）　白芷（3g）

芍药（6g）　桔梗（3g）（原书未著用量）

【用法】水二盅，加生姜三片，大枣二枚，槌法加石膏末一钱（3g），煎之热服。

【功效】解肌清热。

【主治】外感风寒，郁而化热证。恶寒渐轻，身热增盛，无汗头痛，目疼鼻干，心烦不眠，咽干耳聋，眼眶痛，舌苔薄黄，脉浮微洪。

【方解】本方证乃太阳风寒未解，而又化热入里。太阳风寒，郁而化热，则恶寒渐轻、身热增盛、头痛、无汗；入里之热初犯阳明、少阳，则目疼鼻干、眼眶痛、咽干耳聋；热扰心神，则心烦不眠；脉浮而微洪是外有表邪，里有热邪之佐证。治宜辛凉解肌，兼清里热。方中葛根外透肌热，内清郁热；柴胡既为"解肌要药"（《明医指掌》），且疏畅气机之功，可助郁热外达，共为君药。羌活、白芷解表散寒，并止诸痛；黄芩、石膏清泄里热，俱为臣药。其中，葛根配白芷、石膏清透阳明之邪热，柴胡配黄芩透解少阳之邪热，羌活发散太阳之风寒，如此配合，三阳兼治而治阳明为主。桔梗宣畅肺气以利解表，白芍、大枣敛阴养血以防止疏散太过而伤阴，生姜发散风寒，均为佐药。甘草调和药性，为使药。

配伍特点：温清并用，侧重于辛凉清热；表里同治，侧重于疏泄透散。它和一般辛凉解表以治风热表证之方当有区别。

【运用】

1. 辨证要点　本方为治太阳风寒未解，入里化热，初犯阳明或三阳合病的常用方。以发热重，恶寒轻，头痛，眼眶痛，鼻干，脉浮微洪为辨证要点。

2. 新药研制提要　本方属解表清里之剂。新药研制时，若针对风寒较重者，可去黄芩，加麻黄助发散表寒之力；针对里热较甚者，加银花、连翘，并重用石膏以增清解里热之功。

3. 现代应用　常用于感冒、流行性感冒、牙龈炎、急性结膜炎等证属外感风寒，邪郁化热者。

4. 制剂研发　研制的新剂型有袋泡剂、颗粒剂等。

5. 注意事项　若太阳表邪未入里者或里热而见阳明腑实证者，均不宜使用。

【现代研究】药理研究　①解热：对内毒素诱致的发热及内源性致热原（白细胞致热原）诱发的发热均有显著的解热作用。②镇静：能明显减少小鼠自主活动次数。③镇痛：小鼠热板法表明，本方能提高小鼠的痛阈值。

【研制方举例】感冒清热颗粒　组成：荆芥穗、薄荷、防风、柴胡、紫苏叶、葛根、桔梗、苦杏仁、白芷、苦地丁、芦根。功效：疏风散寒，解表清热。主治：风寒感冒之头痛发热，恶寒身痛，鼻流清涕，咳嗽咽干。

按：感冒清热颗粒系柴葛解肌汤加减组成。二方虽为表里同治之剂，然该方治证风寒较重，里热较轻，故以清热较弱之苦地丁、芦根易石膏、黄芩；以荆芥、薄荷、防风、苏叶易羌活，四药相配，既加强散寒解表之力，又避羌活之温燥。

## 加减葳蕤汤《重订通俗伤寒论》

【组成】生葳蕤二钱至三钱（9g）　生葱白二枚至三枚（6g）　桔梗一钱至钱半（4.5g）　东

白薇五分至一钱（3g） 淡豆豉三钱至四钱（12g） 苏薄荷一钱至钱半（4.5g） 炙甘草五分（1.5g） 红枣二枚

【用法】水煎服。

【功效】滋阴解表。

【主治】素体阴虚，外感风热证。头痛身热，微恶风寒，无汗或有汗不多，咳嗽咽干，心烦口渴，舌红，脉数。

【方解】本方所治证是阴虚之体，外感风热所致。外感风热之邪，邪在肺卫，则头痛身热、微恶风寒、无汗或有汗不畅、咳嗽；阴虚之体，感受外邪易于热化，且阴虚者亦多生内热，热伤津液，则口渴、咽干、心烦、舌红、脉数。治当辛凉解表，滋阴清热。方中葳蕤（即玉竹）滋阴养液，兼清热邪；薄荷疏散风热，清利咽喉. 二药合用，滋阴解表，相得益彰，为治阴虚外感证的基本结构，共用为君。臣以葱白、淡豆豉解表散邪。佐以白薇清热益阴；桔梗宣肺止咳；大枣滋脾生津。使以甘草调和药性。

配伍特点：滋、疏、清并投，滋阴而不碍邪，祛邪而不伤阴。

【运用】

1. 辨证要点 本方为治素体阴虚，感受风热之证的常用方。以身热，微恶风寒，咽干口燥，舌红，脉数为辨证要点。

2. 新药研制提要 本方解表养阴之功平和。若针对表证较重而设，宜酌加祛风解表之品，如防风、葛根等；针对阴伤甚而设，加清热生津药，如竹叶、天花粉等。此外，风热袭表，易致肺系不利而见咳嗽咽痛、咯痰不爽等症，尚可加宣肺利咽化痰药，如牛蒡子、瓜蒌皮等。

3. 现代应用 常用于治疗老年人及产后感冒、急性扁桃体炎、咽炎等证属阴虚外感者。

4. 使用注意 阳虚外感及无阴虚证候者，均不宜使用。

## 思考题

1. 麻黄汤与桂枝汤在组成、功效、主治方面有何异同？

2. 小青龙汤主治外寒里饮之咳喘，为何配伍收敛之五味子、白芍？

3. 九味羌活汤主治何证？其配伍有何特点？

4. 杏苏散为何能治风寒咳嗽？

5. 败毒散主治何证？方中配伍人参有何意义？

6. 银翘散主治温病初起，方中为何配伍辛温的荆芥、淡豆豉？

7. 银翘散与桑菊饮在组成、功效、主治方面有何异同？

8. 桂枝汤、银翘散服法有何特点？其意义何在？

9. 从解表剂的新药研制提要及研制方举例中，你可以得到哪些启示？

# 2 泻下剂

凡以泻下药为主组成，具有通便、泻热、逐水、攻积等作用，治疗里实证的方剂，统称泻下剂。属于"八法"中的"下法"。

里实证的范围很广，本章方剂所治之里实证，系实邪结聚，腑气不畅，浊气不降而致大便秘结或大便不畅、腹痛等。形成里实证的病因不一，有因热而结、因寒而结、因燥而结、因水而结等不同，因此，泻下剂相应分为寒下、温下、润下、逐水四类。至于素体虚弱，积滞内停而成邪实正虚证，就其性质而论，不外寒热二类，故本章不另分专节讨论。

使用泻下剂当注意以下事项：一是权衡表证与里实证之轻重缓急。泻下剂是为里实证而设，若表证未解，里实虽成，亦不可纯用泻下剂，以防表邪内陷而变生他证，治宜或先解表后攻里，或表里双解，方能切合病情。二是辨清证候的兼夹。若兼瘀血、痰浊、虫积等邪，宜配合活血、化痰、驱虫等法；若为正虚邪实，当配伍补益扶正之品以邪正兼顾。三是把握使用对象、时间及善后。泻下剂属于攻邪之剂，易伤胃气，凡年老体弱、孕妇、产妇、病后伤津亡血者，均应慎用或禁用；使用时应中病即止，不可过剂；服药期间不宜过早进食油腻及不消化的食物，以免重伤胃气。

## 2.1 寒下

**适应证** 适用于热结里实证。症见大便秘结，腹部胀满疼痛，苔黄厚，脉实有力等。

**组方思路** 本类方剂多由以下方面的药物构成：①寒下药，如大黄、芒硝等，既可促进排便，又能消除热邪。②行气药，如厚朴、枳实、木香等，针对热结积滞大肠，气机不畅之腹部或胀或满或痛。③活血药，如桃仁、丹皮等，因气机阻滞，易致血行不利。④顾及兼夹证的药，如兼气虚者，宜配补气之人参、黄芪，兼阴血不足者，宜配养血补阴之当归、生地、麦冬等。

**代表方** 大承气汤、大黄牡丹汤。

### 大承气汤《伤寒论》

【组成】大黄酒洗，四两（12g）　厚朴去皮，炙，半斤（24g）　枳实炙，五枚（12g）　芒硝三合（9g）

【用法】上四味，以水一斗，先煮二物，取五升，去滓，内大黄，更煮取二升，去滓，内芒硝，更上微火一二沸，分温再服。得下，余勿服。

【功效】峻下热结。

【主治】阳明腑实证。大便秘结，脘腹痞满，腹痛拒按，按之则硬，甚或日晡潮热，谵语，舌苔黄燥起刺，或焦黑燥裂，脉沉实。

【方解】本方之阳明腑实证乃热邪与胃肠积滞互结而成。实热积滞，内结胃肠，腑气不通，气机不畅，则大便秘结、脘腹痞满胀痛、腹痛拒按；里热炽盛，上扰神明，则谵语；阳明经气旺于申酉时，则午后潮热；舌苔黄燥或焦黑燥裂，脉沉实是热盛津伤，燥实内结之征。古人将本方治证归纳为"痞、满、燥、实"四字。所谓"痞"，即自觉胸脘闷塞不通，有压重感；"满"，是脘腹胀满，按之有抵抗感；"燥"，是肠中燥屎干结不下；"实"，是实热与燥屎内结之腹痛拒按，大便不通，苔黄脉实等实证。本方证系里实热结之重证，法当峻下热结，急下存阴，釜底抽薪。方中大黄泻热通便，荡涤胃肠，且能活血祛瘀，为君药。芒硝泻热通便，润燥软坚，用以为臣。硝、黄相须为用，泻下热结之力尤彰，为寒下的基本结构。厚朴下气除满，枳实行气消痞，为佐药。诸药合用，峻下热结，承顺胃气之下行，故名"大承气"。

配伍特点：寒下、行气同用，荡涤实热，速下热结，相辅相成，相得益彰。

【运用】

1. 辨证要点 本方为治阳明腑实证的基础方，又是寒下法的代表方。以大便秘结，脘腹痞满疼痛，舌红苔黄，脉沉实为辨证要点。

2. 新药研制提要 本方属峻下热结的基础方，研发新药时，可据热结的轻重及兼夹而加减组方。针对热结较轻，脘腹痞满明显，可去芒硝；针对胃肠燥热较重，脘腹痞满不甚，可去厚朴、枳实；针对火毒内蕴而见咽痛、口舌生疮、牙痛等，加黄芩、石膏以助清热解毒之力；针对阴伤甚者，宜加玄参、生地等以滋阴润燥；兼见气虚之神倦少气者，宜加人参以补气。

3. 现代应用 常用于急性单纯性肠梗阻、粘连性肠梗阻、蛔虫性肠梗阻、急性胆囊炎、急性胰腺炎、幽门梗阻，以及某些热性病过程中出现高热而见大便不通、苔黄脉实证属阳明腑实者。

4. 制剂研发 研制的新剂型有冲剂、颗粒剂、袋泡剂、膏剂等。

5. 使用注意 凡气虚阴亏、燥结不甚者，以及年老、体弱、孕妇等，均不宜使用；本方功取峻下，故中病即止。

【附方】

| 方名 | 组成 | 功效 | 主治 |
|------|------|------|------|
| 小承气汤（《伤寒论》） | 大黄四两、厚朴二两、枳实三枚大者（同煎） | 轻下热结 | 阳明腑实轻证。谵语，潮热，大便秘结，胸腹痞满，舌苔老黄，脉滑 |
| 调胃承气汤（《伤寒论》） | 大黄四两、炙甘草二两、芒硝半升（二药同煎，芒硝溶服） | 缓下热结 | 阳明胃肠燥热证。便秘，口渴心烦，发热，或谵语，舌苔黄，脉滑数 |
| 新加黄龙汤（《温病条辨》） | 调胃承气汤加当归、玄参、麦冬、生地、海参、人参、姜汁 | 泄热通便滋阴益气 | 热结里实，气阴不足证。大便秘结，腹中胀满而硬，神倦少气，口干咽燥，唇裂舌焦，苔焦黄或焦黑燥裂 |
| 清宁丸（OTC 中成药） | 大黄、厚朴、绿豆、车前草、白术、黑豆、半夏、香附、桑叶、桃枝、牛乳、麦芽、陈皮、侧柏叶 | 清热泻火消肿通便 | 火毒内蕴证。咽喉肿痛，口舌生疮，头晕耳鸣，目赤牙痛，大便秘结，腹中胀满 |

【现代研究】

1. 药理研究 ①促进肠管运动：能明显增加肠道蠕动和推进功能，促进肠套叠和肠扭转的复位。②促进消化液分泌：能够增加胃动素的释放、促进胃液分泌，从而利于消化功能的恢复。③抗炎：可降低组织毛细血管通透性，减少炎性渗出，抑制炎症扩散。此外，本方尚有抗菌、抗内毒素、抗氧化、抗高凝、保肝等作用，对免疫功能及肠道血流量也有影响。

2. 成分研究 本方水煎液中含有芦荟大黄素、大黄素、大黄酸、大黄酚、大黄素甲醚、番泻苷 B、番泻苷 A、辛弗林、柚皮苷等成分，主要来源于君药大黄。

【不良反应】临床应用有出现腹胀、恶心呕吐等症的报道。

【研制方举例】复方大承气汤 组成：大承气汤加莱菔子、桃仁、赤芍。功效：通里攻下，行气活血。主治：单纯性肠梗阻，属于阳明腑实证而腹胀较明显者。

按：复方大承气汤由大承气汤枳壳易枳实，加炒莱菔子、桃仁、赤芍而成，故行气导滞，活血祛瘀作用增强，适用于单纯性肠梗阻而腹胀较重者，并可预防梗阻导致局部血瘀气滞引起的组织坏死，是一首泻下行气与活血化瘀相结合的研制方。

## 大黄牡丹汤《金匮要略》

【组成】大黄四两 (12g)　　牡丹一两 (3g)　　桃仁五十个 (9g)　　冬瓜仁半升 (30g)
芒硝三合 (9g)

【用法】上五味，以水六升，煮取一升，去滓，内芒硝，再煎沸，顿服之。

【功效】泻热破瘀，散结消肿。

【主治】湿热瘀滞之肠痈初起。右少腹疼痛拒按，甚则局部肿痞，或右足屈而不伸，或时时发热，恶寒，自汗出，舌苔薄腻而黄，脉滑数。

【方解】本方所治之肠痈，为湿热郁蒸，气血凝聚所致。湿热内蕴肠腑，与气血相搏，气血郁滞，血肉腐败，则右少腹疼痛拒按、局部痞肿，甚至右足屈而不伸；湿热阻滞，邪正相争，营卫失和，则时发热、自汗恶寒。治法宜泻热祛湿，破瘀消痈。方中大黄泻下通腑，清热燥湿，且兼活血，对瘀热湿邪蕴结之内痈颇宜；丹皮凉血活血，合大黄泻热逐瘀，共为君药。芒硝清热泻下，助大黄通腑泻热；桃仁活血破瘀，助君药消散瘀肿，共为臣药。冬瓜仁清肠利湿，引湿热从小便而去，并能排脓消痈，为治内痈要药，是为佐药。桃仁活血，冬瓜仁清热利湿，相伍针对痈肿之热、湿、瘀，故为治内痈的常用药对。全方合用，使湿热得下，瘀滞得散，肠腑得通，则痈消而痛止，为治湿热瘀滞肠痈的有效方剂。

配伍特点：攻下清热并举，以通腑为主；活血祛湿兼施，以逐瘀为主。

【运用】

1. 辨证要点 本方为治湿热瘀滞之肠痈的常用方。以右下腹疼痛拒按，舌苔黄腻，脉滑数为辨证要点。

2. 新药研制提要 本方是治肠痈初起的常用方，现代众多治肠痈之剂多由此方衍化而来，研发新药时，可据热、湿、瘀的偏重及兼夹加味组方。热毒较重者，加蒲公英、金银花、紫花地丁、败酱草以增清热解毒之力；湿浊较重者，加苍术、薏苡仁以助祛湿之功；血瘀较重者，加赤芍、乳香、没药以协祛瘀消肿之力；若兼气滞而腹部胀满甚者，加木香、枳壳以行气消胀。

3. **现代应用** 常用于急性单纯性阑尾炎、肠梗阻、急性胆道感染、胰腺炎、急性盆腔炎等证属湿热瘀滞者。

4. **使用注意** 凡肠痈溃后及老人、孕妇、产后或体质虚弱者均应慎用或忌用。

【现代研究】**药理研究** ①调节肠道运动：能增强阑尾蠕动，并促进其血液运行。②抗菌：对葡萄球菌有较强的抑制作用，对大肠杆菌也有一定抑制效果。③抗炎：用本方肠道预洁能减轻腹部术后的炎性反应，减少炎症递质的分泌，减少并发症，促进术后恢复。

【研制方举例】**阑尾清解汤** 组成：大黄、牡丹皮、冬瓜仁、金银花、蒲公英、木香、川楝子、生甘草。功效：清热解毒，攻下散结，行气活血。主治：急性阑尾炎热毒期。症见发热恶寒，面红目赤，唇干舌燥，口渴欲饮，恶心呕吐，腹痛拒按，腹肌紧张，有反跳痛，大便秘结，舌质红，苔黄燥或黄腻，脉洪大滑数。

按：阑尾清解汤由大黄牡丹汤去芒硝、桃仁，加银花、蒲公英、木香、川楝子、生甘草组成。该方用于急性阑尾炎热毒期，故加清热解毒之银花、蒲公英；腹痛拒按，腹肌紧张，有反跳痛，是气滞血瘀之征，则加行气活血止痛之木香、川楝子；用生甘草既清热解毒，又缓急止痛，尚护胃和中，是清热攻下与行气活血相结合的研制方。

## 2.2 温下

**适应证** 适用于里寒积滞证。症见大便秘结，脘腹胀满疼痛，手足不温，脉沉紧等。

**组方思路** 本类方剂多由以下三类药物构成：①寒下药或温下药，如大黄、芒硝、巴豆等，针对积滞内结胃肠。②温里药，附子、干姜、细辛之类，以消除寒邪之病因。③补气药，如人参、甘草等，盖阳气不足者，宜温补并进。

**代表方** 大黄附子汤、温脾汤。

### 大黄附子汤《金匮要略》

【组成】大黄三两（9g） 附子炮，三枚（12g） 细辛二两（3g）

【用法】上三味，以水五升，煮取二升，分温三服。若强人煮取二升半，分温三服。服后如人行四五里，进一服。

【功效】温里通便，散寒止痛。

【主治】寒积里实证。便秘腹痛，或发热，手足不温，舌苔白腻，脉弦紧。

【方解】本方治证是因寒邪与积滞互结于肠道所致。外寒直中于里，寒邪凝聚，使肠中糟粕不化，寒与糟粕互结则成寒积。寒积阻滞，腑气不通，则便秘腹痛；寒邪内侵，阳气被郁，故发热；阳郁不布，则手足不温；舌苔白腻，脉弦紧为寒实之征。治当温里通便。方中大黄、附子共为君药，大黄泻下通便，荡涤积滞；重用辛热之附子，温里祛寒止痛，并制约大黄寒凉之性，相伍则寒积兼顾，故为温下之基本结构。臣以细辛辛温宣通，既散寒邪由里达外，又助附子温里止痛。寒下之大黄与温热之附子、细辛合用，为"去性存用"的经典配伍。三味合方，共成温散寒凝，苦辛通降之剂。

配伍特点：泻下、温里、疏散三法兼备，寓温散于攻下之中，使攻下不伤正。

【运用】

1. 辨证要点　本方为治寒积里实便秘的基础方。以腹痛便秘，手足不温，苔白腻，脉弦紧为辨证要点。

2. 新药研制提要　本方属温里通便之剂。若针对寒积较重，气滞明显而见脘腹胀满甚者而设，应酌加厚朴、木香等，既可加强泻下通便之功，又能行气导滞以除满。

3. 现代应用　常用于急性阑尾炎、急性肠梗阻、睾丸肿痛、慢性痢疾、尿毒症等证属寒积里实者。

4. 制剂研发　研制的新剂型有口服液。

5. 使用注意　热结里实者禁用；注意温热药与寒凉药之配比，温热药之量须大于苦寒药，以体现温下之法。

【现代研究】药理研究　①通便：能显著促进寒积便秘型小鼠的排便，增加其排便量。②抗缺氧：能明显延长多种缺氧模型动物的存活时间，其机制可能与降低肾上腺素能系统功能，减少整体耗氧量，增加心脑组织抗缺氧能力，降低脑耗氧量等有关。

## 温脾汤《备急千金要方》

【组成】　大黄四两（12g）　　附子大者一枚（9g）　　干姜　人参　甘草各二两（各6g）

【用法】　上咬咀。以水八升，煮取二升半，临熟下大黄，分三服。

【功效】　攻下寒积，温补脾阳。

【主治】　阳虚寒积证。便秘，腹痛喜温，手足不温，舌淡苔白，脉沉弦而迟。

【方解】　本方证因脾阳不足，寒积中阻所致。寒积阻于肠间，气机不畅，腑气不通，则便秘、腹痛；脾阳不足，失于温煦，则手足不温、腹痛喜温；舌淡苔白，脉沉弦而迟是阳虚寒积之征。此证若纯用攻下，必更伤中阳；单用温补，则寒积难去，惟攻逐寒积与温补脾阳并用，是为两全。方中大黄泻下积滞；附子温暖脾阳，共为君药。干姜协附子温中祛寒，为臣药。人参健脾益气，合姜、附以温补脾阳，并使下不伤正，为佐药。甘草益气，并调药性，为佐使药。数药合用，使脾阳复，寒邪去，积滞行，则诸症可愈。

配伍特点：泻下、温里、补益三法兼备，寓温补于攻下之中，使攻下不伤正。

【运用】

1. 辨证要点　本方为治脾阳不足，寒积中阻的常用方。以便秘，腹痛喜温，手足不温，舌淡苔白，脉沉弦而迟为辨证要点。

2. 新药研制提要　本方属温补攻下之剂，研制新药时，可据寒、虚、积之轻重化裁。阴寒甚而脘腹冷痛明显者，加肉桂、吴茱萸以增温中祛寒之力；积滞甚而脘腹胀满明显者，加厚朴、木香行气导滞，兼助泻下之功；若兼气血不足之头晕乏力，加黄芪、当归补气养血。

3. **现代应用** 常用于急性单纯性肠梗阻或不全梗阻、尿毒症等证属脾阳不足，冷积内阻者。

【现代研究】药理研究 ①通便：可使小鼠的排便时间明显缩短，排便粒数明显增加。②改善肾功能：能明显降低血中尿素氮、肌酐含量，改善高磷、高钾、低钙血症，升高缬氨酸、亮氨酸、酪氨酸水平，抑制胍类化合物。

【研制方举例】尿毒宁 组成：生晒参、熟附片、生大黄、半夏、桃仁、甘草。功效：温阳益气，通腑泄浊。主治：脾肾阳虚，湿滞瘀阻之慢性肾功能衰竭。症见头晕，乏力，畏寒，浮肿或不肿，夜尿增多，食少纳呆，恶心呕吐，舌淡或紫暗，脉沉细无力。

按：尿毒宁系温脾汤去干姜，加半夏、桃仁而成。该方主治脾肾阳虚，湿停气逆，瘀血阻滞之证，故以参、附、草温补脾肾；大黄通腑泄浊；半夏燥湿化痰，和胃降逆；桃仁活血化瘀。诸药合用，为一首温补、攻下、除湿、活血并用之研制方。

## 2.3 润下

**适应证** 适用于肠燥津亏，大便秘结证。其病机有因胃肠燥热，热灼津伤，肠道失润；有因肾阳不足，津液不布，肠道失润。属前者可见大便干结，小便短赤，面赤口干，舌苔黄燥，脉滑实；属后者可见大便秘结，小便清长，面色苍白，腰膝酸软，手足不温，舌淡苔白，脉迟。

**组方思路** 本类方剂多由以下几类的药物构成：①润下药，如麻子仁、郁李仁之类，以润滑大肠，促使排便。②行气药，如枳实、陈皮等，兼顾六腑以通为用的生理特点。③滋阴补血药，如白芍、当归等，不但润肠，且能补充亏损之阴津。④消除病因药，因热伤津者，可酌配寒下之大黄、芒硝，既可通便，又能泻热；因肾阳不足者，伍温补肾阳之肉苁蓉、牛膝等；因脾胃气虚者，遣健脾补气之黄芪、白术等。

**代表方** 麻子仁丸、济川煎。

### 麻子仁丸《伤寒论》

【组成】麻子仁二升（500g）　芍药半斤（250g）　枳实炙，半斤（250g）　大黄去皮，一斤（500g）　厚朴炙，去皮一尺（250g）　杏仁去皮尖，熬，别作脂一升（250g）

【用法】上六味，蜜和丸，如梧桐子大，饮服十丸（9g），日三服，渐加，以知为度。

【功效】润肠泄热，行气通便。

【主治】胃肠燥热，肠道失润证。大便干结，腹微满，口干欲饮，舌苔微黄，脉细涩。

【方解】本方主治之便秘系胃肠燥热，津液不足，肠失濡润所致。燥结停于肠中，气机不畅，则大便干结、腹微满；口干欲饮，舌苔微黄，脉细涩皆为肠燥津亏之征。治当润肠泄热，行气通便。方中麻子仁性味甘平，质润多脂，功能润肠通便，为君药。杏仁既润肠通便，又肃降肺气；白芍滋阴养血，共为臣药。大黄、枳实、厚朴泻热通便，行气除满，为佐药。蜂蜜甘润，助麻仁润肠，并缓大黄攻下之力，为佐使。诸药合以为丸，使肠热得清，肠燥得润，则大便得行。

配伍特点：润肠补阴药与行气导滞药相伍，则润而不腻；苦寒攻下药与补血养阴药相配，则下不伤正。

本方原书主治"脾约"便秘，故又名脾约麻仁丸、脾约丸。

【运用】

1. 辨证要点　本方为治肠燥津亏便秘的常用方，又是润下法的代表方。以大便秘结，腹微满，舌苔微黄为辨证要点。

2. 新药研制提要　本方属清润之剂，新药研制时，可据燥热与阴亏的程度加减组方。若燥热伤津较甚者，可加生地、玄参、麦冬以清热增液；素体阴虚，或年老津亏，或产后失血等原因，导致津枯便秘，宜去大黄，加润肠通便之郁李仁、松子仁等。此外，痔疮便秘，并兼便血者，可加桃仁、当归养血和血，润肠通便；加槐花、地榆凉血止血。

3. 现代应用　常用于习惯性便秘、痔疮便秘、老人与产后便秘等证属肠燥津亏者。

4. 制剂研发　研制的新剂型有胶囊剂、软胶囊剂。

5. 使用注意　①本方虽为润肠缓下之剂，但含有攻下之大黄，故年老体虚，津亏血少者慎用，孕妇禁用。②注意服法：原方蜜丸，每次只服十小丸，依次渐加，意在缓下燥结，顾护胃气。

【附方】

| 方名 | 组成 | 功效 | 主治 |
|------|------|------|------|
| 五仁丸<br>（《世医得效方》） | 桃仁、杏仁、松子仁、柏子仁、郁李仁、陈橘皮 | 润肠通便 | 津枯肠燥证。大便艰难，舌燥少津，脉细涩，以及年老和产后血虚便秘 |
| 麻仁润肠丸<br>（OTC中成药） | 火麻仁、苦杏仁、大黄、木香、陈皮、白芍 | 润肠通便 | 肠胃积热证。胸腹胀满，大便秘结 |
| 麻仁滋脾丸<br>（OTC中成药） | 制大黄、火麻仁、枳实、厚朴、苦杏仁、郁李仁、当归、白芍 | 润肠通便<br>健胃消食 | 肠燥津亏证。大便不通，胸腹胀满，饮食无味，烦躁不宁 |
| 通乐颗粒<br>（OTC中成药） | 何首乌、地黄、当归、麦冬、玄参、枳壳 | 滋阴补肾<br>润肠通便 | 阴虚肠燥证。大便秘结，口干，咽燥，烦热等 |

【现代研究】药理研究　①通便：能显著增加小鼠排便粒数。②促进肠肌运动：可使肠平滑肌振幅增高，收缩强度增大，从而使大肠、小肠推进速度加快。③减缓肠粘连：能增加肠粘连模型家兔肠系膜前动脉血流量和降低小鼠腹腔粘连级数。此外，本方尚有抗氧化、抗衰老及调节血糖等作用。

【研制方举例】麻仁胶囊　组成：火麻仁、苦杏仁、大黄、枳实、厚朴、白芍。辅料：棕榈油、氢化棕榈油、蜂蜡、磷脂、色拉油。功效：润肠通便。主治：肠燥便秘。

按：麻仁胶囊由蜜丸改为胶囊，并加棕榈油、氢化棕榈油、色拉油等，不仅丰富了麻子仁丸的剂型，更增强了润肠之效，便于不同人群选择应用。

## 济川煎 《景岳全书》

【组成】当归三至五钱（9～15g）　　牛膝二钱（6g）　　肉苁蓉酒洗去咸，二至三钱（6～9g）
泽泻一钱半（4.5g）　　升麻五分至七分或一钱（1.5～3g）　　枳壳一钱（3g）

【用法】水一盏半，煎七分，食前服。

【功效】温肾益精，润肠通便。

【主治】肾阳不足，精津亏损证。大便秘结，小便清长，腰膝酸软，头目眩晕，舌淡苔白，脉沉迟。

【方解】本方证多见于老年肾虚便秘。肾主五液而司二便，肾阳不足，气化无力，津液不布，肠失濡润，传导不利，故大便不通；肾虚精亏，形体失养，故腰膝酸软、头目眩晕；小便清长，舌淡苔白，脉象沉迟皆为肾阳不足之征。治当温肾益精，润肠通便。方中肉苁蓉温肾益精，润肠通便，为君药。当归补血润燥，润肠通便；牛膝性善下行，功能补肝肾，强腰膝，二药资君药补肾润肠以通便，为臣药。枳壳下气宽肠；泽泻淡渗利湿；升麻升发清阳，清阳升则浊阴自降，相反相成，以助通便之效，以上共为佐药。诸药合用，使肾阳充足，气化复常，津布肠润而便秘得解。

配伍特点：温肾通便，标本同治，治本为主；寓通于补，寄降于升。

【运用】

1. 辨证要点　本方为治肾虚便秘的常用方。以大便秘结，小便清长，腰膝酸软，舌淡苔白，脉沉迟为辨证要点。

2. 新药研制提要　本方为温润通便的常用方，研发新药时，可据肾虚燥结之轻重及病证之兼夹加味组方。针对肾虚精亏甚者，加熟地、枸杞滋补肾精；针对肠燥便秘甚者，加火麻仁、郁李仁润肠通便；针对气虚之神疲乏力者，加人参、白术益气健脾。

3. 现代应用　常用于老年便秘、习惯性便秘、产后便秘等证属肾虚精亏肠燥者。

4. 使用注意　本方偏于温补，凡热邪伤津及阴虚者忌用。

【附方】

| 方名 | 组成 | 功效 | 主治 |
|------|------|------|------|
| 苁蓉通便口服液<br>（OTC 中成药） | 肉苁蓉、何首乌、枳实、蜂蜜 | 润肠通便 | 老年、产后便秘 |
| 便秘通<br>（OTC 中成药） | 白术、枳壳、肉苁蓉 | 健脾益气<br>润肠通便 | 脾虚及脾肾两虚证。大便秘结，面色无华，腹胀，神疲气短，头晕耳鸣，腰膝酸软 |

【研制方举例】五仁润肠丸　组成：肉苁蓉、当归、地黄、陈皮、酒制熟大黄、桃仁、火麻仁、柏子仁、郁李仁、松子仁。功效：补肾养血，润肠通便。主治：精亏血虚，肠失濡润之直肠性便秘、结肠性便秘、习惯性便秘等。症见大便艰难，头晕，腰膝酸软，舌燥少津，脉细涩等。

按：五仁润肠丸系五仁丸与济川煎合方加减化裁而成。该方主治肾精亏损，阴血不足，肠道失润之便秘，故以肉苁蓉、熟地黄、当归补肾益精，滋阴养血，润肠通便；五仁合大黄，则润肠通便之功增强；陈皮行气导滞，既兼顾气机不畅，又助诸药通便。

## 2.4 逐水

**适应证** 适用于水饮壅盛于里的实证。症见胸胁引痛，脘腹胀满，水肿，二便不利，脉实有力等。

**组方思路** 本类方剂由以下三类药物构成：①峻下逐水药，如大戟、芫花、甘遂、牵牛子等，使体内停滞的水饮从二便排出体外，以达消除积水之目的。②行气药，如陈皮、木香之类，此乃气畅水行之意。③补气药，如大枣等，益气扶正，顾护胃气，使下不伤正。

**代表方** 十枣汤。

### 十枣汤《伤寒论》

【组成】芫花熬　甘遂　大戟各等分

【用法】三味等分，各别捣为散。以水一升半，先煮大枣肥者十枚，取八合，去滓，内药末。强人服一钱匕，羸人服半钱（0.5～1g），温服之，平旦服。若下后病不除者，明日更服，加半钱，得快下利后，糜粥自养。

【功效】攻逐水饮。

【主治】

1. 悬饮。咳唾胸胁引痛，心下痞硬，干呕短气，头痛目眩，或胸背掣痛不得息，舌苔滑，脉沉弦。

2. 实水。一身悉肿，尤以身半以下为重，腹胀，二便不利。

【方解】本方主治诸症由水邪壅盛，充斥泛溢所致。水停胸胁，肺气不利，则咳唾引胸胁疼痛、短气；饮邪上扰清阳，则头痛目眩；饮邪犯胃，胃失和降，则心下痞硬、干呕；饮停气滞，内蓄而不下行，则腹胀、二便不利；饮溢肌肤，则一身悉肿；舌苔滑，脉沉弦是为水饮之征。是证为水饮壅盛，治宜攻逐水饮。方中甘遂善行经隧水湿，是为君药。大戟善泄脏腑水湿，芫花善消胸胁伏饮痰癖，均为臣药。三药各有专攻，合而用之，相辅相成，逐水之力颇著。大枣煎汤送服，一则益气护胃，使下不伤正；二则缓三药之峻；三则减三药之毒。

【运用】

1. **辨证要点** 本方为峻下逐水的代表方，又是治疗悬饮及阳水实证的常用方。以咳唾胸胁引痛，或水肿腹胀，二便不利，脉沉弦为辨证要点。

2. **新药研制提要** 本方属攻逐水饮剂，研发新药时，可据水饮之轻重加减或改革剂型。若水饮甚，可加青皮、木香等行气药以助攻逐之力；水饮较轻或体弱之躯不耐峻攻，可制成丸剂。

3. **现代应用** 常用于渗出性胸膜炎、结核性胸膜炎、肝硬化、慢性肾炎所致的胸水、腹水或全身水肿，以及晚期血吸虫病所致的腹水等证属于水饮壅盛者。

4. **使用注意** 本方作用峻猛，宜于邪实而正不虚者，且只可暂用，不宜久服；三药皆有毒，用法当遵古训；年老体弱者慎用，孕妇忌服。

【现代研究】**药理研究** ①泻下：能刺激肠管，增强肠蠕动，产生峻泻。②利尿：方中芫花、大戟皆可引起尿量增加，但甘遂不明显。③抗癌：可抑制氧化偶氮甲烷诱发的肠隐窝畸变小病灶试验，但却能增强鸟氨酸脱羧酶活性。

【不良反应】临床应用有致呕吐、肠壁性炎性水肿、血尿等报道。

## 思考题

1. 寒下剂与温下剂之组方思路有何异同？
2. 三承气汤在组成、功效、主治及煎服法方面有何异同？
3. 温脾汤属温下剂，为何配伍苦寒之大黄？
4. 麻子仁丸组成中含有小承气汤，麻子仁丸与小承气汤中哪方泻下力较强？
5. 十枣汤为何配伍大枣？其用法有何特点？
6. 从泻下剂的新药研制提要及研制方举例中，你可以得到哪些启示？

# 3　和解剂

　　具有和解少阳、调和肝脾、调和肠胃等作用，治疗伤寒邪在少阳、肝脾不和、肠胃不和等证的方剂，统称和解剂。属于"八法"中的"和法"。

　　和法具有和解及调和之义。和解是为伤寒邪入少阳而设，少阳属胆与三焦，位于半表半里，故非汗、清、下法所宜，唯和解之法最为适当。调和是针对机体功能失调诸证，其包括表里、气血、脏腑等失和，临床常见肝脾不和、肠胃不和等证。因此，和解剂一般分为和解少阳、调和肝脾、调和胃肠三类。

　　和解剂组方配伍较为独特，往往既祛邪又扶正，透表又治里，温里又清热，疏肝又治脾，具有双向调节特点，无明显寒热、补泻偏颇，性质平和，因而应用范围较广，适应证较为复杂。

　　使用和解剂当注意以下事项：一是辨清病证部位，恰当使用相关方剂。二是明确表里、寒热、虚实的轻重。凡邪在肌表，未入少阳，或已入里，阳明热盛者不宜使用；若劳倦内伤，饮食失调，气虚血弱而症见寒热者，非本类方剂所宜。三是本类方剂虽性质平和，适用较广，但毕竟以祛邪为主，不可滥用。

## 3.1　和解少阳

　　**适应证**　适用于邪入少阳证。症见往来寒热，胸胁苦满，默默不欲饮食，心烦喜呕，口苦，咽干，目眩，舌苔薄白，脉弦等。

　　**组方思路**　本类方剂每由以下方面的药物构成：①清透疏散药，如柴胡、生姜、青蒿等，以透邪外达。②清解胆热药，如黄芩、青黛之类，盖足少阳胆，内寄相火，邪犯少阳每继发胆热之口苦、咽干等症。③益气扶正药，如人参、大枣、炙甘草等，邪由它经传至少阳，表明正气不支。④顾及兼夹证的药，少阳为枢，邪犯少阳，枢机不利，则气行不畅，宜配行气疏肝之柴胡、枳壳等；胆病常累及胃而致胃气上逆，宜伍和胃降逆止呕之半夏、竹茹等；手少阳三焦，是气津运行的通道，气滞则易致津停，当选化湿、燥湿、渗湿之品，如厚朴、半夏、滑石等。

　　**代表方**　小柴胡汤、大柴胡汤、蒿芩清胆汤。

### 小柴胡汤《伤寒论》

　　【组成】柴胡半斤（24g）　　黄芩三两（9g）　　人参三两（9g）　　甘草炙，三两（9g）
半夏洗，半升（9g）　　生姜切，三两（9g）　　大枣擘，十二枚（4枚）

　　【用法】上七味，以水一斗二升，煮取六升，去滓，再煎，取三升，温服一升，日三服。

【功效】和解少阳。

【主治】伤寒少阳证。往来寒热，胸胁苦满，默默不欲饮食，心烦喜呕，口苦，咽干，目眩，舌苔薄白，脉弦，以及疟疾、黄疸等病而见少阳证者。

【方解】本方主治邪踞少阳证。伤寒邪犯少阳半表半里，邪正相争，正胜欲拒邪出于表，邪胜欲入里并于阴，则往来寒热；少阳疏机不利，则胸胁苦满、神情默默；胆郁化热而上扰，则心烦、口苦、咽干、目眩；胆热犯胃，胃气上逆，则不欲饮食、喜呕；苔薄白，脉弦是胆热不重，气机不畅之征。治宜和解少阳法。方中重用柴胡轻清升散，既能透达少阳半表之邪，又能疏畅气机之郁，为君药。黄芩清泄少阳半里之热，为臣药。柴、芩相配，一透一清，一为半表而用，一为半里而设，是为和解少阳的基本结构。半夏、生姜和胃降逆，生姜尚助柴胡透邪，并制半夏之毒；人参、大枣益气健脾，以扶正祛邪，并防邪再传，共为佐药。炙甘草助参、枣扶助正气，并能调和诸药，为佐使药。

配伍特点：外透内清，胆胃并治，邪正兼顾，祛邪为主。

【运用】

1. 辨证要点　本方为治少阳证的基础方，又是和解少阳法的代表方。以往来寒热，胸胁苦满，不欲饮食，心烦喜呕，苔白，脉弦为辨证要点。

2. 新药研制提要　本方临床应用较为广泛，外感病、脾胃病、肝胆病等均可加减用之。研发新药时，若为疟疾之寒热往来、休作有时而制，可加常山、草果、槟榔、桃仁以助截疟；若为黄疸而制，加茵陈、栀子清热利湿退黄；针对表邪未解者，加桂枝以助解表；气滞甚者，加枳实、香附以助行气。

3. 现代应用　常用于感冒、流行性感冒、小儿肺炎、疟疾、急性黄疸型肝炎、慢性肝炎、肝硬化、急慢性胆囊炎、胆结石、急性胰腺炎、胆汁反流性胃炎、胃溃疡、胸膜炎、急性化脓性中耳炎等证属邪踞少阳者。

4. 制剂研发　研制的新剂型有颗粒剂、冲剂、胶囊剂、口服液、散剂、片剂、丸剂（含浓缩丸）等。

5. 使用注意　因柴胡升散，姜、夏温燥，故阴虚血亏者慎用。

【附方】

| 方名 | 组成 | 功效 | 主治 |
|---|---|---|---|
| 感冒止咳颗粒（OTC中成药） | 小柴胡汤去人参、大枣、炙甘草，加青蒿、桔梗、金银花、连翘、苦杏仁、葛根、薄荷脑 | 清热解表止咳化痰 | 流行性感冒。发热，头痛鼻塞，咳嗽，咽喉肿痛，四肢倦怠等 |
| 小儿热速清颗粒（OTC中成药） | 柴胡、黄芩、板蓝根、葛根、金银花、水牛角、连翘、大黄 | 清热解毒泻火利咽 | 风热感冒。高热，头痛，咽喉肿痛，鼻塞流黄涕，咳嗽，大便干结 |
| 小儿退热口服液（OTC中成药） | 黄芩、柴胡、大青叶、连翘、金银花、板蓝根、重楼、栀子、淡竹叶、牡丹皮 | 疏风解表解毒利咽 | 风热感冒。发热恶风，头痛目赤，咽喉肿痛，痄腮，喉痹 |

【现代研究】

1. 药理研究　①调节免疫：可通过巨噬细胞发挥其免疫激活作用，促进乙型肝炎病毒e

抗体的产生，并对人体免疫缺陷病毒引起的细胞病变有抑制作用。②抗炎、抗过敏：通过抑制组织胺等炎症介质的产生而抑制炎症和过敏反应。③保肝：有清除自由基、稳定肝细胞膜系统、促进糖蛋白合成、增强肝细胞修复能力的功效。此外，本方尚有抗动脉硬化、降血脂、防治肝纤维化、抗肿瘤等作用。

2. 成分研究　通过对比本方超微饮片与常规饮片化学成分溶出量及溶出速度的变化，发现超微饮片的水溶性成分、总黄酮及黄芩苷溶出量均明显高于常规饮片，且总黄酮及黄芩苷的溶出速度加快。

【不良反应】临床应用有致药物性肝损伤、间质性肺炎、药物性膀胱炎的报道。

【研制方举例】少阳感冒冲剂　组成：柴胡、黄芩、半夏、干姜、生晒参、大枣、甘草、青蒿。功效：扶正解表，清热和中。主治：少阳感冒之寒热往来，口苦咽干，头晕目眩，不思饮食，心烦恶心等。

按：少阳感冒冲剂由小柴胡汤干姜易生姜加青蒿而成。青蒿芳香，为疏达清透伏热之要药，意在增强疏透清热之功；干姜易生姜，寓温中健脾之意，既兼顾脾失健运之不思饮食，又防寒凉药物败胃，是一首疏透清解与温中扶正结合的研制方。

# 大柴胡汤《金匮要略》

【组方】柴胡半斤（15g）　黄芩三两（9g）　芍药三两（9g）　半夏洗，半升（9g）生姜切，五两（15g）　枳实炙，四枚（9g）　大枣擘，十二枚（4枚）　大黄二两（6g）

【用法】上八味，以水一斗二升，煮取六升，去滓，再煎，温服一升，日三服。

【功效】和解少阳，内泻热结。

【主治】少阳阳明合病。往来寒热，胸胁苦满，呕不止，郁郁微烦，心下痞硬，或心下满痛，大便不解，舌苔黄，脉弦数有力。

【方解】本方主治少阳、阳明合病而以少阳为主之证。邪热仍在少阳，则往来寒热、胸胁苦满；邪热渐入阳明，里热渐重，已化热成实，形成热结，故心烦、心下痞硬，或心下满痛、大便不通；邪踞少阳，胆胃不和，加之腑气不畅，则呕不止。治宜和解少阳，内泻热结。方中柴胡与黄芩相伍，和解少阳；大黄与枳实相配，内泻阳明热结，行气消痞，为本方的主要药物。白芍柔肝缓急止痛，合大黄可治腹中实痛，合枳实可理气和血，除心下满痛；大剂生姜合半夏和胃降逆，以治呕逆不止；大枣益脾和中，防寒下伤中，并调和诸药，为本方辅佐药物。

配伍特点：集疏、清、通、降于一体，既和解少阳，又通泻阳明，但以治少阳为主。

【运用】

1. 辨证要点　本方为治少阳阳明合病的常用方。以往来寒热，胸胁苦满，心下满痛，呕吐，便秘，苔黄，脉弦数有力为辨证要点。

2. 新药研制提要　本方属和解与泻下并用之剂，其临床应用比较广泛，尤其在胆道疾患方面，疗效可靠。新药研制时，若为黄疸而设，加茵陈、栀子以清热利湿退黄；为胆石而设，加金钱草、海金沙、郁金、鸡内金以化石；针对腑气不畅，气滞致瘀而见脘胁痛剧，宜去大枣，加郁金、川楝子、延胡索以助行气活血止痛。

3. 现代应用　常用于急性胰腺炎、胆石症、急性胆囊炎、胆囊切除术后、慢性肺心衰、低热、多脏器功能失常综合征、急性扁桃体炎、急性或慢性阑尾炎、胃及十二指肠溃疡等证属少阳阳明合病者。

4. 制剂研发　研制的新剂型有颗粒剂，日本有浸膏及片剂。

5. 使用注意　阴虚血少者忌用本方。

【附方】

| 方名 | 组成 | 功效 | 主治 |
|---|---|---|---|
| 利胆片<br>（OTC 中成药） | 柴胡、大黄、黄芩、木香、茵陈、金钱草、金银花、大青叶、知母、白芍、芒硝 | 清热止痛 | 胆热气滞证。胁肋及脘腹部疼痛，按之痛剧，大便不通，小便短黄，身热头痛，呕吐不食等症 |
| 舒胆胶囊<br>（OTC 中成药） | 大柴胡汤加薄荷脑、金钱草、木香、延胡索、茵陈、栀子 | 疏肝利胆止痛<br>清热解毒排石 | 胆囊炎、胆管炎、胆道术后感染、胆道结石 |

【现代研究】**药理研究**　①利胆：能明显降低括约肌张力，降低胆石形成率，大剂量尚能增加胆汁分泌和胆汁酸含量。②抗菌、抗炎：对多种炎症模型都有明显抑制作用；对金黄色葡萄球菌等 10 种常见致病菌有较强的体内、体外抑菌作用。③保护胃黏膜：对胃黏膜损伤的保护作用优于西咪替丁，能抑制胃酸分泌过多及胃出血，有预防胃溃疡的作用。此外，本方还有降脂保肝作用。

【研制方举例】**胆石通胶囊**　组成：蒲公英、水线草、绵茵陈、广金钱草、溪黄草、枳壳、柴胡、大黄、黄芩、鹅胆干膏粉。功效：清热利湿，利胆排石。主治：肝胆湿热之胆石症、胆囊炎、胆道炎。症见右胁疼痛，痞渴呕恶，黄疸口苦。

按：胆石通胶囊系大柴胡汤加减而成。因所治病证湿热较重，蕴而成石，且兼黄疸，故去白芍、大枣等，配伍蒲公英、茵陈、金钱草、溪黄草清热利湿退黄，化石排石祛瘀；鹅胆粉、水线草清热利胆。诸药合用，是一首通腑清热与利湿退黄相结合的研制方。

## 蒿芩清胆汤《重订通俗伤寒论》

【组成】青蒿脑钱半至二钱（4.5～6g）　　淡竹茹三钱（9g）　　仙半夏钱半（4.5g）　　赤茯苓三钱（9g）　　青子芩钱半至三钱（4.5g～9g）　　生枳壳钱半（4.5g）　　陈广皮钱半（4.5g）　　碧玉散（滑石、甘草、青黛）包，三钱（9g）

【用法】原方未著用法（现代用法：水煎服）。

【功效】清胆利湿，和胃化痰。

【主治】少阳湿热证。寒热如疟，寒轻热重，口苦膈闷，吐酸苦水，或呕黄涎而黏，甚则干呕呃逆，胸胁胀痛，小便黄少，舌红苔黄腻，脉弦数或滑数。

【方解】本方所治为少阳胆热偏重，兼有痰湿内阻之证。湿热郁遏少阳，胆经郁热偏重，气机不畅，则寒热如疟、寒轻热重、口苦膈闷、胸胁胀痛；胆热犯胃，胃失和降，湿热痰浊上泛，故吐酸苦水、或呕黄涎而黏、甚则干呕呃逆、小便短少黄赤、舌红苔黄腻、脉弦数或滑数，俱为湿热之征。治宜清胆利湿，和胃化痰。方中青蒿苦寒芬芳，清透少阳邪热，兼可辟秽化湿；黄芩善清胆热，并兼燥湿，相伍则既清化少阳湿热，又透邪外达，共为君药。竹茹清胆胃之热，化痰止呕；半夏燥湿化痰，和胃降逆；滑石、赤茯苓清热利湿，导湿热下行，共为臣药。青黛助黄芩清肝胆之热；枳壳、陈皮行气消痞，为佐药。甘草调和诸药，为使药。诸药合用，"为和解胆经之良方也，凡胸痞作呕，寒热如疟者，投无不效"（《重订通俗伤寒论》）。

配伍特点：透、清、利三法并用，分消湿热；胆胃同治，清胆为主。

【运用】

1. 辨证要点　本方为治少阳湿热（痰热）证的常用方。以寒热如疟，热重寒轻，胸胁胀痛，吐酸苦水，舌红苔黄腻，脉弦数为辨证要点。

2. 新药研制提要　本方为清代名医俞根初根据岭南气候潮湿的特点所创制，是清胆利湿的常用方，新药研制时，可据湿与热的轻重而加减。若热甚者，加清热解毒黄连、栀子；湿重者，去青黛，加藿香、白蔻、薏苡仁、车前子等化湿浊，利小便。

3. 现代应用　常用于肠伤寒、急性胆囊炎、急性黄疸型肝炎、胆汁反流性胃炎、肾盂肾炎、疟疾、盆腔炎、钩端螺旋体病等证属少阳湿热者。

4. 使用注意　本方纯属祛邪之剂，体虚者不宜单独使用。

【现代研究】药理研究　①抗菌、抗炎、解热：对金黄色葡萄球菌、肺炎球菌、大肠埃希菌、绿脓假单胞菌及流感病毒均有抑制作用，并有较强的抗内毒素效应；对炎症及发热模型皆有明显而较持久的抑制作用。②利胆护胃：能增加胆汁流量，减轻胆道系统炎症，降低血清转氨酶、胆红素而具有保肝作用；抑制胃液胃酸分泌，促进胃排空，保护胃黏膜，其作用机制可能是通过增强胃黏膜屏障实现的。③提高免疫：本方能提高巨噬细胞吞噬能力，升高玫瑰花环形成率和胸腺指数，有促进特异性和非特异性免疫机能的作用。

## 3.2　调和肝脾

适应证　适用于肝脾不和之肝脾气郁及肝郁脾虚证。症见胸胁胀满，胁肋疼痛，不思饮食，嗳气吞酸，腹痛泄泻，月经不调等。

组方思路　本类方剂常由以下方面的药物构成：①疏肝理气药，如柴胡、枳实、木香等，针对肝脾气郁之病机。②益气健脾药，如白术、甘草之类，或针对脾胃气虚之病机，或实土以御木侮。③养血柔肝药，如白芍、当归、地黄等，以兼顾肝藏血，体阴而用阳的生理特点。④顾及兼夹证的药，如兼肝郁化热，选清热之黄芩、栀子等；兼血行不利，选活血之川芎、郁金等；兼水湿停滞，选化湿燥湿之藿香、砂仁、陈皮及渗湿之茯苓、泽泻等。

代表方　四逆散、逍遥散。

## 四逆散《伤寒论》

【组成】甘草炙　枳实破，水渍，炙干　柴胡　芍药各十分（各6g）

【用法】上四味，捣筛，白饮和服方寸匕（6g），日三服。

【功效】疏肝解郁，行气理脾。

【主治】肝脾气郁证。胁肋胀闷，脘腹疼痛，或手足不温，脉弦等。

【方解】仲景原治阳郁之"四逆"，现多用治肝脾气郁之胀痛。肝脾气机不畅，则胁肋胀闷、脘腹疼痛；气机阻滞不得疏泄，导致阳气内郁，不能达于四末，故手足不温。治宜疏肝理脾，调畅气机。方中柴胡入肝胆经，疏肝解郁，兼可升阳，为君药。枳实入脾胃经，理脾行气，以降气为长，为臣药。君臣相使，一升一降，肝脾共调。佐白芍益阴养血，柔肝缓急，与柴胡相伍，为调肝的常用药组。炙甘草健脾，并调和诸药，与白芍相配，是缓急止痛的常用药对，为佐使之用。原方用白饮（米汤）和服，亦取益气和中之意。

配伍特点：肝脾同治，气血并调，升降兼施。

【运用】

1. 辨证要点　本方为治肝脾气郁证的基础方。以胁肋、脘腹胀满疼痛，脉弦为辨证要点。

2. 新药研制提要　本方是疏肝理脾的基础方，后世调和肝脾之剂多以此方加减化裁。新药研发时，若为肝气郁滞甚者而制，加香附、青皮以理气解郁；为脾胃气滞重者而制，加木香、陈皮以理脾行气；肝郁易化热，可加栀子、黄芩以清肝热；气滞每致血瘀，可酌加川芎、延胡索行气活血。

3. 现代应用　常用于慢性肝炎、药物性肝损害、脂肪肝、胆囊炎、胆石症、胆道蛔虫症、肋间神经痛、功能性消化不良、胃溃疡、胃炎、胃肠神经官能症、乳腺增生、带状疱疹后遗神经痛等证属肝脾气郁者。

4. 制剂研发　研制的新剂型有袋泡剂、胶囊剂、浸膏剂等。

5. 使用注意　里热炽盛之热厥、真阳衰亡之寒厥忌用本方。

【附方】

| 方名 | 组成 | 功效 | 主治 |
|---|---|---|---|
| 柴胡疏肝散（《医学统旨》） | 四逆散枳壳易枳实，加陈皮、川芎、香附 | 疏肝行气活血止痛 | 肝气郁滞证。胁肋疼痛，胸闷喜太息，情志抑郁易怒，或嗳气，脘腹胀满，脉弦 |
| 舒肝和胃口服液（OTC中成药） | 四逆散去枳实，加香附、佛手、木香、郁金、白术、广藿香、陈皮、莱菔子、槟榔、乌药 | 舒肝解郁和胃止痛 | 肝胃气滞证。两肋胀满，食欲不振，嗳气呕吐，胃脘疼痛，大便不调 |
| 胃逆康胶囊（OTC中成药） | 四逆散加吴茱萸、黄连、陈皮、川楝子、半夏、莪术、瓦楞子、蒲公英 | 疏肝泄热和胃降逆制酸止痛 | 肝胃不和郁热证。胸脘胁痛，嗳气，呃逆，吐酸嘈杂，脘胀纳呆，口干口苦 |

【现代研究】

1. 药理研究　①调节心脑血管功能：能降低室性心律失常的发生率，增加脑血流量，改善脑缺血。②抗休克：可抑制弥散性血管内凝血的发生，能对抗失血性休克，延长胰岛素休克动物的存活时间。③抗病毒：能直接灭活病毒，抑制病毒繁殖并对病毒攻击细胞起保护作用；对诱生干扰素有促进作用，并有一定直接诱生干扰素的作用。此外，本方尚有抗炎、镇静镇痛、降低纤维蛋白原和血液黏稠度、解痉、抗溃疡、降脂保肝、抗缺氧、抗疲劳等作用，并能防止利多卡因中毒。

2. **成分研究** 本方水煎液中主要含柴胡皂苷、芍药苷、柚皮苷和甘草酸。以芍药苷为指标对本方药代动力学进行研究，结果发现，复方配伍后芍药苷的生物利用度显著降低。提示芍药苷可能不仅以原形药的形式发挥药理作用，还存在经肠道菌群和肝药酶作用后的活性代谢物；配伍组方后，其他化学成分促进了芍药苷的代谢转化。

【研制方举例】**气滞胃痛片** 组成：柴胡、炙延胡索、枳壳、炙香附、白芍、炙甘草。功效：疏肝理气，和胃止痛。主治：肝郁气滞之胸痞胀满，胃脘疼痛。

按：气滞胃痛片系四逆散枳壳易枳实加味而成。香附、延胡索功擅疏肝理气，活血止痛，配入四逆散则疏肝行气止痛增强，宜于肝郁气滞之胀满疼痛明显者。

## 逍遥散《太平惠民和剂局方》

【组成】甘草微炙赤，半两（15g） 当归去苗，锉，微炒 茯苓去皮，白者 白芍药 白术 柴胡去苗，各一两（各30g）

【用法】上为粗末，每服二钱（6g），水一大盏，烧生姜一块切破，薄荷少许，同煎至七分，去渣热服，不拘时候。

【功效】疏肝解郁，养血健脾。

【主治】肝郁血虚脾弱证。两胁作痛，头痛目眩，口燥咽干，神疲食少，或月经不调，乳房胀痛，脉弦而虚。

【方解】本证为肝郁气滞，血虚脾弱所致。肝主疏泄，为藏血之脏，性喜条达而恶抑郁；脾主运化，为气血生化之源。若情志不遂，肝失条达，肝郁气滞，则胁痛、乳胀、头痛；肝木侮土，脾失健运，营血生化不足，则目眩、口燥咽干、神疲食少，或月经不调；脉弦而虚是肝郁脾弱之象。治宜疏肝解郁，养血健脾。方中柴胡疏肝解郁，条达肝气，为君药。当归养血和血；白芍养血柔肝，共为臣药。白术、茯苓、炙甘草健脾益气；薄荷辛散达郁助柴胡疏肝；煨姜运脾和中协术、苓、草益脾，皆为佐药。炙甘草兼调药性，为使药。诸药合用，使肝郁得疏，血虚得补，脾运得健，则诸症自愈。

配伍特点：体用同治，肝脾并调，气血兼顾，但以疏肝行气为主。

【运用】

1. **辨证要点** 本方为疏肝养血的代表方，又是妇科调经的常用方。以两胁作痛，神疲食少，或月经不调，脉弦而虚为辨证要点。

2. **新药研制提要** 本方属调和肝脾，虚实兼顾之剂。新药研制时，可据其虚实、病位之偏重加减以切合病机。肝郁气滞甚者，去薄荷，加香附、郁金、陈皮以疏肝解郁；血虚甚者，加熟地、何首乌以养血补血；脾虚甚者，加党参以健脾益气。由于气郁易于化火或致瘀，故可加清热之丹皮、栀子及活血之益母草、川芎等。

3. **现代应用** 常用于慢性肝炎、肝硬化、胆石症、胃及十二指肠溃疡、慢性胃炎、胃肠神经官能症、经前期紧张症、更年期综合征、乳腺小叶增生、不孕症、痛经、闭经、黄褐斑、慢性疲劳综合征等证属肝郁血虚脾弱者。

4. 制剂研发　研制的新剂型有散剂、丸剂（含大蜜丸、水丸、浓缩丸）、软胶囊剂、口服液、颗粒剂、合剂等。

5. 使用注意　阴虚肝阳上亢者慎用。

【附方】

| 方名 | 组成 | 功效 | 主治 |
|------|------|------|------|
| 黑逍遥散<br>（《医略六书》） | 逍遥散加地黄 | 疏肝解郁<br>健脾养血 | 肝郁血虚证。经前腹痛，脉弦虚 |
| 加味逍遥口服液<br>（OTC 中成药） | 逍遥散去姜，加牡丹皮、栀子 | 舒肝清热<br>健脾养血 | 肝郁血虚证。两胁胀痛，头晕目眩，倦怠食少，月经不调，脐腹胀痛 |
| 妇科得生丸<br>（OTC 中成药） | 逍遥散去苓、术、姜、薄，加益母草、羌活、木香 | 解郁和肝<br>化瘀调经 | 肝气不舒，气滞血瘀证。胸满胁痛，经期不准，痛经，午后身热，倦怠等 |
| 舒肝颗粒<br>（OTC 中成药） | 逍遥散去姜，加香附、栀子、牡丹皮 | 舒肝理气<br>散郁调经 | 肝气不舒证。两胁疼痛，胸腹胀闷，月经不调，头痛目眩，心烦，口苦咽干及面部黧黑斑 |

【现代研究】药理研究　①镇静、镇痛：能增强硫喷妥钠、戊巴比妥钠等对小鼠的麻醉作用，延长其麻醉时间，增强麻醉效果，具有显著的镇静作用；能显著减少小鼠扭体次数，具有明显的镇痛作用。②抗惊厥、抗抑郁：对戊四氮所致小鼠惊厥有明显保护作用，能降低死亡率，减轻惊厥程度；其抗焦虑效果不及地西泮，其抗慢性抑郁的作用与丙咪嗪相似。③保肝：可使四氯化碳所致大鼠急性肝细胞变性、坏死减轻，使血清谷丙转氨酶活力明显下降。

【研制方举例】肝达康胶囊　组成：北柴胡、白芍、当归、白术、茯苓、茜草、鳖甲、湘曲、党参、白茅根、枳实、青皮、砂仁、地龙、甘草。功效：疏肝健脾，化瘀通络。主治：肝郁脾虚血瘀之慢性乙型肝炎。症见疲乏纳差，胁痛腹胀，大便溏薄，胁下痞块，舌色淡或黯有瘀点，脉弦缓或涩。

按：肝达康胶囊由逍遥散加味而成。该方主治肝郁脾虚，血虚兼瘀之痞块，故以逍遥散疏肝解郁，健脾养血；配伍鳖甲软坚散结；青皮、枳实助理气破结之功；地龙、茅根、茜草活血化瘀通络；党参、砂仁、湘曲协健运脾气之力。合而用之，是一首疏肝健脾并举，行气活血兼施的研制方。

# 3.3　调和肠胃

**适应证**　适用于胃肠寒热错杂证。症见心下但痞，满而不痛，或呕吐，肠鸣下利，舌苔腻而微黄等。

**配伍思路**　本类方剂可由以下两个方面的药物构成：①温中与清热药，如干姜、半夏与黄芩、黄连等，针对寒热互结之病机。②益气健脾药，如人参、大枣、甘草等，以复脾胃健运之功。

**代表方**　半夏泻心汤。

## 半夏泻心汤《伤寒论》

【组成】半夏洗, 半升 (12g)　黄芩　干姜　人参各三两 (各9g)　黄连一两 (3g)
大枣擘, 十二枚 (4枚)　甘草炙, 三两 (9g)

【用法】上七味, 以水一斗, 煮取六升, 去滓, 再煎, 取三升, 温服一升, 日三服。

【功效】平调寒热, 散结消痞。

【主治】寒热互结之痞证。心下痞, 但满而不痛, 或呕吐, 肠鸣下利, 舌苔腻而微黄。

【方解】此方原治小柴胡汤证误用泻下, 下伤中阳, 邪热乘虚内陷, 以致寒热互结中焦, 气机不畅, 升降失常, 故见心下痞满、呕吐、下利等症。治当调其寒热, 益气和胃, 散结除痞。方中半夏辛温, 散结消痞, 降逆止呕, 为君药。干姜辛热以温中祛寒; 黄芩、黄连苦寒以清热燥湿, 均为臣药。君臣相伍, 辛开苦降, 平调寒热。人参、大枣、炙甘草益气健脾, 为佐药。炙甘草兼调药性, 为使药。诸药合用, 寒热除, 升降复, 气机畅, 则痞满消。

配伍特点: 寒热互用以和阴阳, 辛开苦降以调气机, 补泻兼施以顾虚实。

【运用】

1. 辨证要点　本方是调和寒热、辛开苦降治法的代表方, 又为治寒热互结之痞证的常用方。以心下痞满, 呕吐泻利, 苔腻微黄为辨证要点。

2. 新药研制提要　本方消痞重在治本, 其行气之力较弱, 新药研制时, 可加枳实、厚朴以助行气消痞之功。

3. 现代应用　常用于急慢性胃肠炎、慢性结肠炎、慢性肝炎、早期肝硬化等证属寒热互结, 肠胃不和者。

4. 制剂研发　研制的新剂型有胶囊剂、颗粒剂。

5. 使用注意　因气滞或食积所致的心下痞满, 不宜使用。

【现代研究】药理研究　①保护胃黏膜: 可增强黏膜屏障, 促进受损黏膜再生修复。②抗缺氧: 可显著延长急性缺氧模型动物存活时间。此外, 还有抗菌、解热、镇痛、镇吐、止泻、减轻抗癌药物毒副作用等作用。

## 思考题

1. 小柴胡汤主治何病证? 方中为什么配伍人参、大枣、甘草?

2. 大柴胡汤由何方加减而成? 其功效、主治有何特点?

3. 四逆散为什么配伍养血之白芍?

4. 逍遥散的配伍有何特点?

5. 半夏泻心汤由何药组成? 其配伍有何特点?

6. 从和解剂的新药研制提要及研制方举例中, 你可以得到哪些启示?

# 4 清热剂

凡以清热药为主组成，具有清热、泻火、解毒、凉血及清虚热等作用，主治里热证的方剂，统称为清热剂。属于"八法"中的"清法"。

里热证究其致病原因，或六淫之邪，化热入里；或脏腑偏胜，五志化火；或阴液亏损，虚热内生。其病位有在气分、在血分、在脏腑之别；病性有实热、虚热之分；热势有温、热、火、毒之异。此外，夏暑为病，亦属温热范畴，故本章方剂分为清气分热、清热凉血、清热解毒、清脏腑热、清热祛暑、清虚热六类。

应用清热剂当注意以下事项：一是辨明里热证的部位，是在气在血，还是在脏在腑，以选择恰当的方剂。二是辨清里热证之虚实，若属气血亏损之虚热，误投本章方剂则危亡立至；屡用清热泻火剂而热仍不退者，当属王冰"寒之不寒，是无水也"之理，改用甘寒滋阴壮水之剂，待其阴复而虚热自退。三是清热剂用药多以寒凉为主，易伤脾胃，故脾胃素弱者宜配伍健脾和胃之品以顾护脾胃。四是热盛药病格拒，或凉药入口即吐者，可采用寒凉方中少佐温热药，或凉药热服法

## 4.1 清气分热

**适应证** 适用于热在气分证。症见壮热烦渴，汗出，脉洪大，或身热多汗，口干喜饮等。

**组方思路** 本类方剂常由以下四方面的药物构成：①清热泻火药，如石膏、知母、竹叶等，以"热者寒之"。②甘寒生津药，如芦根、麦冬之类，乃热易伤津之故。③护胃和中药，如甘草、粳米等，以防寒凉败胃。④顾及兼夹证的药，若热邪耗伤元气，可配人参以益气；热邪扰胃，胃气上逆，可伍半夏以降逆；夹湿邪者，宜遣苍术以化湿。

**代表方** 白虎汤、竹叶石膏汤。

### 白虎汤《伤寒论》

【组成】石膏碎，一斤（50g）　　知母六两（18g）　　甘草炙，二两（6g）　　粳米六合（9g）

【用法】上四味，以水一斗，煮米熟汤成，去滓，温服一升，日三服。

【功效】清热生津。

【主治】气分热盛证。壮热面赤，大汗出，烦渴喜冷饮，脉洪大有力。

【方解】白虎汤原治伤寒化热内传阳明之阳明经证，后世温病学家引此方治气分热盛证。邪热入里，里热炽盛，故壮热面赤；里热蒸腾，迫津外泄，则大汗出；热灼津伤，则烦渴喜冷饮；热盛于经，则脉洪大有力。是证无论伤寒、温病，皆为热盛津伤，故治宜清热生

津。方中石膏辛甘大寒，辛可解肌退热，寒能清热泻火，为君药。知母苦寒质润，寒可助石膏清泄肺胃之热，质润能滋阴润燥救已伤之阴津，为臣药。二药相须，为清气热的常用药对。粳米、炙甘草益气护中，防大寒伤中之弊；炙甘草兼调和诸药，为佐使药。四药配合，热清津复，渴止烦除。

配伍特点：清热生津，辛寒清热为主；泻火护胃，寒不伤中。

【运用】

1. 辨证要点　本方为治气分热盛证的基础方、代表方。以身大热，汗大出，口大渴，脉洪大的"四大证"为辨证要点。

2. 新药研制提要　本方属清热生津之剂，研发新药时，既可视卫气营血的传变规律加减，又可据热盛之部位、津伤之程度、病证的兼夹加味组方。如治卫气同病，加金银花、连翘等疏散清解；治气营同病，加玄参、板蓝根清营解毒；治肺热盛者，加黄芩、桔梗等清肺宣肺；治胃热盛者，加黄连、芦根清胃生津；针对夹湿而苔腻者，加苍术、藿香化湿和中。

3. 现代应用　常用于感染性疾病，如肺炎、流行性乙型脑炎、急性疱疹性口疮炎、牙龈炎，以及小儿夏季热、糖尿病、风湿性关节炎等证属气分热盛者。

4. 制剂研发　研制的新剂型有白虎合剂。

5. 使用注意　表证未解、脉浮细或沉、血虚发热、脉洪大重按无力及阴盛格阳的真寒假热者均非本方所宜。

【附方】

| 方名 | 组成 | 功效 | 主治 |
|---|---|---|---|
| 白虎加人参汤<br>（《伤寒论》） | 白虎汤加人参 | 清热、益气、生津 | 气分热盛，气津两伤证。白虎汤证见饮不解渴，或脉浮大而芤 |
| 白虎加苍术汤<br>（《类证活人书》） | 白虎汤加苍术 | 清热祛湿 | 湿温病热重于湿证。身热胸痞，汗多，舌红苔黄腻 |
| 清热解毒口服液<br>（OTC中成药） | 石膏、知母、金银花、玄参、地黄、连翘、栀子、甜地丁、黄芩、龙胆、板蓝根、麦冬 | 清热解毒 | 热毒壅盛证。发热面赤，烦躁口渴，咽喉肿痛 |
| 抗病毒口服液<br>（OTC中成药） | 石膏、知母、板蓝根、芦根、生地黄、郁金、石菖蒲、广藿香、连翘 | 清热祛湿凉血解毒 | 湿温病。发热，咽喉红肿疼痛，苔黄腻 |

【现代研究】

1. 药理研究　①解热：本方有良好的解热效果，其机制可能与知母中的芒果苷与石膏中的钙离子和微量物质有关。②调节免疫：能增强巨噬细胞吞噬功能，提高血清溶菌酶的含量，促进淋巴细胞转化，对再次免疫的抗体形成有促进作用。此外，尚有抑菌、抗炎、抗痛风、降血糖、降血脂等作用。

2. 成分研究　采用电感耦合高频等离子体原子发射光谱测定本方中各单味药及不同配伍条件下药液中钙离子溶出量。结果石膏与知母配伍可降低药液中钙离子溶出量，甘草为佐药则可抑制了部分知母对石膏中钙离子溶出的负面作用，加强君臣药的解热作用，说明中药配伍有其规律性和合理性。

## 竹叶石膏汤《伤寒论》

【组成】竹叶二把（6g） 石膏一斤（50g） 半夏洗，半升（9g） 麦门冬去心，一升（18g） 人参二两（6g） 甘草炙，二两（6g） 粳米半升（9g）

【用法】上七味，以水一斗，煮取六升，去滓，内粳米，煮米熟，汤成去米，温服一升，日三服。

【功效】清热生津，益气和胃。

【主治】伤寒、温病、暑病之余热未清，气津两伤证。身热多汗，心烦，口干喜饮，干呕，舌红苔少，脉虚数。

【方解】本方治证由热病后期，余热未清，气津两伤，胃气上逆所致。热病后期，余热留恋气分，故身热多汗、脉数；余热内扰，气虚津伤，故心烦、口干喜饮、气短神疲、舌红少苔、脉虚；胃失和降，则干呕。此时单清热则气津难复，只补虚则余邪留恋，唯有清补并行，方可两全。方用石膏、竹叶清透气分余热而除烦，为君药。人参、麦冬补气养阴，为臣药。佐以半夏和胃降逆；粳米、炙甘草益气生津。甘草兼调药性，为使药。

配伍特点：清补并行，邪正兼顾，清而不寒，补而不滞。与白虎汤相比，正如《医宗金鉴》所谓："以大寒之剂，易为清补之方。"

【运用】

1. 辨证要点 本方为治热病后期，余热未清，气阴两伤的常用方。以身热多汗，干呕，口干喜饮，舌红苔少，脉虚数为辨证要点。

2. 新药研制提要 本方为清补之剂，新药研发时，可据热与虚的偏颇加减，以达祛邪扶正之目的。如针对热盛者，去半夏之温燥，重用石膏，加金银花、连翘、青蒿以加强清热透邪之力；治肺热夹痰而咳嗽痰黄者，加黄芩、鱼腥草、竹茹等以清肺化痰；针对阴伤重者，加沙参、芦根、天花粉等以养阴生津。

3. 现代应用 常用于热病后期、夏季热、中暑等证属余热未清、气津两伤者；亦用于糖尿病属胃热津伤者。

4. 使用注意 本方清凉质润，内有痰湿，或热邪较盛等均应慎用。

# 4.2 清营凉血

**适应证** 适用于热邪初入营分或热入血分证。前者症见身热夜甚，心烦少寐，时有谵语，斑疹隐隐等；后者见身热烦躁，神昏谵语，斑色紫黑，吐衄出血，舌绛起刺等。

**组方思路** 本类方剂常由以下四类药物构成：①清热凉血药，如水牛角、生地等，消除病因，挫其热势。②滋阴养血药，如生地黄、玄参、麦冬等，针对热入营血，必耗液伤阴之病变。③顾及病势特点的药，如热由气传营，伍辛凉透散药，如银花、连翘、竹叶之类，引初入营分之热转出气分而解；热入营血，热易与血结而致瘀，配活血散瘀药，如丹皮、赤芍之类，以防治瘀滞之患。

**代表方** 清营汤、犀角地黄汤。

## 清营汤《温病条辨》

【组成】水牛角镑片先煎，三钱（30g）　生地黄五钱（15g）　玄参三钱（9g）　竹叶心一钱（3g）　麦冬三钱（9g）　丹参二钱（6g）　黄连一钱五分（5g）　银花三钱（9g）　连翘连心用，二钱（6g）

【用法】水八杯，煮取三杯，日三服。

【功效】清营解毒，透热养阴。

【主治】热入营分证。身热夜甚，心烦少寐，时有谵语，口渴或不渴，斑疹隐隐，脉细数，舌绛而干。

【方解】本方治证由热邪初入营分所致。邪热内传营阴，故身热夜甚；热扰心神，故神烦少寐、时有谵语；邪热灼伤津液，则口渴；若邪热蒸腾营阴上承，则口反不渴；热伤血络，血溢脉外，则斑疹隐隐；舌绛而干，脉细数为营热阴伤之征。治当清营解毒，透热养阴。方中水牛角清解营分之热毒，为君药。生地黄、玄参、麦冬清热凉血，滋阴生津，既助君药清营热，又补充受损之阴，为臣药。银花、连翘、竹叶轻清疏透，清热解毒，此乃叶天士之"入营犹可透热转气"之意；黄连清心泻火；丹参清热凉血，并能活血散瘀，同为佐药。

配伍特点：一是清营养阴，邪正兼顾，清营为主；二是气营同治，透热转气。

【运用】

1. 辨证要点　本方为治热邪初入营分证的代表方、常用方。以身热夜甚，心烦少寐，斑疹隐隐，舌绛而干，脉细数为辨证要点。

2. 新药研制提要　营分介于气分与血分之间，新药研发时，可据热入气、营、血之侧重而调整药量或加味药物。针对气热偏盛而发热重者，加石膏、知母以清解气热；针对营分热盛而发热夜甚者，重用水牛角、生地黄、玄参，或加大青叶、板蓝根以助清营解毒之力；针对血热明显而皮肤斑疹紫黯，加丹皮、紫草、黄芩等凉血解毒。

3. 现代应用　常用于肺炎、流行性乙型脑炎、流行性脑脊髓膜炎、败血症、肠伤寒、药物性皮炎、过敏性紫癜、猩红热等证属热入营分者。

4. 制剂研发　研制的新剂型有清营颗粒剂。

5. 使用注意　邪未入营分者不宜早用，以免引邪深入；夹湿邪者慎用本方，以防滋腻助湿而留邪。

【现代研究】药理研究　①解热：对多种致热模型有明显降温退热作用。②抑菌：对金黄色葡萄球菌、白色葡萄球菌、甲型链球菌、乙型链球菌等致病菌有一定的抑制作用。③抗感染、促免疫：本方能明显缩短烧伤小鼠创面水肿消退时间和脱痂愈合的时间，降低创面毛细血管通透性；提高巨噬细胞吞噬功能和淋巴细胞的增殖活性，降低白细胞介素1水平。此外，尚有抗病毒、抗炎、改变血液流变性及溶栓等作用。

【研制方举例】清热解毒颗粒　组成：石膏、知母、黄连、水牛角、玄参、金银花、地黄、大青叶、连翘。功效：清热解毒，养阴生津。主治：风热之感冒、痄腮。症见发热面赤，咽喉红肿疼痛，口渴，心烦等。

按：清热解毒颗粒由清营汤合白虎汤加减而成。本方治证为风热之邪传入气分，波及营分，故以石膏、知母、黄连、大青叶、金银花、连翘清气解毒；水牛角、玄参、地黄清营养阴。其中银、翘尚能透热外达，大青叶、玄参尚能利咽消肿。全方甘寒清润，气营同治，治气热为主。

## 犀角地黄汤《备急千金要方》

【组成】水牛角镑片先煎，三线（30g）　生地黄八两（24g）　芍药三两（12g）　牡丹皮二两（9g）

【用法】上药四味，㕮咀，以水九升，煮取三升，分三服。

【功效】清热解毒，凉血散瘀。

【主治】热入血分证。身热谵语，斑色紫黑，吐血，衄血，便血，尿血等，舌红绛或舌绛起刺，脉细数。

【方解】本证乃热毒深入血分所致。邪热入血，扰乱心神，则身热、谵语；热迫血妄行，致血溢脉外，则上见吐血、衄血，下见便血、尿血，外见斑色紫黑；舌红绛或舌绛起刺，脉细数是血分热炽，耗伤阴血之征。治当清热解毒，凉血散瘀。方中水牛角清心解毒，凉血化斑，为君药。生地助君药清热凉血，并滋阴生津以复已失之阴血，为臣药。赤芍、牡丹皮清热凉血，活血散瘀，为佐药。四药伍用，体现了叶天士"入血就恐耗血动血，直须凉血散血"之旨。

配伍特点：解毒之中寓以养阴，凉血之中寓以散瘀。

【运用】

1. 辨证要点　本方为治热入血分证的代表方、基础方。以各种失血，斑色紫黑，身热，舌绛为辨证要点。

2. 新药研制提要　本方以治疗各种出血症为特点，新药研发时，可加清肝凉血止血药，如青黛、紫草、白茅根、侧柏叶、茜根等以标本同治。

3. 现代应用　常用于流行性出血热、重症肝炎、肝昏迷、尿毒症、过敏性紫癜、银屑病、急性白血病、败血症、流行性脑脊髓膜炎等证属血分热盛者。

4. 使用注意　本方寒凉清滋，对于阳虚失血、脾胃虚弱者忌用。

【现代研究】药理研究　①解热：对发热模型予本方后，可使体温明显下降，但起效缓慢。②促凝血：对凝血障碍患者血浆凝血酶时间、血浆凝血酶原时间、部分活化凝血活酶时间有延长作用。③抗过敏：对迟发型变态反应性皮炎模型具有明显的抑制作用。此外，尚有增强免疫及改善血液流变性等作用。

【研制方举例】血美安胶囊　组成：猪蹄甲、地黄、赤芍、牡丹皮。功效：清热养阴，凉血活血。主治：血热阴伤之紫癜、齿衄、月经过多等出血症。

按：血美安胶囊系犀角地黄汤猪蹄甲易水牛角而成。猪蹄甲凉血解毒逊于水牛角，而滋阴养血之功较著，与地黄、赤芍、牡丹皮伍用，则滋阴养血之功优于原方，对血热而阴伤较甚之出血尤宜。

## 4.3 清热解毒

**适应证** 适用于火毒炽盛证。症见大热烦躁，吐衄发斑，口舌生疮，便秘溲赤，或外科疮痈疔疖等。

**组方思路** 本类方剂常由以下三方面的药物构成：①清热解毒药，如黄芩、黄连、黄柏、连翘、金银花等，苦寒直折，消除病因。②导热外出药，如疏散之防风、白芷，清热利尿之栀子、车前子，泻下之大黄、芒硝等，或使热从表外达，或使热从二便而走。③活血化瘀药，如乳香、没药、穿山甲等，乃热毒每搏击气血，致局部红肿疼痛之故。

**代表方** 黄连解毒汤、凉膈散、仙方活命饮。

### 黄连解毒汤《肘后备急方》

【组成】黄连三两 (9g)　黄芩　黄柏各二两 (各6g)　栀子擘，十四枚 (9g)

【用法】上四味切，以水六升，煮取二升，分二服。

【功效】泻火解毒。

【主治】三焦火毒证。大热烦躁，谵语不眠，口燥咽干；或热病吐血、衄血、发斑；或身热下利，或外科痈疡疔毒，小便黄赤，舌红苔黄，脉数有力。

【方解】本证乃火毒充斥三焦所致。火热毒盛，上扰心神，则烦躁、谵语等；灼伤血络，则吐衄、发斑；伤津耗液，则口燥咽干；下迫大肠，则身热下利；蕴于肌腠，则发为痈肿疔毒。治当清热泻火解毒。方以黄连清泻心火，兼泻中焦之火，为君药。黄芩清上焦之火，黄柏泻下焦之火，为臣药。栀子清泻三焦之火，且导热从小便而出，为佐药。四药合用，使三焦之火邪去而热毒解。

配伍特点：苦寒直折，兼顾三焦，为针对病因施治的范例。

【运用】

1. 辨证要点　本方为治三焦热毒证的基础方。以大热烦躁，口燥咽干，舌红苔黄，脉数有力为辨证要点。

2. 新药研制提要　本方属泻火解毒之剂，各部位之热毒皆可应用。新药研发时，若为肺胃热盛之咽痛、口燥咽干而制，可加石膏、鱼腥草等以清泻肺胃邪热；为痈疡疔毒而制，加连翘、银花、蒲公英、赤芍、丹皮等以解毒凉血消痈。

3. 现代应用　常用于败血症、脓毒血症、急性细菌性痢疾、肺炎、急性泌尿系感染，以及其他感染性炎症等证属热毒者。

4. 制剂研发　研制的新剂型有丸剂、胶囊剂、片剂。

5. 使用注意　本方用药皆为苦寒之品，易伤脾胃，故不宜久服或过量服。

【附方】

| 方名 | 组成 | 功效 | 主治 |
|------|------|------|------|
| 金花消痤丸<br>（OTC中成药） | 黄连解毒汤加金银花、大黄、薄荷、桔梗、芒硝、甘草 | 清热泻火<br>解毒消肿 | 肺胃热盛证。痤疮，口舌生疮，牙痛，咽痛，目赤，便秘，尿黄 |
| 桂林西瓜霜<br>（OTC中成药） | 黄连解毒汤去栀子，加西瓜霜、硼砂、山豆根、射干、浙贝母、青黛、冰片、大黄、黄芩、桔梗、甘草、无花果 | 清热解毒<br>消肿止痛 | 肺胃热盛证。咽喉肿痛，喉核肿大，口舌生疮，牙龈肿痛 |
| 一清胶囊<br>（OTC中成药） | 黄连、大黄、黄芩 | 清热解毒<br>凉血止血 | 火毒血热证。身热烦躁，目赤口疮，咽喉，牙龈肿痛，大便秘结及各种出血 |

【现代研究】

1. 药理研究 ①解热：对发热模型予本方后，有明显持续的降低体温作用，但起效缓慢。②抗炎：能明显降低毛细血管通透性，显著抑制耳郭水肿。③抗溃疡：对应激性溃疡模型有明显的抑制作用，对烧灼性溃疡模型有显著的促愈作用。④止泻：本方可抑制肠蠕动，达到止泻作用。此外，尚有抗菌、抗内毒素、镇痛、降血糖、降血脂、降血压及保肝等作用。

2. 成分研究 栀子苷、黄芩苷、汉黄芩苷、黄芩素和汉黄芩素是本方发挥其药效的主要活性成分。

【研制方举例】芩连片 组成：黄芩、连翘、黄连、黄柏、赤芍、甘草。功效：清热解毒，消肿止痛。主治：脏腑蕴热之头痛目赤，口鼻生疮；或疮疖肿痛；或湿热带下，色黄稠；或热痢腹痛。

按：芩连片由黄连解毒汤去栀子，加连翘、赤芍、甘草而成。该方主治脏腑蕴热证，故以三黄清上、中、下三焦之火，兼顾诸脏；连翘既助清热，又透热外出；赤芍清热凉血，活血止痛，既兼顾热邪搏击气血之肿痛，又寓凉而不遏之意；甘草调和药性。诸药相配，共呈清热解毒，凉血止痛之功。

## 凉膈散《太平惠民和剂局方》

【组成】川大黄 朴硝 甘草燴,各二十两（各600g） 山栀子仁 薄荷去梗 黄芩各十两（各300g） 连翘二斤半（1250g）

【用法】上药为粗末，每服二钱（6g），水一盏，入竹叶七片，蜜少许，煎至七分，去滓，食后温服。小儿可服半钱，更随岁数加减服之。得利下，住服。

【功效】泻火通便，清上泄下。

【主治】上中二焦火热证。胸膈烦热，面赤唇焦，烦躁口渴，口舌生疮，或咽痛吐衄，便秘溲赤，舌红苔黄，脉滑数。

【方解】本方治证由上中二焦火热壅聚胸膈所致。上焦热炽，热伤津液，则口渴、咽燥、唇焦；火性上炎，则面红目赤、口舌生疮、咽痛吐衄；中焦燥热内结，故便秘溲赤。治宜清上泻下以分消膈热。方中重用连翘清热解毒，透散上焦之热，为君药。黄芩清在上之胸膈郁热；山栀通泻三焦郁热，且利小便以引火下行；大黄、芒硝泻火通便，以荡涤中焦燥热内结，同为臣药。薄荷清头目，利咽喉；竹叶清透上焦邪热，均为佐药。甘草、白蜜，既能缓和硝、黄峻泻之力，又能生津润燥，调和诸药，为使药。全方配伍，共奏泻火清上，通便泄下之功。

配伍特点：清上与泻下并行，寓"以泻代清"、"上病下取"之意。

【运用】

1. 辨证要点　本方为治上中二焦火热证的常用方。以胸膈烦热，面赤唇焦，烦躁口渴，舌红苔黄，脉数为辨证要点。

2. 新药研制提要　可视其病位之侧重加味以构思新方。如针对肺胃热盛之烦热口渴，合白虎汤以泻火生津；心经热盛之口舌生疮，加黄连以清心泻火；热壅咽喉之咽痛甚，加金银花、牛黄、射干、山豆根等以解毒利咽。

3. 现代应用　常用于咽炎、口腔炎、急性扁桃体炎、胆道感染、急性黄疸型肝炎等证属上中二焦火热者。

4. 制剂研发　研制的新剂型有合剂、片剂。

【附方】

| 方名 | 组成 | 功效 | 主治 |
|------|------|------|------|
| 防风通圣散<br>（《宣明论方》） | 防风、连翘、薄荷、川芎、当归、白芍、麻黄　大黄、芒硝、桔梗、石膏、黄芩、滑石、甘草、荆芥穗、栀子、白术 | 疏风解表<br>清热通便 | 风热壅盛，表里俱实证。憎寒壮热无汗，头痛咽干，小便短赤，大便秘结；并治疮疡肿毒 |
| 上清丸<br>（OTC中成药） | 大黄、黄芩、连翘、菊花、白芷、黄柏、栀子、荆芥、防风、薄荷、川芎、桔梗 | 清热散风<br>解毒通便 | 风热壅盛证。头晕耳鸣，目赤，口舌生疮，牙龈肿痛，大便秘结 |

【现代研究】药理研究　①抗凝：对内毒素引起的肠系膜微循环障碍有明显的改善作用，对血液高凝、高聚、高黏状态均有不同程度的改善作用。②解热：对家兔内毒素温病模型有解热作用，其解热机理可能与减少肿瘤坏死因子产生及抑制中枢性发热介质前列腺素 E 和环磷酸腺苷的合成释放，继而影响丘脑下部体温调节中枢有关。③抗炎：可抑制各种炎症细胞因子的产生，其机理可能与抗内毒素损伤，抑制核转录因子 NF-kB 的活性有关。

【研制方举例】麝香牛黄丸　组成：大黄、芒硝、甘草、栀子、薄荷、黄芩、连翘、金银花、黄连、黄柏、牛黄、石膏、麝香、麦冬、当归、赤芍、防风、钩藤、桔梗等。功效：清热解毒。主治：热毒内盛之风火牙痛，头晕目赤，大便秘结等。

按：麝香牛黄丸系凉膈散合黄连解毒汤加减而成。对热毒内盛证，除用本方清上泻下，分消邪热及黄连解毒汤泻火解毒外，再加银花、牛黄、石膏等助泻火解毒之力；配麝香、赤芍活血消肿止痛；伍银花、钩藤、防风清热透邪；遣麦冬、当归养阴补血，顾及热邪伤阴。

## 仙方活命饮《校注妇人良方》

【组成】白芷六分 (3g)　　贝母　防风　赤芍药　当归尾　甘草节　皂角刺炒　穿山甲炙　天花粉　乳香　没药各一钱 (各6g)　　金银花　陈皮各三钱 (各9g)

【用法】上用酒一大碗，煎五七沸服。

【功效】清热解毒，消肿溃坚，活血止痛。

【主治】痈疡肿毒初起。红肿热痛，或身热凛寒，苔薄白或黄，脉数有力。

【方解】疮疡肿毒多为热毒壅聚，气滞血瘀痰结而成。热壅于肌肤，气血津滞而不畅，聚而成形，见局部红肿热痛；正邪俱盛，交争于表，故身热凛寒；苔薄白或黄，脉数而有力是热毒之征。阳证痈疮初起，治宜清热解毒为主，配合疏散、理气、活血、祛痰以消肿散结。方中重用"疮疡圣药"金银花为君药，清热解毒疗疮。当归尾、赤芍、乳香、没药凉血活血，散瘀止痛；陈皮理气行滞，使气行血行，肿结自消，共为臣药。白芷、防风辛散透热；贝母、花粉清热化痰，散结消肿；穿山甲、皂刺通络溃坚，同为佐药。甘草既清热解毒，并调和诸药；煎药加酒，借其通行周身，助药力直达病所，为使药。合而用之，使热毒清，瘀滞行，肿消痛止，则疮疡悉除。

配伍特点：清疏并用，清热解毒为主；气血津同治，凉血活血为要。

【运用】

1. 辨证要点　罗美誉本方为"此疡门开手攻毒之第一方也"（《古今名医方论》），故是治疗热毒痈疡肿毒的常用方，凡痈肿初起属于阳证者均可运用。以局部红肿热痛，苔薄黄，脉数有力为辨证要点。

2. 新药研制提要　本方为热毒疮疡而设，但清热解毒之力略逊。研制新药时，宜加连翘、蒲公英、紫花地丁、丹皮等清热凉血疗疮之品，以增强疗效。

3. 现代应用　常用于化脓性炎症，如蜂窝织炎、深部脓肿、化脓性扁桃体炎、乳腺炎、脓疱疮、疖等证属热毒壅聚者。

4. 使用注意　阳证痈疡初起，脓未成或脓成未溃者均可使用，若脓成已溃则禁用；阴证疮疡亦忌用。

【附方】

| 方名 | 组成 | 功效 | 主治 |
|---|---|---|---|
| 五味消毒饮<br>（《医宗金鉴》） | 金银花、野菊花、蒲公英、紫花地丁、紫背天葵子 | 清热解毒<br>消散疔疮 | 火毒结聚之疔疮。发热恶寒，疮形如粟，坚硬根深，状如铁钉，以及痈疡疖肿，红肿热痛，舌红苔黄，脉数 |
| 如意金黄散<br>（《外科正宗》） | 姜黄、大黄、黄柏、苍术、厚朴、陈皮、甘草、生天南星、白芷、天花粉 | 清热解毒<br>消肿止痛 | 热毒瘀滞肌肤之疮疡肿痛，丹毒流注，肌肤红、肿、热、痛。亦用于跌打损伤 |

【现代研究】药理研究　①抗炎、解热：对炎症及发热模型均有明显抑制作用，能显著降低毛细血管的通透性，减少炎性渗出，促进炎灶的分解、吸收。②抑菌：对粪肠球菌、金

黄色葡萄球菌生长有一定抑制作用。③增强免疫：可明显提高巨噬细胞吞噬功能和血清 γ －球蛋白含量。

【研制方举例】**妇康口服液** 组成：忍冬藤、鳖甲、连翘、草红藤、蒲公英、紫花地丁、大青叶、升麻、蒲黄、椿根皮、茵陈、海金沙。功效：清热利湿，活血止痛。主治：湿热蕴结之带下量多色黄，腰腹疼痛，苔黄等。

按：妇康口服液由五味消毒饮之金银花易银花藤，去野菊花、天葵子，加连翘、椿根皮等而成。湿热蕴结，下注前阴则带下量多色黄；郁遏气血则腰腹疼痛。方以连翘、红藤、蒲公英、紫花地丁、大青叶清热解毒；银花藤清热通络，并兼止痛；茵陈、海金沙清热利湿；椿根皮收涩止带；升麻胜湿升阳以止带；蒲黄活血止痛；鳖甲养阴，防渗利之品伤阴。合用则令湿热去，血行畅，带下疼痛俱除，是一首清热、利湿、活血相结合的研制方。

# 4.4 清脏腑热

**适应证** 适用于邪热偏盛于某一脏腑所致的火热证。如心经有热，则心胸烦热、口渴面赤、口舌生疮；肺中有热，则咳嗽气喘、咯痰色黄、舌红苔黄；肝胆实火，则胁肋胀痛、头痛目赤、急躁易怒；热在脾胃，则牙痛龈肿、口气热臭、烦热易饥；热在肠腑，则下痢赤白、泻下臭秽、肛门灼热等。

**组方思路** 本类方剂常由以下四方面的药物构成：①针对性的清热药，如心经热盛，遣黄连、栀子、竹叶、木通等以清心泻火；热壅于肺，遣黄芩、石膏、知母等以清肺泄热；肝胆实火，遣龙胆草、夏枯草、青黛等清肝泻火；热蕴脾胃，遣石膏、黄连等以清胃泻热；热在肠腑，遣白头翁、黄连、黄柏等以清肠解毒。②养阴生津药，如生地、麦冬、石斛等，以顾及热邪易于伤阴之病变。③调理脏腑功能药，如心热宜配安神之品；肺热宜配宣降肺气之品；肝热宜配疏肝行气药；肠热之痢疾宜配行气活血药。④引热外出药，如配木通、车前子等利尿以导热；配大黄、芒硝等通腑以泻热；配升麻、防风等辛散以透热。

**代表方** 导赤散、泻白散、龙胆泻肝汤、清胃散、葛根黄芩黄连汤、白头翁汤、芍药汤。

## 导赤散《小儿药证直诀》

【组成】生地黄 木通 生甘草梢各等分（各6g）

【用法】上药为末，每服三钱（9g），水一盏，入竹叶同煎至五分，食后温服。

【功效】清心利水养阴。

【主治】心经火热证。心胸烦热，口渴面赤，意欲冷饮，口舌生疮；或心热移于小肠，小便赤涩刺痛，舌红，脉数。

【方解】本方治证乃心经与小肠有热所致。心火循经上炎，则心胸烦热、面赤、口舌生疮；火热灼津，故口渴、意欲饮冷；心与小肠相表里，心热下移小肠，泌别失职，则小便赤涩刺痛。治宜清心利水与养阴兼顾。方中生地甘寒而润，入心肾经，清热以制心火，滋阴以顾阴伤；木通苦寒，入心与小肠经，上清心经之热，下则利水通淋，共为君药。竹叶清心除烦，淡渗利窍，为臣药。生甘草梢清热解毒，直达茎中而止淋痛，并能调和诸药，尚可防木通、生地之寒凉伤胃，为佐使。

配伍特点：清心与利水同用，利水与滋阴兼顾，使滋阴而不恋邪，利水而不伤阴。

【运用】

1. 辨证要点　本方为治心经火热证的基础方。以心胸烦热，口渴，口舌生疮或小便赤涩，舌红，脉数为辨证要点。

2. 新药研制提要　本方属清心利水之基础方。研发新药时，若为心火较盛而制，加黄连助清心泻火；为热扰心神之失眠而制，加黄连、丹参、珍珠母、龙骨清心安神；为心热移于小肠之小便不利而制，加车前子、茯苓协清热利水之功。

3. 现代应用　常用于口腔炎、鹅口疮、疱疹性咽峡炎、小儿夜啼、小儿手足口病、小儿神经性尿频、病毒性心肌炎、慢性前列腺炎、急性泌尿系感染、产后尿潴留、痤疮、带状疱疹等证属心经火热或心热移于小肠者。

4. 使用注意　方中木通苦寒，生地阴柔寒凉，故脾胃虚弱者慎用。

【研制方举例】小儿导赤片　组成：大黄、地黄、茯苓、甘草、木通、滑石、栀子。功效：清热利便。主治：胃肠积热之口舌生疮，咽喉肿痛，牙根出血，腮颊肿痛，暴发火眼，大便不利，小便赤黄。

按：导赤片是导赤散去竹叶，加茯苓、大黄、栀子、滑石组成。该方主治胃肠积热证，故以大黄、栀子清热解毒，通腑利湿；茯苓、木通、滑石助清热利水通淋之功；地黄凉血滋阴，顾及热邪伤阴；甘草和中护胃。本方清利与清泻合用，旨在导热下行，使胃肠积热渐去。

## 泻白散《小儿药证直诀》

【组成】地骨皮　桑白皮炒，各一两（各30g）　甘草炙，一钱（3g）

【用法】上药锉散，入粳米一撮，水二小盏，煎七分，食前服。

【功效】清泻肺热，止咳平喘。

【主治】肺热咳喘证。咳嗽气喘，皮肤蒸热，日晡尤甚，舌红苔黄，脉细数。

【方解】本方主治肺有伏火，肺失清肃之证。肺主气，宜清肃下降。伏火蕴肺，则气逆不降而为咳喘；肺合皮毛，肺热外蒸于皮毛，故皮肤蒸热，此热不属于外感，乃伏热渐伤阴分所致，故热以午后为甚；舌红苔黄，脉象细数是热邪渐伤阴分之象。治宜清泻肺热，止咳平喘。方中桑白皮甘寒性降，清泻肺热，止咳平喘，为君药。地骨皮甘寒入肺，可助君药清降肺中伏火，为臣药。君臣相合，清肺热，降肺气，相辅相成。炙甘草、粳米养胃和中以扶肺气，共为佐使。四药合用，共成清伏火，平喘咳之功。

配伍特点：清中有润，以清为主；泻中有补，祛邪为主；肺脾同治，肃肺为主。

【运用】

1. **辨证要点** 本方为治肺热咳喘的基础方。以咳喘，舌红苔黄，脉细数为辨证要点。

2. **新药研制提要** 本方药性平和，其清肺化痰、止咳平喘之功皆不强，故新药研制中，若为热盛夹痰，咳喘痰黄者而设，可酌加清肺之黄芩、知母，清热化痰之瓜蒌、贝母，止咳平喘之杏仁、桔梗等。

3. **现代应用** 常用于小儿麻疹初期、上呼吸道感染、支气管炎、肺炎、低热、痤疮等证属肺中伏火者。

4. **使用注意** 本方用药清润，风寒咳嗽或肺虚喘咳者不宜使用；咳喘痰多者亦不宜使用。

【研制方举例】 **小儿甘麻颗粒** 组成：桑白皮、地骨皮、甘草、黄芩、苦杏仁、麻黄、石膏、紫苏子。功效：清肺祛痰，平喘止咳。主治：肺热夹痰之喘咳，痰黄，咽喉肿痛，舌红苔黄等；以及小儿肺炎，咽喉炎见上述证候者。

按：小儿甘麻颗粒系泻白散与麻杏石甘汤合方加减而成。该方主治肺热夹痰之喘咳，故以泻白散、麻杏石甘汤清泻肺热，平喘止咳；加黄芩则清肺之力增；遣苏子则降气化痰，止咳平喘之功著。合用则肺热清，痰浊除，喘咳、痰黄、咽痛等症渐愈。

## 龙胆泻肝汤《医方集解》

【组成】 龙胆草酒炒（6g） 黄芩炒（9g） 栀子酒炒（9g） 泽泻（12g） 木通（6g） 当归酒炒（3g） 生地黄酒炒（9g） 柴胡（6g） 生甘草（6g） 车前子（9g）（原书无用量）

【用法】 水煎服。

【功效】 清泻肝胆实火，清利下焦湿热。

【主治】

1. **肝胆实火上炎证。** 头痛目赤，胁痛，口苦，耳聋，耳肿等，舌红苔黄，脉弦数有力。

2. **肝胆湿热下注证。** 阴肿，阴痒，阴汗，小便淋浊，或妇女带下黄臭等，舌红，苔黄腻，脉弦数有力。

【方解】 本方证是由肝胆实火上炎或肝胆湿热下注所致。肝胆之火循经上炎，则头痛目赤、耳肿，或听力失聪；肝火内郁，气机不畅则两胁作痛；湿热循经下注则为阴痒、阴肿、阴汗、小便淋浊，或妇女带下黄臭；口苦，舌红苔黄或黄腻，脉弦数有力皆为火盛及湿热之征。治宜清泻肝胆实火，清利下焦湿热。方中龙胆草大苦大寒，既能泻肝胆实火，又能利肝胆湿热，泻火除湿，两擅其功，切中病机，故为君药。黄芩、栀子泻火清热，兼能燥湿，与胆草相伍，泻火之力益著，为臣药。泽泻、木通、车前子渗利湿热，与胆草相配，除湿之功益彰；当归、生地滋阴养血，同为佐药。柴胡疏畅肝胆之气，并引诸药入肝胆之经；甘草护胃安中，调和药性，为佐使药。十药伍用，使火降热清，湿浊得利，循经所发诸症乃可相应而解。

配伍特点：泻中有补，利中有滋，降中寓升，祛邪而不伤正，泻火而不伐胃。

【运用】

1. 辨证要点 本方为治肝胆实火上炎，肝经湿热下注证的常用方。以口苦尿赤，舌红苔黄或黄腻，脉弦数有力为辨证要点。

2. 新药研制提要 本方属泻肝良方。新药研制时，可据湿与热的偏盛调配。若实火较盛，可去泽泻、车前子，加黄连以助泻火之力；若火甚而目赤肿痛明显者，加木贼、决明子等清肝明目；若湿盛热轻者，可去黄芩、生地，加滑石、薏苡仁以协利湿之功。

3. 现代应用 常用于顽固性偏头痛、中耳炎、高血压、失眠、急性结膜炎、虹膜睫状体炎、外耳道疖肿、鼻炎、急性黄疸型肝炎、急性胆囊炎、脂肪肝、急性肾盂肾炎、急性膀胱炎、尿道炎、慢性前列腺炎、外阴炎、睾丸炎、腹股沟淋巴结炎、急性盆腔炎、带状疱疹、痤疮等证属肝经实火或肝经湿热者。

4. 制剂研发 研制的新剂型有丸剂（含大蜜丸、浓缩丸、水丸）、片剂、口服液、颗粒剂、胶囊剂等。

5. 使用注意 脾胃虚寒和阴虚阳亢者，不宜使用本方。

【附方】

| 方名 | 组成 | 功效 | 主治 |
|------|------|------|------|
| 左金丸<br>（《丹溪心法》） | 黄连、吴茱萸 | 清泻肝火<br>降逆止呕 | 肝火犯胃证。胁痛，嘈杂吞酸，呕吐口苦，舌红苔黄，脉弦数 |
| 加味左金丸<br>（OTC 中成药） | 黄连、吴茱萸、黄芩、柴胡、木香、香附、郁金 白芍、青皮、枳壳、陈皮、延胡索、当归、甘草 | 疏肝和胃 | 肝火犯胃，肝胃不和证。嗳气吞酸，胃痛少食，口苦，舌红苔黄，脉弦数 |
| 黄连山羊丸<br>（OTC 中成药） | 熟大黄、黄连、胡黄连、黄柏、黄芩、龙胆、柴胡、青皮、木贼草、决明子、密蒙花、茺蔚子、石决明、夜明砂、鲜羊肝 | 泻火明目 | 肝火旺盛证。目赤肿痛，视物混暗，羞明流泪，胬肉攀睛 |

【现代研究】药理研究 ①保肝：明显抑制四氯化碳所致肝损伤，对抗四氯化碳所致肝血流量及肝清除率下降。②利尿：可使尿量显著增加，但对钠、钾的排泄量则无显著影响。③对消化系统的影响：可减少胆汁流量，使离体回肠肌张力降低，收缩幅度变小，明显抑制肠道推进。此外，本方尚具有抗菌、抗炎、免疫调节、抗过敏、镇静、抗惊厥、抗氧化等作用。

【不良反应】临床配伍关木通的方剂，有致慢性肾损害、肾功能衰竭、肾间质性病变的报道。

【研制方举例】泻肝安神丸 组成：龙胆草、黄芩、栀子、车前子、泽泻、当归、地黄、茯苓、甘草、麦冬、柏子仁、酸枣仁、远志、龙骨、牡蛎、珍珠母、蒺藜。功效：清肝泻火，重镇安神。主治：心肝火旺之失眠，心烦，惊悸，以及神经衰弱见上述证候者。

按：泻肝安神丸是龙胆泻肝汤去木通、柴胡，加茯苓、柏子仁等而成。心藏神，肝藏魂。肝经火盛，内扰心神则失眠、心烦、惊悸。该方取龙胆泻肝汤清泻肝火之功，加茯苓、柏子仁、酸枣仁、远志宁心安神；龙骨、牡蛎、珍珠母重镇安神，平肝潜阳；麦冬清热养阴；蒺藜平肝疏肝。数药合用，是一首心肝同治，泻火安神并用的研制方。

## 清胃散《脾胃论》

【组成】生地黄 当归身各三分（各6g） 牡丹皮半钱（9g） 黄连六分，夏月倍之（6g）
升麻一钱（9g）

【用法】上药为细末，都作一服（6g），水一盏半，煎至七分，去滓，放冷服之。

【功效】清胃凉血。

【主治】胃火牙痛。牙痛牵引头疼，面颊发热，其齿喜冷恶热；或牙宣出血；或牙龈红
肿溃烂；或唇舌腮颊肿痛；口气热臭，口干舌燥，舌红苔黄，脉滑数。

【方解】本方证由胃有积热，循经上攻所致。足阳明胃经循鼻入上齿，手阳明大肠经上
项贯颊入下齿。胃火炽盛，循经上炎，故牙痛牵引头痛、面颊发热、唇舌腮颊肿痛；胃为多
气多血之腑，胃热每致血分亦热，血络受伤，故牙宣出血，甚则牙龈溃烂；余症口气热臭，
口干舌燥，舌红苔黄，脉滑数为胃热津伤之候。治宜清胃凉血。方中君以黄连清胃泻火。升
麻清热解毒，透散郁热，寓"火郁发之"之意；生地凉血滋阴；丹皮凉血活血，俱为臣药。
当归伍生地则养血滋阴，配丹皮则活血止痛，为佐药。升麻兼以引经为使。诸药合用，共成
清泻胃火，兼凉血益阴之功。

配伍特点：清气与凉血并行，苦降与升散并施。

【运用】

1. 辨证要点 本方为治胃火牙痛的常用方。以牙痛牵引头痛，口气热臭，舌红苔黄，
脉滑数为辨证要点。

2. 新药研制提要 本方属清泻胃火之剂。研发新药时，可据胃热所致证候之侧重加味，
以求标本同治。如胃火之牙龃，加侧柏叶、茜草凉血止血，牛膝导血热下行；胃热夹湿之口
臭，加佩兰、藿香芳化湿浊。此外，热盛者，可加大黄釜底抽薪，引热下行。

3. 现代应用 常用于口腔炎、牙周炎、三叉神经痛、小儿口疮、小儿过敏性唇炎、糜
烂性胃炎、胆汁反流性胃炎、痤疮等证属胃中积热者。

4. 使用注意 风寒牙痛或肾虚火炎牙痛、牙宣者，不宜使用本方。

【附方】

| 方名 | 组成 | 功效 | 主治 |
|---|---|---|---|
| 玉女煎<br>（《景岳全书》） | 石膏、熟地、麦冬、知母、牛膝 | 清胃热<br>滋肾阴 | 胃热阴虚证。头痛，牙痛，齿松牙龃，烦热干渴，舌红苔黄而干。亦治消渴，消谷善饥等 |
| 复方牛黄清胃丸（OTC中成药） | 大黄、牵牛子、栀子、石膏、芒硝、黄芩、黄连、连翘、山楂、陈皮、厚朴、枳实、香附、猪牙皂、荆芥穗、薄荷、防风、菊花、白芷、桔梗、玄参、甘草、牛黄、冰片 | 清热通便 | 胃肠实热证。口舌生疮，牙龈肿痛，咽膈不利，大便秘结，小便短赤。 |

【现代研究】

1. 药理研究 ①抑菌、抗炎：对蛋清、甲醛致炎的肿胀均有明显的抑制作用；对体外金黄色葡萄球菌、绿脓杆菌有一定的抑制作用。②镇痛：对醋酸所致的疼痛有明显的抑制作用。③清胃热：能使胃热证模型小鼠体温明显下降，排便时间缩短，环磷酸腺苷下降，以及胃黏膜病理改变相应减轻。

2. 成分研究 研究表明，配伍及煎法对成分的含量变化具有明显影响。丹皮对盐酸巴马汀、盐酸药根碱的溶出有阻碍作用，升麻有助于芍药苷的溶出，而生地则阻碍芍药苷的溶出，各生药对阿魏酸的溶出影响较小；分煎液中阿魏酸、盐酸巴马汀和盐酸小檗碱的含量分别为合煎液中相应成分含量的 0.68、2.73 和 3.10 倍。各药味的成分在煎煮过程中相互影响，产生助溶或沉淀等现象，使中药复方汤剂中有效成分的提取率产生变化。

【研制方举例】清胃黄连丸 组成：黄连、石膏、桔梗、甘草、知母、玄参、地黄、牡丹皮、天花粉、连翘、栀子、黄柏、黄芩、赤芍。功效：清胃泻火，解毒消肿。主治：肺胃火盛之口舌生疮，齿衄，咽喉肿痛。

按：清胃黄连丸系清胃散、白虎汤、黄连解毒汤合方加减而成。该方主治肺胃火盛证，三方合用则清解肺胃火热之力颇著；玄参、地黄、天花粉清热生津；其中，玄参合桔梗、甘草清利咽喉；玄参合牡丹皮、赤芍凉血活血，既兼顾齿衄之出血，又寓凉而不遏之意。为一首清降与宣散结合，凉血与散瘀同用，祛邪与扶正兼顾之研制方。

## 葛根黄芩黄连汤《伤寒论》

【组成】葛根半斤（15g） 甘草二两炙（6g） 黄芩三两（9g） 黄连三两（9g）

【用法】上四味，以水八升，先煮葛根，减二升，内诸药，煮取二升，去滓，分温再服。

【功效】清热止利。

【主治】热泻、热痢。身热，泄泻腹痛，粪便秽臭，胸脘烦热，或下痢赤白，里急后重，口干作渴，舌红苔黄，脉数。

【方解】本方证多由热邪蕴于肠腑所致。邪热内盛，故身热口渴、胸脘烦热；邪热内迫，大肠传导失司，故下利臭秽；阻滞气机，则腹痛或里急后重；熏灼肠络，伤及血分，则下痢赤白。治宜清热止利。方中重用葛根为君，清热透邪，升阳止泻。臣用黄连、黄芩清肠泄热，燥湿止利。甘草甘缓和中，调和诸药，为佐使。四药合用，热邪得清，传导复常，则热利自愈。因葛根功能辛凉解表，故热利而兼表证未解者，本方亦可治之。

配伍特点：清疏与升清并举，但以清热为主。

【运用】

1. 辨证要点 本方为治热泻、热痢的基础方。以身热下利，苔黄，脉数为辨证要点。

2. 新药研制提要 研发新药应据热泻与热痢之异配药组方。如为热泻者，宜加化湿之藿香、厚朴及渗湿之车前子、泽泻等；若为热痢之里急后重，下痢脓血者，宜加木香、槟榔以行气，当归、赤芍以和血。

3. 现代应用 常用于急性肠炎、细菌性痢疾、胃肠型感冒、小儿秋季腹泻、溃疡性结肠炎等证属肠热者。

4. 制剂研发 研制的新剂型有丸剂、片剂、口服液、胶囊剂、颗粒剂。

5. 使用注意 虚寒下利者忌用。

【现代研究】

1. 药理研究 ①解热：对家兔及大鼠发热模型均有较好解热作用。②解痉：体外能松弛气管、肠道平滑肌，对抗乙酰胆碱致平滑肌痉挛。③止泻：能对抗乳糖的致泻作用。④抗菌、抗病毒：对志贺菌等菌属有较强的体外抗菌活性；体外对肠道病毒中的小圆病毒、脊髓灰质炎病毒、人轮状病毒均有抑制作用。此外，本方还具有抗心律失常、抗缺氧及降血糖作用。

2. 成分研究 本方主要药效成分是葛根素、黄芩苷、小檗碱等。颗粒剂中黄芩苷的含量比汤剂高，传统方法煎煮制得的汤剂中葛根素的含量较高。配伍对主要化学成分有一定的影响，当葛根－黄芩－黄连－炙甘草在8:3:3:2配伍比例时，葛根中的药效成分比例相对增高。

## 白头翁汤《伤寒论》

【组成】白头翁二两 (15g)　黄柏三两 (12g)　黄连三两 (6g)　秦皮三两 (12g)

【用法】上药四味，以水七升，煮取二升，去滓，温服一升，不愈再服一升。

【功效】清热解毒，凉血止痢。

【主治】热毒痢疾。下痢脓血，赤多白少，腹痛，里急后重，肛门灼热，渴欲饮水，舌红苔黄，脉弦数。

【方解】本方所治为热毒深陷血分，下迫大肠之证。热毒熏灼肠腑，血败肉腐，酿为脓血，则下痢脓血；热伤肠络尤甚，则赤多白少；壅滞气机，则腹痛、里急后重；肛门灼热、渴欲饮水、舌红苔黄、脉弦数，皆为热邪内盛之征。法宜清热解毒，凉血止痢。方中君以苦寒而入血分的白头翁清热解毒，凉血止痢。臣以黄连、黄柏泻火解毒，燥湿止痢。佐以苦涩而寒之秦皮清热解毒，并收涩止痢。四药合用，热清毒解，血痢可愈。

配伍特点：清热伍以凉血，解毒配以收涩，标本兼顾，治本为主。

【运用】

1. 辨证要点 本方为治热毒血痢之基础方。以下痢赤多白少，腹痛，里急后重，舌红苔黄，脉弦数为辨证要点。

2. 新药研制提要 本方治痢重在消除病因，研发新药时，应据痢疾之病变特点及血痢证候之侧重加味组方。气血失调是痢疾重要病变之一，故应加木香、槟榔、当归、白芍以行气导滞，养血活血；若针对纯下赤痢者，加赤芍、丹皮、地榆以凉血止血；针对热毒甚而身热烦躁者，宜遣黄芩、银花以清热解毒。

3. 现代应用 常用于细菌性痢疾、阿米巴痢疾、慢性非特异性溃疡性结肠炎等证属热毒偏盛者。

4. 使用注意　脾胃虚弱者当慎用。

【现代研究】

1. 药理研究　①抗炎、抗菌：可抑制小鼠炎性反应，并对羊毛样小孢子菌、红色毛癣菌等皮肤真菌有明显的抑制作用。②抑制十二指肠运动：对兔离体肠管具有抑制作用，剂量越大抑制作用越强。③止泻：对蓖麻油引起的小鼠小肠性腹泻与番泻叶引起小鼠大肠性腹泻均有良好的抑制作用。此外，本方尚有抗溃疡、促进免疫调节等作用。

2. 成分研究　本方主要化学成分包括生物碱、香豆素、皂苷及柠檬苦素等。方中白头翁皂苷 $A_3$、白头翁皂苷 $B_4$、小檗碱、七叶苷和七叶内酯等含量较原药材有所下降。

## 芍药汤《素问病机气宜保命集》

【组成】芍药一两（30g）　当归半两（15g）　黄连半两（15g）　槟榔　木香　甘草炒，各二钱（各6g）　大黄三钱（9g）　黄芩半两（15g）　官桂二钱半（5g）

【用法】上药㕮咀，每服半两（15g），水二盏，煎至一盏，食后温服。

【功效】清热燥湿，调气和血。

【主治】湿热痢疾。腹痛，便脓血，赤白相兼，里急后重，肛门灼热，小便短赤，舌苔黄腻，脉弦数。

【方解】本方所治痢疾，乃湿热壅滞肠中，气血失调所致。湿热熏灼，气血瘀滞，酿为脓血，故下痢赤白；气机被阻，则里急后重；肛门灼热、小便短赤、舌苔黄腻、脉弦数，皆为湿热内蕴之象。治当清热燥湿，调气和血。方中黄连、黄芩清热燥湿，消除病因，为君药。白芍、当归养血活血，白芍重用，取缓急止痛之功；木香、槟榔行气导滞，四药相伍，即"行血则便脓自愈，调气则后重自除"，是治痢疾调气和血之常用组合，共为臣药。大黄合芩、连以清热燥湿，合归、芍以行血和营，其通腑泻下之功，又可导湿热积滞从大便而去，此乃"通因通用"之法；肉桂辛热，既入血分助归、芍活血；又制芩、连、大黄苦寒之性，使无凉遏滞邪之弊，二药俱为佐药。甘草益气和中，调和诸药，为佐使药。诸药合用，湿热除，气血调，则痢下赤白自平。

配伍特点：寒热共投，侧重于"热者寒之"；气血并治，兼以"通因通用"；热湿兼顾，重在清热。

【运用】

1. 辨证要点　本方为治湿热痢疾的常用方。以痢下赤白，腹痛里急，苔腻微黄为辨证要点。

2. 新药研制提要　研发新药时，可据痢疾证候之侧重加减。如治痢下赤多白少，或纯下血痢，加丹皮、地榆以凉血止血；治里急后重甚者，加枳实、陈皮增强行气导滞之功；若治痢下白多赤少，是湿邪较重之征，加厚朴、滑石等化湿渗湿；如热甚，可去肉桂，以避其温燥。

3. 现代应用　常用于细菌性痢疾、阿米巴痢疾、急性肠炎、慢性溃疡型结肠炎等证属湿热者。

4. **使用注意**　虚寒性下痢者禁用。

【附方】

| 方名 | 组成 | 功效 | 主治 |
|------|------|------|------|
| 黄芩汤<br>(《伤寒论》) | 黄芩、芍药、甘草、大枣 | 清热止利<br>和中止痛 | 热泻、热痢。身热，口苦，腹痛下利，舌红苔黄，脉数 |
| 香连丸<br>(《太平惠民和剂局方》) | 黄连、木香 | 清热燥湿<br>行气化滞 | 湿热痢疾。下痢赤白相兼，腹痛，里急后重 |
| 加味香连丸<br>(OTC中成药) | 芍药汤去大黄、肉桂，加黄柏、厚朴、枳壳、延胡索、吴茱萸 | 祛湿清热<br>化滞止痢 | 湿热痢。红白痢疾，腹痛下坠 |

【现代研究】

1. **药理研究**　本方除了具有消除炎性肿胀作用之外，对多种致病菌均有抑制作用，其中对变形杆菌尤为明显。

2. **成分研究**　本方有效成分主要有小檗碱、黄芩苷、大黄素和芍药苷等。大黄、黄芩、甘草可使黄连中小檗碱含量明显降低，黄连亦可明显降低各酸性成分含量。成分之间相互影响，使所测成分含量降低。

【研制方举例】香连化滞片　组成：白芍、黄芩、滑石、木香、陈皮、槟榔、薤白、甘草、当归、青皮、枳实、黄连。功效：调中化滞，止痛止痢。主治：湿热蕴肠之红白痢疾，里急后重，肚腹绞痛，食滞不消。

按：香连化滞片系芍药汤加减而成。该方所治痢疾，其湿热气滞较芍药汤重，并兼食积，故去大黄避免泻下伤中，去肉桂避免温燥助热；加青皮、陈皮、枳实、薤白增行气止痛之功，兼消积导滞；加滑石清热利湿，助连、芩清热燥湿之效。

# 4.5　清热祛暑

**适应证**　适用于暑热证。症见身热，汗多，面赤，心烦，小便短赤，或泄泻，舌红，脉数。

**组方思路**　本类方剂常由以下三类药物构成：①祛暑清热药，如西瓜翠衣、荷叶、扁豆花、金银花、石膏等。②淡渗利湿药，如滑石、茯苓、泽泻等，利湿之品既可导暑热下行，且可兼顾暑病多夹湿邪之特点。③益气生津药，如西洋参或人参、麦冬、石斛等，乃暑为阳邪，其性炎热升散，易耗气伤津之故。

**代表方**　六一散、清暑益气汤。

## 六一散《黄帝素问宣明论方》

【组成】滑石六两（180g）　甘草一两（30g）

【用法】为细末，每服三钱（9g），加蜜少许，温水调下，或无蜜亦可，每日三服。或欲冷饮者，新井泉调下亦得。

【功效】清暑利湿。

【主治】暑湿证。身热，心烦口渴，小便短赤，或泄泻，舌红苔黄，脉数。

【方解】本方证由暑邪挟湿所致。暑为阳邪而通于心，故伤于暑者，多见身热、心烦；暑热伤津，则口渴；暑湿下注，膀胱气化失司，则小便不利；湿走肠间，则为泄泻。治宜清暑利湿。方中滑石甘淡性寒，体滑质重，既可清解暑热，又可通利水道，用为君药。生甘草清热和中，与滑石相伍，既可甘寒生津，又可防滑石之寒滑重坠以伐胃，为臣药。因方由六份滑石，一份甘草组成，故名"六一散"。

【运用】

1. 辨证要点 本方为治暑湿及湿热壅滞所致小便不利的基础方。以身热烦渴，小便不利为辨证要点。

2. 新药研制提要 本方属清暑利湿的基础方。研制新药时，若针对暑热较重而身热汗出甚者，可加淡竹叶、西瓜翠衣之类以祛暑清热；湿阻而小便涩痛者，可选加白茅根、小蓟、车前草等以利尿通淋。由于暑热易伤津，可酌加麦冬、沙参、石斛等以养阴生津止渴。

3. 现代应用 常用于中暑、膀胱炎、尿道炎、泌尿系结石等证属暑湿或湿热者。

4. 使用注意 若阴虚内无湿热，或小便清长者忌用。

【附方】

| 方名 | 组成 | 功效 | 主治 |
|---|---|---|---|
| 益元散<br>(《奇效良方》) | 六一散加辰砂，灯心 | 清心解暑<br>兼能安神 | 暑湿证兼心悸怔忡，失眠多梦者 |
| 碧玉散<br>(《伤寒直格》) | 六一散加青黛 | 清暑利湿 | 暑湿证兼肝胆郁热之口苦，烦躁者 |
| 鸡苏散<br>(《伤寒直格》) | 六一散加薄荷 | 疏散风邪<br>清暑利湿 | 暑湿证兼微恶风寒，头痛头胀，咳嗽不爽者 |

【研制方举例】清暑解毒颗粒 组成：金银花、淡竹叶、芦根、夏枯草、滑石粉、甘草、薄荷。功效：清暑解毒，生津止渴。主治：夏季暑热，高温作业之身热汗多，口渴，小便短赤。

按：清暑解毒颗粒为六一散加味而成。该方主治暑热津伤证，方以金银花、薄荷清暑透热；六一散合淡竹叶清暑利尿，使暑热从肌表而散、小便而走；芦根清热生津；夏枯草清热泻火。诸药合用，共呈清暑解毒、生津止渴之功，是一首清利与疏散相结合的研制方。

## 清暑益气汤《温热经纬》

【组成】西洋参（5g） 石斛（15g） 麦冬（9g） 黄连（3g） 竹叶（6g） 荷梗（15g） 知母（6g） 甘草（3g） 粳米（15g） 西瓜翠衣（30g）（原书未著用量）

【用法】水煎服。

【功效】清暑益气，养阴生津。

【主治】暑热气津两伤证。身热汗多，口渴心烦，小便短赤，体倦少气，精神不振，脉虚数。

【方解】本方治证乃暑热耗伤气津所致。暑热内蒸，则身热汗多、心烦；暑热伤津耗气，则口渴、尿少而黄、体倦少气、精神不振、脉虚。治宜清解暑热，益气生津。方中西瓜翠衣清热解暑，兼能利尿；西洋参益气生津，兼可清热，共为君药。荷梗助西瓜翠衣清热解暑；石斛、麦冬助西洋参养阴生津，共为臣药。黄连清心泻火；知母清热滋阴；竹叶清热利尿，均为佐药。甘草、粳米益胃和中，为使药。诸药合用，暑热清，津气充，则中暑之气津两伤可复。

配伍特点：清热利尿同用，以清暑为主；益气生津并举，以养阴为主。

【运用】

1. 辨证要点　本方为治暑热气津两伤证之常用方。以体倦少气，口渴汗多，脉虚数为辨证要点。

2. 新药研制提要　本方虽名"清暑益气汤"，然补气之力较逊。新药研发时，若为气阴两伤皆较明显而制，可酌加党参、黄芪以助益气；因暑热多夹湿邪，亦可配六一散以清暑利湿。

3. 现代应用　常用于中暑、小儿及老人夏季热、功能性发热等证属气津两伤者。

4. 使用注意　本方有滋腻之品，故暑病夹湿，舌苔厚腻者慎用。

# 4.6　清虚热

**适应证**　适用于热病后期，阴伤邪伏证；或肝肾阴虚，虚火内扰证。症见暮热早凉，舌红少苔，脉细数；或骨蒸潮热，盗汗颧赤，低热不退等。

**组方思路**　本类方剂常由以下二类药物构成：①清虚热药，如青蒿、秦艽、银柴胡、地骨皮、胡黄连等。②补阴药，如鳖甲、阿胶、麦门冬等；或滋阴清热药，如知母、生地、玄参等。阴虚而阳盛，治当清热而泻其有余之阳，养阴而滋其不足之阴，合而用之，方能标本并图。

**代表方**　青蒿鳖甲汤、清骨散。

## 青蒿鳖甲汤《温病条辨》

【组成】青蒿二钱（6g）　鳖甲五钱（15g）　细生地四钱（12g）　知母二钱（6g）
丹皮三钱（9g）

【用法】以水五杯，煮取二杯，日再服。

【功效】透热养阴。

【主治】温病后期，邪伏阴分证。夜热早凉，热退无汗，舌红苔少，脉细数。

【方解】此为温病后期，阴液已伤，余邪未尽，邪伏下焦阴分所致。卫气日行于表，夜行于里。入夜内归之卫气，与伏于阴分的余热相争，则入夜身热；早晨卫气行于表，不与余热相争，则热退无汗。舌红少苔，脉象细数皆为阴虚有热之候。治当透热与养阴并进。方中青蒿苦辛而寒，清热透络，引阴分伏热外达；鳖甲咸寒，滋阴养血，补受损之阴，两药相配，清热滋阴，内清外透，相得益彰，共为君药。生地、知母既助君药以清热，又协君药以滋阴，为臣药。丹皮辛苦性凉，善清血中伏火，合青蒿可外透伏阴之热，为佐药。诸药合用，共奏透热养阴之功。

配伍特点：滋清兼备，清中有透，标本兼顾。

【运用】

1. 辨证要点　本方为治温病后期，热伏阴分证之常用方。以夜热早凉，热退无汗，舌红少苔，脉细数为辨证要点。因青蒿有清虚热之功，故阴虚内热之骨蒸潮热、盗汗颧赤、舌红少苔、脉细数者，亦常用之。

2. 新药研制提要　研发新药时，若为阴虚内热而制，加玉竹、地骨皮、银柴胡以清虚热；若为肺痨之骨蒸潮热而制，加沙参、麦冬、地骨皮养阴清肺；如用于小儿夏季热，加白薇、荷梗祛暑退热。

3. 现代应用　常用于原因不明的发热、各种传染病恢复期低热、慢性肾盂肾炎、肾结核、肺结核、小儿夏季热等证属热伏阴分或阴虚内热者。

4. 制剂研发　研制的新剂型有片剂。

5. 使用注意　阴虚欲作动风者不宜用之。

## 清骨散《证治准绳》

【组成】银柴胡一钱五分（5g）　胡黄连　秦艽　鳖甲醋炙　地骨皮　青蒿　知母各一钱（各3g）　甘草五分（2g）

【用法】水二盅，煎八分，食远服。

【功效】清虚热，退骨蒸。

【主治】肝肾阴虚，虚火内扰证。骨蒸潮热，或低热日久不退，形体消瘦，唇红颧赤，困倦盗汗，或口渴心烦，舌红少苔，脉细数。

【方解】本方证由肝肾阴虚，虚火内扰所致。肝肾阴亏，虚热蕴蒸，则骨蒸潮热、心烦口渴、唇红颊赤；虚火内炽，津泄阴耗，则夜寐汗出、形体消瘦；舌红少苔，脉细数均为阴虚内热之候。是证重点为虚热燔炎，治当清虚热为主，佐以滋阴。方中银柴胡善退骨蒸劳热，为君药。胡黄连、知母退虚热，除骨蒸，滋阴液；秦艽、青蒿清虚热，透伏热，四药相配，清之于内，透之于外，相辅相成，共为臣药。地骨皮凉血而退有汗之骨蒸；鳖甲滋阴潜阳，为治虚热之常用药，同为佐药。使以甘草，调和药性，并防苦寒药物损伤胃气。

配伍特点：本方集大队清虚热、退骨蒸之品于一方，重在退热除蒸以治标，兼顾滋养阴液以治本。

【运用】

1. 辨证要点　本方为治阴虚内热，虚劳骨蒸的常用方。以骨蒸潮热，形瘦盗汗，舌红少苔，脉细数为辨证要点。

2. 新药研制提要　本方偏于治标。研发新药时，可加补阴、补血之白芍、麦门冬、生地、当归等，构成标本同治之剂。若针对火灼肺金，咽干咳嗽者，加阿胶、麦门冬、五味子以益阴润肺止咳。

3. 现代应用　常用于结核病及其他慢性消耗性疾病的低热证属阴虚内热者。

4. 使用注意　阴虚无骨蒸者不宜使用本方。

## 思考题

1. 白虎汤主治何证？方中清热为何选用生石膏、知母，而不用黄芩、黄连？

2. 清营汤为何配伍银花、连翘、竹叶？

3. 凉膈散是"以泻代清"的代表方，方中为何不以大黄为君？

4. 仙方活命饮中为何配伍大队活血药？

5. 龙胆泻肝汤为何配伍生地、当归、柴胡？

6. 清胃散主治胃热牙痛，方中为何配当归？

7. 葛根芩连汤、白头翁汤、芍药汤均能治痢疾，其病机、治法、药物配伍有何不同？

8. 青蒿鳖甲汤配伍青蒿与鳖甲的意义是什么？

9. 从清热剂的新药研制提要及研制方举例中，你可以得到哪些启示？

# 5  温里剂

凡以温热药为主组成，具有温中祛寒、回阳救逆、散寒通脉等作用，治疗里寒证的方剂，统称温里剂。属于"八法"中的"温法"。

里寒证是指寒邪在里所表现的证候。其形成多因素体阳虚，寒从内生；或外寒入里，深入脏腑经络；或过服生冷寒凉，损伤阳气所致。里寒证的病位有脏腑经络之别，病势有轻重缓急之分，故本章方剂分为温中祛寒、回阳救逆、温经散寒三类。

使用温里剂当注意以下事项：一是辨清里寒证的部位，有针对性地选择方剂。二是辨清寒热的真假，真热假寒证不可误用。三是因人、因地、因时制宜，斟酌药量大小。四是阴寒太盛，服药入口即吐者，可于热药中反佐少许寒凉药，或采用热药冷服的方法，避免药病格拒。

## 5.1  温中祛寒

**适应证**  适用于中焦虚寒证。症见脘腹疼痛，喜温喜按，呕吐下利，食欲不振，口淡不渴，手足不温，舌淡苔白，脉沉细或沉迟等。

**组方思路**  本类方剂由以下三方面的药物构成：①温中祛寒药，如干姜、吴茱萸等，以消除病因，振奋阳气。②补气健脾药，如人参、白术等，因中焦虚寒证的形成，每与阳气不足有关。③兼顾兼夹证的药，如兼胃气上逆者，配伍和胃降逆药，如生姜、半夏等；兼阴血不足者，配伍补阴养血药，如白芍、当归等。

**代表方**  理中丸、小建中汤。

### 理中丸《伤寒论》

【组成】人参  干姜  甘草炙  白术各三两（各9g）

【用法】上四味，捣筛，蜜和为丸，如鸡子黄许大。以沸汤数合，和一丸，研碎，温服之，日三服，夜二服。腹中未热，益至三四丸，然不及汤。汤法：以四物依两数切，用水八升，煮取三升，去滓，温服一升，日三服。服汤后，如食顷，饮热粥一升许，微自温，勿揭衣被。

【功效】温中祛寒，补气健脾。

【主治】脾胃虚寒证。脘腹疼痛，喜温喜按，呕吐下利，不欲饮食，畏寒肢冷，口淡不渴，舌淡苔白，脉沉细或沉迟。亦可用于出血、病后多涎唾、小儿慢惊等。

【方解】本方所治诸病症皆由脾胃虚寒所致。中阳不足，寒从中生，阳虚失温，寒性凝滞，故畏寒肢冷、脘腹疼痛、喜温喜按；脾胃虚寒，纳运升降失常，故饮食减少、呕吐下利；脾阳亏虚，脾不统血，则见崩漏、便血等出血症；脾不摄津，则多涎唾；土不荣木，则小儿慢惊；舌淡苔白、口不渴、脉沉细或沉迟，皆为虚寒之象。治宜温中祛寒，补气健脾。方中干姜大辛大热，温中祛邪，振奋脾阳，为君药。人参甘温，补气健脾，为臣药。君臣相伍，虚寒兼治，是温中健脾的常用药组。中焦虚寒，每易生湿，故佐白术健脾燥湿，合人参健脾气而复升降。炙甘草益气健脾，调和诸药，是佐药而兼使药之用。四药配伍，温中阳，益脾气，助运化，故曰"理中"。

配伍特点：温中与补气并用，以温为主。

理中丸方后亦有"然不及汤"四字。盖汤剂较丸剂作用力强而迅速，临床可视病情之缓急选用剂型。

【运用】

1. 辨证要点　本方为治脾胃虚寒证的基础方。以脘腹疼痛，喜温喜按，下利，畏寒肢冷，舌淡苔白，脉沉细为辨证要点。

2. 新药研制提要　本方属治本之剂。研发新药时，可据病证之侧重及阳虚程度加味，以构成标本同治之方。如为寒凝气滞而脘腹胀满疼痛而设，加陈皮、木香等以行气止痛；针对泄泻明显者，加乌梅、赤石脂等以温中止泻；为胃寒而呕吐甚而设，加丁香、白蔻仁等以温胃止呕；如寒甚者，加附子或肉桂等以增温里助阳之力。

3. 现代应用　常用于急性或慢性胃肠炎、胃及十二指肠溃疡、胃痉挛、胃下垂、胃扩张、慢性结肠炎等证属脾胃虚寒者。

4. 制剂研发　研制的新剂型有丸剂（含浓缩丸）、片剂。

5. 使用注意　本方性偏温燥，阴虚内热者忌用。

【附方】

| 方名 | 组成 | 功效 | 主治 |
|---|---|---|---|
| 附子理中丸<br>（《太平惠民和剂局方》） | 理中丸加附子 | 温阳祛寒<br>补气健脾 | 脾胃虚寒较甚，或脾肾阳虚证。脘腹冷痛，呕吐泄泻，畏寒肢冷 |
| 桂附理中丸<br>（OTC 中成药） | 理中丸加附子、肉桂 | 补肾助阳<br>温中健脾 | 脾肾阳虚，脾胃虚寒证。脘腹冷痛，呕吐泄泻，四肢厥冷 |
| 温胃舒胶囊<br>（OTC 中成药） | 桂附理中丸去干姜、甘草，加黄芪、山药、山楂、陈皮、砂仁、肉苁蓉、乌梅、补骨脂 | 温胃养胃<br>行气止痛<br>助阳暖中 | 脾胃虚寒，气机阻滞证。胃脘冷痛，腹胀，嗳气，纳差，畏寒乏力 |

【现代研究】药理研究　①调节胃肠运动：对肠蠕动具有双向调节作用，并能缓解多种因素所引起的肠管收缩。②保护胃黏膜：因具有降低游离胃酸浓度和减少胃蛋白酶激活等作用，故而可促进胃黏膜再生修复。③调节免疫：具有增强细胞免疫功能，提高免疫因子浓度等作用。此外，本方尚有明显止泻、镇痛、抑制溃疡等作用。

【研制方举例】香砂理中丸　组成：党参、干姜、木香、白术、砂仁、炙甘草。功效：健脾和胃，温中行气。主治：脾胃虚寒，气机阻滞之腹痛，反胃，泄泻。

按：香砂理中丸是理中丸中人参改用党参，再加木香、砂仁而成。脾主运化，为气机升降之枢纽。脾胃虚寒，纳运失常，每继发气机滞而不畅之腹痛。该方用理中丸温中健脾，加木香、砂仁行气宽中，砂仁尚能温中止泻，合用而有健脾和胃，温中行气之功，是一首温补与行气相结合的研制方。

## 小建中汤《伤寒论》

【组成】桂枝去皮，三两（9g）　甘草炙，二两（6g）　大枣擘，十二枚（6枚）　芍药六两（18g）　生姜切，三两（9g）　胶饴一升（30g）

【用法】上六味，以水七升，煮取三升，去滓，内饴，更上微火消解。温服一升，日三服。

【功效】温中补虚，和里缓急。

【主治】中焦虚寒，肝脾不和证。腹中拘急疼痛，喜温喜按，神疲乏力；或心悸而烦，面色无华；或手足烦热，咽干口燥；舌淡苔白，脉细弦。

【方解】本方治证因中焦虚寒，肝脾失和，化源不足所致。中焦虚寒，肝木乘土，故腹中拘急疼痛、喜温喜按。脾胃虚寒，化源匮乏，气血俱虚，故见心悸、面色无华、发热、口燥咽干等。治当温中补虚，和里缓急。方中重用甘温质润之饴糖为君，温补中焦，缓急止痛。臣以辛温之桂枝，温阳气，祛寒邪；酸甘之白芍，养营阴，缓肝急，止腹痛。佐以生姜温胃散寒，大枣补脾益气。炙甘草益气和中，调和诸药，是为佐使之用。其中饴糖配桂枝，辛甘化阳，温中焦而补脾虚；白芍配甘草，酸甘化阴，缓急止痛。六药合用，使中气强健，气血生化有源，则诸症自愈，故以"建中"名之。

配伍特点：肝脾同治，阴阳并调，重在温中助阳。

【运用】

1. 辨证要点　本方为治中焦虚寒，肝脾不和证的常用方。以腹中拘急疼痛，喜温喜按，舌淡，脉细弦为辨证要点。

2. 新药研制提要　本方属温中补虚，调和肝脾之剂。新药研制时，可据中焦虚与寒的程度，病位偏脾偏肝之异配药组方。若治中焦寒甚而脘腹冷痛明显，可加干姜、高良姜以增温中止痛之力；兼治气虚甚而气短、自汗者，加黄芪、人参等补气健脾；治肝血不足而小腹、少腹挛痛者，加当归养血和血。

3. 现代应用　常用于胃及十二指肠溃疡、慢性胃炎、神经衰弱、再生障碍性贫血、功能性发热等证属中焦虚寒，肝脾不和者。

4. 制剂研发　研制的新剂型有合剂、颗粒剂、胶囊剂、口服液、片剂等。

5. 使用注意　兼夹痰湿者忌用，阴虚发热者亦不宜用。

【附方】

| 方名 | 组成 | 功效 | 主治 |
| --- | --- | --- | --- |
| 黄芪建中汤（《金匮要略》） | 小建中汤加黄芪 | 温中补气和里缓急 | 脾胃虚寒，中气不足证。里急腹痛，喜温喜按，面色无华，心悸气短，自汗 |
| 当归建中汤（《千金翼方》） | 小建中汤加当归 | 温补气血缓急止痛 | 中焦虚寒，气血不足证。产后虚羸，腹中绞痛，或小腹拘急挛痛引腰背，不能饮食 |
| 胃炎康胶囊（OTC中成药） | 白芍、桂枝、高良姜、甘草、黄连、柴胡 | 舒肝和胃缓急止痛 | 肝胃不和证。胃脘疼痛，呕恶泛酸，烧灼不适 |

【现代研究】药理研究 ①抗炎、增强机体免疫力：对多种小鼠炎症模型均有较好抑制作用，并且能提高吞噬指数和溶血空斑光密度值。②抗溃疡：对多种胃溃疡模型均有较好的抑制作用。③镇痛：能延长热板致痛反应时间，抑制扭体反应。

【研制方举例】虚寒胃痛颗粒 组成：炙黄芪、党参、桂枝、白芍、高良姜、干姜、炙甘草、大枣。功效：益气健脾，温胃止痛。主治：脾虚胃寒之胃痛。症见胃脘隐痛，喜温喜按，遇冷或空腹加重。

按：虚寒胃痛颗粒由小建中汤生姜易干姜，去饴糖，加黄芪、党参而成。该方中焦虚寒较小建中汤证重，故以高良姜、干姜祛寒止痛；黄芪、党参补气健脾，合用则温补之力尤彰。

## 5.2 回阳救逆

**适应证** 适用于阳气衰微，阴寒内盛证。症见四肢厥逆，精神萎靡，恶寒蜷卧，甚或冷汗淋漓，脉微等。

**组方思路** 本类方剂常由以下两类药物构成：①温里药，如附子、肉桂、干姜等，是证至重至危，唯遣大辛大热之品，振奋欲绝之阳，庶可转危为安。②补气药，如人参、炙甘草等，乃"内生之寒，温必兼补"之故。

**代表方** 四逆汤、参附汤。

### 四逆汤《伤寒论》

【组成】甘草炙，二两（6g）　干姜一两半（6g）　附子生用，去皮，一枚，破八片（15g）

【用法】上三味，以水三升，煮取一升二合，去滓，分温再服。强人可大附子一枚，干姜三两。

【功效】回阳救逆。

【主治】心肾阳虚寒厥证。四肢厥逆，恶寒蜷卧，神衰欲寐，腹痛下利，呕吐不渴，舌苔白滑，脉微细。

【方解】本方治证乃心肾阳虚，阴寒内盛所致。阳衰不能温煦周身四末，则四肢厥逆、恶寒蜷卧；心阳衰微，神失所养，则神衰欲寐；肾阳虚衰，火不生土，则腹痛吐利；阳虚不能鼓动血行，故脉微细。此阳衰阴盛之危候，非大剂辛热不足以回阳破阴而救逆，故以大辛大热之生附子为君，峻温心肾，回阳救逆。臣以辛热之干姜，协附子回阳，并温中祛寒。附子与干姜配伍，一温先天以助后天，一温后天以养先天，相须为用，相得益彰，温里回阳之力尤著，是回阳救逆的常用组合。炙甘草益气补中，既可解生附子之毒，又可缓姜、附峻烈之性，并能调和药性，使药力持久，为佐使药。三药相配，药简力宏，使阳气得复而"四逆"渐温。

配伍特点：心脾肾兼顾，峻温心肾为主。

【运用】

1. **辨证要点** 本方为回阳救逆的代表方、基础方。以四肢厥逆，神衰欲寐，苔白，脉微细为辨证要点。

2. **新药研制提要** 本方是治阳虚阴盛的基础方,后世众多回阳救逆之剂多由此衍化而来。新药研制时,可据阳虚寒盛的程度及兼夹证调控用量或加味药物。如为阴寒甚而设,增加附子、干姜的剂量;针对阳衰而兼气脱者,加人参益气固脱;针对阳衰寒凝而致瘀者,加红花、桂枝等以活血通络。

3. **现代应用** 常用于心肌梗死、心力衰竭、急性胃肠炎吐泻过多、休克等证属阳衰阴盛者。

4. **制剂研发** 研制的新剂型有片剂(含缓释片)、丸剂(含滴丸)、栓剂、袋泡剂、合剂、口服液、注射剂等。

5. **使用注意** 本方纯用辛热之品,中病即止,不可久服;非阴盛阳衰者,不可服用;附子生用有毒,需久煎。

【附方】

| 方名 | 组成 | 功效 | 主治 |
|------|------|------|------|
| 通脉四逆汤<br>(《伤寒论》) | 四逆汤加重附子、干姜用量 | 回阳通脉 | 阴盛格阳证。下利清谷,手足厥逆,身反不恶寒,脉微欲绝 |
| 四逆加人参汤<br>(《伤寒论》) | 四逆汤加人参 | 回阳救逆益气固脱 | 阳衰气脱证。四肢厥逆,恶寒蜷卧,汗出,乏力,脉微 |

【现代研究】

1. **药理研究** ①强心、升压、抗休克:本方强心、升压效果优于各单味药,且能减慢窦性心率,避免单味附子所产生的异位心律失常;改善微循环,对多种休克模型有显著的对抗作用。②抗动脉粥样硬化:可明显缩小主动脉内膜脂质斑块面积,降低血清总胆固醇、甘油三酯等危害因子的浓度,并通过调节一氧化氮与血管内皮素的平衡紊乱,而起到良好的抗动脉粥样硬化的作用。③调节免疫:能明显对抗环磷酰胺造成的 T 淋巴细胞增殖抑制状态,显著提高巨噬细胞作用,减少肿瘤坏死因子生成量,提高白细胞介素-2 释放。

2. **成分研究** 本方有效组分主要是生物碱类、多糖类、皂苷类、黄酮类及挥发油等。

【研制方举例】**芪苈强心胶囊** 组成:黄芪、人参、附子、丹参、葶苈子、泽泻、玉竹、桂枝、红花、香加皮、陈皮。功效:益气温阳,活血通络,利水消肿。主治:阳气虚乏,络瘀水停之冠心病、高血压病所致轻、中度充血性心力衰竭。症见心慌气短,动则加剧,夜间不能平卧,下肢浮肿,倦怠乏力,小便短少,口唇青紫,畏寒肢冷,咳吐稀白痰等。

按:芪苈强心胶囊系四逆加人参汤加减而成。心主血脉,肾为元阳之根。心肾阳衰,心失所养,形失所温,则心慌气短、畏寒肢冷等;阳气虚乏,运血无力,血滞脉络,则口唇青紫;血瘀脉中,津行不利,水湿内停,则水肿、小便短少等。此为阳气虚乏,络瘀水停之证,故方以附子、桂枝温心阳,壮肾阳;人参、黄芪补心气,健脾气,与附、桂相伍则温补阳气;桂枝伍丹参、红花活血通络;黄芪配葶苈子、泽泻、香加皮利水消肿;陈皮理气,可助行血与行津之力;玉竹养阴,可防温燥及渗利伤津。合而用之,属温补心脾肾阳气与调理气血津并用之研制方。

## 参附汤《正体类要》

【组成】人参四钱（12g）    附子炮，去皮、脐，三钱（9g）

【用法】水煎服。

【功效】益气回阳固脱。

【主治】元气大亏，阳气暴脱证。四肢厥逆，冷汗淋漓，呼吸微弱，脉微欲绝。

【方解】本方为元气大亏，阳气暴脱证而设。因阳气暴脱，四末失于温煦，则四肢厥逆；元气亏虚，腠理不固，阴液外溢，则冷汗淋漓；肺气近绝，则呼吸微弱；阳衰无力鼓动血行，则脉微欲绝。拟大补元气，回阳固脱为法。方中人参甘温，大补元气以益后天；附子辛热，温壮元阳以补先天。二药配伍，上温心阳，下补命火，中助脾土，"能瞬息化气于乌有之乡，顷刻生阳于命门之内"（《删补名医方论》），故为气固阳回"最神捷者也"。

配伍特点：益气固脱与回阳救逆相伍，力专效宏。

【运用】

1. 辨证要点    本方为益气回阳固脱的代表方。以四肢厥冷，冷汗淋漓，呼吸微弱，脉微欲绝为辨证要点。

2. 新药研制提要    阳气虚脱，摄津乏力，每致大汗不止，研制新药时，可加煅龙骨、煅牡蛎、白芍等以敛汗潜阳。

3. 现代应用    常用于大出血、产后失血引起的失血性休克、创伤性休克、心力衰竭等证属阳气暴脱者。

4. 制剂研发    研制的新剂型有口服液、注射液。

5. 使用注意    方中人参不可用党参代替；本方为急救之方，不可久服。

【现代研究】药理研究    ①强心、升压：通过正性肌力作用来增加心排血量和改善心功能；能兴奋垂体－肾上腺素皮质功能系统，从而具有稳定温和的升压作用。②抗心律失常：可通过改善窦房结及房室交界区功能以调节心率。此外，本方还有增强免疫功能、抗心肌缺血、抗缺氧、增加冠脉及外周血管流量、改善血液流变学及提高甲状腺机能等作用。

【研制方举例】参附青注射液    组成：红参、附子、青皮。功效：回阳救逆，益气固脱。主治：阳气暴脱之神志淡漠，面色苍白，四肢厥冷，大汗淋漓，以及各种原因所致的休克见上述证候者。

按：参附青注射液由参附汤加青皮而成。因阳气暴脱，元气大亏，行血乏力而易致血滞，故该方在参附汤益气回阳固脱的基础上，加青皮疏肝行气，气行则血行得畅，可使药力迅达周身。现代研究发现，青皮注射液静注有显著的升压作用，对心肌的兴奋性、收缩性、传导性及自律性均有明显的正性作用。本方为益气回阳与疏畅气机并用之剂。

# 5.3  温经散寒

**适应证**    适用于寒凝经脉证。症见手足不温，肢体疼痛，或发阴疽等。

**组方思路**　本类方剂常由以下三类药物构成：①温经散寒药，如桂枝、细辛等，以消除致病之因。②活血通脉药，如丹参、川芎、木通等，因寒邪凝滞经脉，每呈血行不利，血脉不通之疼痛或麻木。③补益药，如滋阴养血的当归、熟地、白芍；温助阳气的肉桂、炮姜等。盖外寒直中经脉，多与素体阳气不足，营血内虚有关。

**代表方**　当归四逆汤、阳和汤。

## 当归四逆汤《伤寒论》

【组成】当归三两（12g）　桂枝去皮，三两（9g）　芍药三两（9g）　细辛三两（3g）　甘草炙，二两（6g）　通草二两（6g）　大枣擘，二十五枚（8枚）

【用法】上七味，以水八升，煮取三升，去滓。温服一升，日三服。

【功效】温经散寒，养血通脉。

【主治】血虚寒厥证。手足厥寒，或腰、腿、足、肩臂疼痛，舌淡苔白，脉细欲绝或沉细。

【方解】本方所治为血虚受寒，寒滞经脉之证。素体血虚而又感受寒邪，寒滞经脉，血行不利，阳气不能达于四末，遂呈手足厥寒；寒凝经脉，不通则痛，故见或腿、足、肩臂或腰痛；舌淡苔白，脉细皆为血虚寒凝之象。治当温经散寒，养血通脉。方中当归甘温，养血和血；桂枝辛温，温经散寒，温通血脉，共为君药。细辛助阳散寒，伍桂枝则温经止痛之力益著；白芍滋阴养血，配当归则补益营血之功益彰，共为臣药。通草通经脉，畅血行；重用大枣合归、芍以补血；合甘草以健脾，为佐药。甘草兼调药性而为使药。诸药合用，共奏温经散寒，养血通脉之效。

配伍特点：散寒与温阳并用，养血与通脉兼施，温而不燥，补而不滞。

【运用】

1. **辨证要点**　本方为治血虚寒厥证的常用方。以手足厥寒，舌淡苔白，脉细欲绝为辨证要点。

2. **新药研制提要**　本方属散寒通脉之剂。研发新药时，如用治腰、腿、足疼痛，宜加川乌、川断、牛膝、鸡血藤、木瓜等散寒止痛，活血通络之品；用治妇女痛经，加川芎、香附、乌药等理气活血，调经止痛。

3. **现代应用**　常用于风湿性关节炎、血栓闭塞性脉管炎、雷诺病、肩周炎、痛经、冻疮等证属血虚寒凝者。

4. **制剂研发**　研制的新剂型有丸剂（含滴丸）、颗粒剂等。

5. **使用注意**　本方药性偏温，湿热偏盛或阴虚内热者，不宜使用。

【现代研究】药理研究　①镇痛：能显著抑制酒石酸锑钾和电流对小鼠的致痛反应和电刺激致痛嘶叫反应。②抗炎：对多种炎症模型均有良好的抑制作用。③抗凝：显著延长凝血时间、凝血酶时间等，显著降低全血比黏度，抑制动静脉旁路血栓形成，降低血小板聚集性，并促进自身皮下血肿的吸收。

## 阳和汤《外科证治全生集》

【组成】熟地黄一两（30g）　麻黄五分（2g）　鹿角胶三钱（9g）　白芥子炒研，二钱（6g）　肉桂去皮，研粉，一钱（3g）　生甘草一钱（3g）　姜炭五分（2g）

【用法】水煎服。

【功效】温阳补血，散寒通滞。

【主治】阳虚血亏，寒凝痰滞之阴疽，如贴骨疽、脱疽、流注、痰核、鹤膝风等。症见患处漫肿无头，皮色不变，酸痛无热，舌淡苔白，脉沉细或迟细。

【方解】阴疽系指阴寒邪毒内伏，发于筋骨之间或肌肉深部的阴证疮疡，多由素体阳虚，营血不足，寒凝痰滞所致。以漫肿无头、皮色不变、酸痛无热为特点，可伴有全身虚寒症状，如口中不渴、舌淡苔白、脉沉细。治宜温阳补血，散寒通滞。方中重用熟地黄温补营血，填精益髓；鹿角胶温补肾阳，补益精血。二药合用，温阳补血，相得益彰，共为君药。肉桂、姜炭温阳散寒，温通血脉，为臣药。白芥子辛温，直达皮里膜外，温化寒痰，通络散结；少量麻黄，宣通毛窍，同为佐药。生甘草为使，解毒而调诸药。诸药合用，犹如仲春温暖和煦之气普照大地，驱散阴霾，故以"阳和汤"名之。

配伍特点：温阳与补血并用，温通与辛散相伍，使补而不滞，散不伤正。

【运用】

1. 辨证要点　本方为治阴疽的常用方。以患处漫肿无头，皮色不变，酸痛无热，舌淡脉细为辨证要点。

2. 新药研制提要　阴疽之成，与寒、虚、滞密切相关，故新药研制时，可据此之侧重加味组方，以切中病机。如阳虚寒盛，加附子以温阳祛寒；兼气虚，加黄芪、党参以补气；血虚明显，加当归以养血和血；湿盛而酸痛甚者，加防己、薏苡仁以除湿止痛；瘀滞重而疼痛甚者，加乳香、没药以祛瘀止痛。

3. 现代应用　常用于骨结核、腹膜结核、慢性骨髓炎、骨膜炎、慢性淋巴结炎、类风湿性关节炎、血栓闭塞性脉管炎、肌肉深部脓肿，以及慢性支气管炎、支气管哮喘、坐骨神经痛等证属阳虚血亏，寒凝痰滞者。

4. 制剂研发　研制的剂型有丸剂。

5. 使用注意　痈疡属阳证，或阴虚有热，或阴疽破溃，均忌用。

【附方】

| 方名 | 组成 | 功效 | 主治 |
|---|---|---|---|
| 小金丹（《外科证治全生集》） | 白胶香、草乌、五灵脂、地龙、木鳖、没药、归身、乳香、麝香、墨炭 | 化痰祛瘀除湿通络消肿散结 | 寒湿痰瘀之流注、痰核、瘰疬、乳岩、横痃、贴骨疽等。初起皮色不变，肿硬作痛 |
| 散结灵（《北京市中成药规范》） | 草乌、木鳖子、五灵脂、白胶香、地龙、当归、菖蒲、乳香、没药、京墨 | 散结消肿活血止痛 | 阴疽初起，皮色不变，肿硬作痛，瘰疬鼠疮 |

【现代研究】药理研究 ①抗结核：对痰液中结核杆菌有抑制作用。②镇痛：小鼠热板法和扭体法显示本方有镇痛作用。③促进新骨生长：对骨损伤模型具有使骨内血液供应丰富，新骨生长快，碱性磷酸酶丰富的作用。此外，本方尚有抑制肿瘤作用。

## 思考题

1. 使用温里剂应注意哪些事项？
2. 小建中汤由何方变化而成？两方理法用药及主治有何不同？
3. 四逆汤中回阳救逆的常用组合为何药？方中配伍炙甘草的意义何在？
4. 四逆散、四逆汤、当归四逆汤均可治"四逆"，其主治证病机及用药有何区别？
5. 阳和汤主治何证？药物配伍有何特点？
6. 从温里剂的新药研制提要及研制方举例中，你可以得到哪些启示？

# 6 补益剂

凡以补益药为主组成，具有补益人体气、血、阴、阳等作用，主治虚证的方剂，统称补益剂。属于"八法"中的"补法"。

虚证是对人体正气不足，脏腑功能衰减而产生的各种虚弱证候的概括，其形成可由先天禀赋不足引起，但主要为后天失调及疾病耗损所致。虚证所涉及的范围较广，归纳起来不外乎气虚、血虚、阴虚、阳虚，所以补益剂则相应分为补气、补血、补阴、补阳四类。

由于气血阴阳亏损与五脏功能衰退密切相关，五脏功能减退，则气血津精的生化不足而随之亦虚；气血津精虚损，则基础物质匮乏而五脏功能随之亦虚，二者在病理上相互影响而互为因果，故配伍组方当结合五脏生理病理特点予以考虑。除此之外，基于五脏之间相互依存，相互协同，尚需根据五行相生理论，如"培土生金"、"滋水涵木"等而遣药。

阳生于阴，阴生于阳，阴阳互为其根。故补肾阴之方常配温润补阳药，补肾阳之剂常伍甘温补阴药，此即《类经》所云："善补阳者，必于阴中求阳，则阳得阴助而生化无穷；善补阴者，必于阳中求阴，则阴得阳升而泉源不竭。"

使用补益剂当注意以下事项：一是定性定位结合。即首先分清气血阴阳究竟哪方面不足，再结合脏腑相互资生关系，予以补益。二是辨别证候的虚实真假。《景岳全书》云："至虚之病，反见盛势；大实之病，反有羸状。"前者是指真虚假实，误施攻伐则危亡立至；后者是指真实假虚，误投补剂则实邪愈壅。三是注重调理脾胃功能。补益药易于壅中滞气，如脾胃功能较差，可适当加入理气醒脾之品，以资运化，使之补而不滞。四是把握恰当的煎服法。补益药宜文火久煎，务使药力尽出；服药时间以空腹或饭前为佳，若急证则不受此限。

## 6.1 补气

**适应证** 适用于气虚证。症见肢体倦怠乏力，少气懒言，语音低微，动则气促，面色萎白，食少便溏，或心悸，或咳嗽气喘，舌淡苔白，脉虚等。

**组方思路** 本类方剂常由以下三方面的药物构成：①补气药，如人参、党参、黄芪、白术、甘草等。②理气药，如陈皮、木香、枳实之类。补气之品易于碍胃，配伍理气药疏畅气机，则补而不滞。③兼顾脏腑病变特点药，如脾胃气虚，运化失调，易致水湿停滞而见苔腻，宜配除湿药，如芳香化湿的砂仁、藿香，淡渗利湿的茯苓、车前子等，以应"健脾勿忘除湿"之旨；心气虚弱，心神不宁，可见心悸失眠，宜伍养心安神之五味子、柏子仁等；肺气虚损，宣降失常，多见咳嗽有痰，宜配宣降肺气，化痰止咳之杏仁、桔梗、贝母等。

**代表方** 四君子汤、参苓白术散、补中益气汤、生脉散、人参蛤蚧散、玉屏风散。

## 四君子汤《太平惠民和剂局方》

【组成】人参去芦　白术　茯苓去皮　甘草炙,各等分（9g）

【用法】上为细末。每服二钱（6g），水一盏，煎至七分，通口服，不拘时候；入盐少许，白汤点亦得。

【功效】益气健脾。

【主治】脾胃气虚证。面色萎白，语声低微，气短乏力，食少便溏，舌淡苔白，脉虚弱。

【方解】本方治证由脾胃气虚，脾失健运所致。脾胃气虚，纳运失司，则饮食减少、大便溏薄；气血生化不足，形体失养，则面色萎白、语声低微、倦怠乏力；舌淡苔白，脉虚弱皆为气虚之象。治宜补益脾胃之气。方中君以甘温之人参益气健脾。臣以苦温之白术健脾燥湿，合人参健脾助运之力尤彰。佐以甘淡之茯苓健脾渗湿。炙甘草助参、术益气补中，并调和诸药，为佐使药。合而成方，"温和脾胃，进益饮食，辟寒邪瘴雾气"（《太平惠民和剂局方》），犹如宽厚平和之君子，故有"四君子汤"之名。

配伍特点：药性平和，温而不燥，补而不滞。

【运用】

1. 辨证要点　本方为治脾胃气虚证的基础方。以面色萎白，食少便溏，四肢乏力，舌淡苔白，脉虚弱为辨证要点。

2. 新药研制提要　本方属益气健脾的基础方，后世众多治疗脾气虚的方剂每由此方衍化而来。本方侧重治本，新药研制时，宜针对兼夹加味，以构成标本同治之剂。如兼气机不畅之胸膈痞满者，加枳壳、陈皮等以行气；兼痰湿阻滞，胃气上逆之恶心呕吐、苔腻者，加半夏、陈皮以燥湿降逆；兼饮食积滞之食少难消，加山楂、神曲等消食和胃。

3. 现代应用　常用于慢性胃炎、胃及十二指肠溃疡、肠易激综合征、慢性结肠炎、慢性肝炎等证属脾胃气虚者。

4. 制剂研发　研制的新剂型有丸剂、合剂、袋泡剂、颗粒剂、胶囊剂等。

【附方】

| 方名 | 组成 | 功效 | 主治 |
|---|---|---|---|
| 异功散（《小儿药证直诀》） | 四君子汤加陈皮、生姜、大枣 | 益气健脾行气化滞 | 脾胃气虚兼气滞证。饮食减少，大便溏薄，胸脘痞闷不舒等 |
| 六君子汤（《医学正传》） | 四君子汤加陈皮、半夏、生姜、大枣 | 益气健脾燥湿化痰 | 脾胃气虚兼痰湿证。食少便溏，胸脘痞闷，呕逆，苔腻等 |
| 香砂六君子汤（《古今名医方论》） | 六君子汤去大枣加砂仁、木香 | 益气健脾行气化痰 | 脾胃气虚，痰阻气滞证。呕吐痞闷，不思饮食，脘腹胀痛，消瘦倦怠 |
| 儿康宁糖浆（OTC 中成药） | 四君子汤去甘草，加黄芪、山药、薏苡仁、麦冬、制何首乌、大枣、焦山楂、麦芽、桑枝 | 益气健脾消食开胃 | 脾胃气虚证。食欲不振，消化不良，面黄肌瘦，大便稀溏 |

【现代研究】

1. **药理研究** ①调节胃肠激素：促进胃动素、胃泌素分泌，降低血管活性肠肽含量，促进各类消化液的分泌，增强胃肠运动机能。②调节免疫：对机体特异性免疫及非特异性免疫都具有广泛作用，能够调节多种免疫分子和细胞因子。③抗衰老：具有增加机体超氧化物歧化酶活性，降低丙二醛含量，清除自由基等作用。此外，本方还有抗血栓、抗肿瘤、抗突变等作用。

2. **成分研究** 人参皂苷、人参多糖、白术挥发油是四君子汤治疗脾气虚证的主要有效组分，白术多糖、茯苓多糖、甘草皂苷是四君子汤治疗脾气虚证的次要有效组分。

【研制方举例】**启脾丸** 组成：人参、白术、茯苓、陈皮、山药、莲子、山楂、神曲、麦芽、泽泻、甘草。功效：健脾和胃。主治：脾胃气虚之消化不良，腹胀便溏。

按：启脾丸由四君子汤加味组成。脾胃虚弱，运化无力，谷无以运而为积，水无以化而成湿，故而饮食不消、便溏腹泻；脾虚不运，加之湿、食之滞，必致气机不畅而脘腹痞胀。该方以四君子汤加山药、莲子补气健脾，兼收涩止泻，配泽泻助白术、茯苓健脾祛湿；伍陈皮、山楂、神曲、麦芽理气宽中，消食化滞。诸药合用，为一首健脾除湿与理气消食并用之方。

## 参苓白术散 《太平惠民和剂局方》

【组成】莲子肉去皮，一斤（500g）　薏苡仁一斤（500g）　缩砂仁一斤（500g）　桔梗炒令深黄色，一斤（500g）　白扁豆姜汁浸，去皮，微炒，一斤半（750g）　白茯苓二斤（1kg）　人参去芦，二斤（1kg）　甘草炒，二斤（1kg）　白术二斤（1kg）　山药二斤（1kg）

【用法】上为细末，每服二钱（6g），枣汤调下，小儿量岁数加减服。

【功效】益气健脾，除湿止泻。

【主治】脾虚湿滞证。气短乏力，肠鸣泄泻，面色萎黄，形体消瘦，胸脘痞闷，饮食不化，舌质淡，苔白腻，脉虚缓。亦可用于肺脾气虚夹痰湿证，咳嗽痰多色白。

【方解】本方治证由脾胃虚弱，湿浊内停所致。脾虚失运，湿浊内停，则肠鸣泄泻、饮食不化；脾气既虚，气血生化不足，则气短乏力、面色萎黄、形体消瘦；湿阻气机，则胸脘痞闷；舌淡苔白腻，脉虚缓为脾虚湿滞之征。治宜益气健脾，除湿止泻。方以人参补益脾胃之气；白术、茯苓健脾燥湿渗湿，共为君药。山药、莲子肉协君药益气健脾，兼可收涩止泻；扁豆、薏苡仁助术、苓健脾祛湿，共为臣药。砂仁芳香醒脾，行气化湿；桔梗宣利肺气以通调水道，并为舟楫之药，载药上行，使全方兼有脾肺双补之功，为佐药。炙甘草、大枣补脾和中，调和诸药，为佐使药。诸药相合，补脾气，助运化，祛湿浊，行气滞，脾胃纳运升降之职渐复，则诸症自除。至于肺脾气虚而生痰湿之证，本方能补肺脾之气，祛湿化痰，故可一并治之。

配伍特点：标本同治，治本为主；肺脾兼顾，补脾为主；药性平和，补而不滞。

【运用】

1. **辨证要点** 本方为治脾虚湿滞证的常用方。以肠鸣泄泻，气短乏力，舌淡苔腻，脉虚缓为辨证要点。

2. **新药研制提要**　本方属健脾除湿之剂。新药研发时，若为湿盛而腹泻较甚而设，加芳香化湿之白豆蔻、藿香，升阳止泻的葛根、升麻；为湿滞而气阻较重而设，加行气导滞之陈皮、木香等。

3. **现代应用**　常用于胃肠功能紊乱、慢性胃炎、慢性结肠炎、慢性肝炎、慢性肾炎、慢性肺源性心脏病、放射病等证属脾虚湿滞者。

4. **制剂研发**　研制的新剂型有丸剂、膏剂、胶囊剂、口服液、咀嚼片、颗粒剂等。

5. **使用注意**　若积滞内停，伤食泄泻，以及协热下利等，均不宜使用。

【现代研究】药理研究　①调节胃肠功能：对肠道运动具有双向调节作用，小剂量呈兴奋作用而大剂量则呈抑制作用；并能增强肠管对水和氯化物的吸收。②提高免疫功能：能明显改善肾上腺皮质功能及增强细胞免疫。③调节胃肠菌群：具有扶植厌氧菌和抑制需氧菌之调整功能，尤其是通过扶植双歧杆菌，强烈抑制主要耐药性菌株肠球菌等，达到调整菌群目的。

【研制方举例】人参健脾丸　组成：人参、白术、茯苓、山药、陈皮、木香、砂仁、黄芪、当归、酸枣仁、远志。功效：健脾益气，和胃止泻。主治：脾胃虚弱之饮食不化，嗳气嘈杂，恶心呕吐，腹痛便溏，不思饮食，体弱倦怠。

按：人参健脾丸系参苓白术散加减而成。该方主治脾胃虚弱，湿滞气阻，升降失调证。故以四君子汤加黄芪、山药健脾益气；陈皮、砂仁、木香行气化湿，和胃降逆，并使诸药补而不滞。脾虚则气血化生乏力。若为心血不足，可见失眠心悸等症，配当归、酸枣仁、远志补血安神，乃"未病先防"之故。诸药相伍，为健脾除湿、理气和胃与补血安神并用之研制方。

## 补中益气汤《脾胃论》

【组成】黄芪五分，病甚、劳役热甚者一钱（18g）　甘草炙，五分（9g）　人参去芦，三分（6g）　当归身酒焙干或晒干，二分（3g）　橘皮不去白，二分或三分（6g）　升麻二分或三分（6g）柴胡二分或三分（6g）　白术三分（9g）

【用法】上㕮咀，都作一服，水二盏，煎至一盏，去渣，食远，稍热服。

【功效】补中益气，升阳举陷。

【主治】

1. 脾虚气陷证。头晕目眩，少气懒言，语声低微，面色萎黄，纳差便溏，舌淡脉虚；以及脱肛，子宫脱垂，久泻久痢，崩漏等。

2. 气虚发热证。身热，自汗，渴喜热饮，气短乏力，舌淡，脉虚大无力。

【方解】本方证由脾胃气虚，清阳不升，固摄无力所致。脾虚生化之源，形体失养，则肢倦体软、面色萎黄、纳少便溏、少气懒言、语声低微；气虚卫外失固，阴液外泄，则自汗出；脾主升清，脾气虚弱，清阳不升，水谷精微不能上输于头，则头晕目眩；津液不能上承于口，则口渴而喜热饮；清阳陷于下焦，郁遏不达，则发热；若至中气下陷，升举无力，固摄无权，则病现脱肛、子宫脱垂等脏器下垂之疾及久泻、久痢、崩漏等津血滑脱之征。治当补中益气，升阳举陷。方中重用黄芪补中益气，升阳固表，为君药。人参、白术、炙甘草助黄芪补气健脾之力，为臣药。柴胡、升麻协黄芪升提中气，芪、柴、升同用，为补气升阳的基本结构；当归补血和营；陈皮调理气机，使诸药补而不滞，俱为佐药。炙甘草调和诸药，兼为使药。诸药配伍，可使中虚得补，清阳得升，气陷得举而诸症可除。

配伍特点：健脾与升阳并用，补气与养血兼施，以甘温益气为主。

【运用】

1. 辨证要点　本方既为治脾虚气陷及气虚发热的常用方，又是"补气升阳"、"甘温除热"法的代表方。以少气乏力，面色萎黄，或发热，舌淡，脉虚无力为辨证要点。

2. 新药研制提要　本方临床应用较广，新药研制时，可据病证侧重加味组方，以切中病机。如兼气滞脘腹痞胀者，加枳壳、木香、砂仁等以行气消痞；兼头痛者，加蔓荆子、川芎以助升阳止痛之力；久泻不愈者，加莲子肉、诃子等以增健脾涩肠止泻之功。

3. 现代应用　常用于慢性胃肠炎、消化性溃疡、肝炎、肾炎、慢性疲劳综合征、低血压、心律失常、原因不明的低热、脏器下垂（胃下垂、肾下垂、子宫脱垂、脱肛等）、重症肌无力、乳糜尿、尿崩症、妇女功能性子宫出血、眼睑下垂、麻痹性斜视等证属脾胃气虚或脾虚气陷者。

4. 制剂研发　研制的新剂型有丸剂、膏剂、颗粒剂、合剂、口服液、片剂等。

5. 使用注意　阴虚或热病所致发热，不宜使用。

【现代研究】

1. 药理研究　①调节胃肠功能：对胃肠功能呈现双向调节作用，既可促进小肠吸收，亦能抑制胃酸分泌及胃肌的过度收缩；小剂量促进胃液分泌，大剂量则相反。②调节免疫：能明显恢复激素引起的胸腺萎缩，促进细胞免疫功能。③抗溃疡：能降低溃疡发生率和溃疡指数，其机制可能与激活病理状态胃黏膜钠钾泵及镁泵活性，提高环磷酸腺苷含量有关。此外，本方尚有选择性兴奋子宫、抗肿瘤、抗突变、抗疲劳、改善骨代谢、抗不育等作用。

2. 成分研究　本方主要有效组分有氨基酸类、黄酮类、总多糖类和总皂苷类等。

【研制方举例】补气升提片　组成：人参、党参、黄芪、白术、升麻、阿胶、甘草。功效：益气升阳。主治：中气不足，气虚下陷之胃下垂、脱肛、子宫下垂和久泻等。

按：补气升提片即在补中益气汤基础上去当归、橘皮、柴胡，加血肉有情之阿胶补血；甘温之党参益气，则其补气养血之功尤彰。

## 生脉散《医学启源》

【组成】人参（9g）　麦门冬（9g）　五味子（6g）（原书未著用量）

【用法】水煎服。

【功效】益气生津，敛汗生脉。

【主治】心肺气阴两虚证。心悸不寐，气短懒言，神疲乏力，自汗，或干咳少痰，口燥咽干，舌干红少苔，脉细弱。

【方解】本方所治为心肺虚损，气阴两伤之证。心气虚衰，血运不足，加之心阴亦亏，则心体心神失养而见心悸失眠；肺气受损，则气短懒言、神疲乏力；肺气虚弱，表卫不固，则自汗；肺阴不足，肺失清肃，则干咳少痰；口燥咽干，舌干红少苔，脉细弱乃气阴两伤之征。治宜益气生津。方中人参归心、脾、肺经，补元气，生津液，安心神，是为君药。麦门冬归心、肺、胃经，功专养阴生津，用以为臣。君臣相伍，气阴双补，相得益彰，是补气生津的常用组合。五味子敛阴止汗，安神止咳，为佐药。三药合用，一补一润一敛，使气复津生，汗止阴存，气充脉复，故名"生脉"，正如《医方集解》谓："人有将死脉绝者，服此能复生之，其功甚大。"

李杲取本方补敛气阴之功，用治暑热耗伤气阴之汗多神疲、咽干口渴等。

配伍特点：气阴双补，补气为主；补敛兼施，标本并治，治本为主。

【运用】

1. **辨证要点** 本方为治心肺气阴两虚证的基础方。以体倦气短，自汗，口燥咽干，舌红脉虚为辨证要点。

2. **新药研制提要** 本方现代多用治心系疾病证为气阴不足者，新药研制时，可针对神志病变和心脉病变加味。兼见心神不安之失眠多梦、健忘者，宜加安神药远志、柏子仁、龙骨等，兼见心脉痹阻之胸闷不舒、胸痛者，加活血药丹参、川芎、红花等。

3. **现代应用** 常用于治疗肺心病、冠心病、心绞痛、心律不齐、心力衰竭、肺结核、慢性支气管炎及各类休克、中暑，以及神经衰弱等证属心肺气阴两虚者。

4. **制剂研发** 研制的新剂型有注射剂、片剂、颗粒剂、口服液、胶囊剂等。

5. **使用注意** 气阴两虚而兼实邪时，不宜使用。

【现代研究】

1. **药理研究** ①强心、抗休克：能增加冠脉流量，改善心肌供血，调整心肌代谢，增强耐缺氧能力，保护缺血再灌注而致的心肌损伤，加速损伤心肌的修复，加强心肌收缩力；同时还有抗心律失常，改善微循环等作用。②抗凝血：能抑制体外血栓的形成，明显延长凝血酶原时间及凝血酶原消耗时间，对内外源性凝血系统均有很好的抑制作用。③调节免疫：能兴奋网状内皮系统，增强对碳粒廓清能力，增加成熟 T 淋巴细胞数，小剂量促进淋巴细胞转化，而大剂量则抑制。④调节激素：能增强垂体 - 肾上腺皮质功能，促进肾上腺皮质激素分泌。此外，本方还有镇静、镇痛、促进肝细胞生成、延缓衰老、抗肿瘤等作用。

2. **成分研究** 本方主要有效组分为人参总皂苷、麦冬总皂苷、五味子木脂素类。

【不良反应】临床应用偶有引发黄疸及静脉炎的报道。

【研制方举例】**参松养心胶囊** 组成：人参、麦冬、五味子、山茱萸、酸枣仁、丹参、桑寄生、赤芍、土鳖虫、甘松、黄连。功效：益气养阴，活血通脉，清心安神。主治：气阴两虚，心络瘀阻之心律失常。症见心悸，气短乏力，胸闷痛，失眠多梦，脉结代等。

按：参松养心胶囊系生脉散加味而成。胸痛乃气虚运血无力，瘀阻心脉；失眠则为气阴两伤，神失温养所致。故以生脉散益气养阴，配山茱萸、酸枣仁、桑寄生养阴补心安神；伍丹参、赤芍、土鳖虫、甘松活血化瘀通络。合而成方，气阴两顾，心神心脉兼治，为一首据心之生理病理特点加减化裁的研制方。

## 人参蛤蚧散《御药院方》

【组成】 蛤蚧一对,全者,以河水浸五宿,逐日换水,浸洗净,去腥气,酥炙香熟（60g） 甘草炒紫,五两（150g） 杏仁炒,去皮尖,五两（150g） 人参 茯苓 贝母 桑白皮 知母各二两（各30g）

【用法】 上为细末,净瓷盒子内盛,每日如茶点服,一料永除。

【功效】 补肺益肾,清热化痰。

【主治】 肺肾气虚,痰热内蕴证。咳嗽喘息,呼多吸少,声音低怯,痰稠色黄,胸中烦热,身体羸瘦,或咳吐脓血,或遍身浮肿,脉浮虚。

【方解】 本方治证由肺肾气虚,痰热内蕴所致。肺肾气虚,肺失清肃,肾不纳气,则喘咳俱甚、呼多吸少;肺肾气虚,津失输布,津聚为痰,痰郁化热,痰热阻肺,故胸中烦热、咯吐黄痰而黏稠,甚则损伤血络,乃至咳吐脓血;津停为湿,水湿溢于肌肤,亦可见遍身浮肿;声音低怯,身体羸瘦,脉浮虚为气虚之征。治宜补益肺肾,清肺化痰,止咳定喘。方用人参大补元气,益肺健脾;蛤蚧补肺益肾,纳气平喘,为君药。杏仁降肺气而止咳喘;知母、贝母清热润肺,化痰止咳;茯苓利水消肿;桑白皮泻肺清热,平喘宁嗽,合杏仁宣利肺气,通调水道以消水肿,共为臣药。方中甘草用至五两炒制,既合蛤蚧、人参补益肺气,又可祛痰止咳,尚能调和诸药,为佐使之药。

配伍特点:肺肾同治,肃肺为主;标本兼顾,治本为主。

【运用】

1. 辨证要点 本方为治肺肾气虚,痰热内蕴之喘咳的常用方。以喘息咳嗽,痰稠色黄,声音低怯,脉浮虚为辨证要点。

2. 新药研制提要 本方属邪正并治之剂。研制新药时,若针对肺气虚甚者,加黄芪、党参以加强补气之力;咳嗽喘息日久,易伤阴津,加百合、天冬养阴润肺。此外,该方重在治本,若兼顾咳喘甚或出血甚,宜加止咳平喘之白前、百部或凉血止血之小蓟、白茅根。

3. 现代应用 常用于慢性支气管炎、支气管扩张、支气管哮喘及肺心病等证属肺肾气虚而兼痰热者。

4. 制剂研发 研制的新剂型有口服液。

5. 使用注意 若纯属肺肾虚衰,或单为痰热内蕴者,皆不宜使用。

【现代研究】 药理研究 ①抗炎:能纠正氧化/抗氧化失衡,减轻炎性反应,恢复气道和肺泡损伤,对于慢性阻塞性肺疾病（COPD）模型疗效确切,其机制可能与抑制核转录因子NF-kB 活性有关。②调节免疫:能降低 COPD 大鼠白细胞介素-4、白细胞介素-8、肿瘤坏死因子 α 水平,升高干扰素-γ 及干扰素-γ/白细胞介素-4 水平,从而起到调节机体的免疫应答,提高机体免疫的作用。

【研制方举例】 蛤蚧养肺丸 组成:莲肉、前胡、天花粉、半夏、人参、白及、瓜蒌仁、天冬、麦冬、川贝母、白前、桔梗、橘红、杏仁、桑白皮、苏子、白芥子、莱菔子、茯苓、山药、薏仁、扁豆、百合、黄芪、党参、生甘草、蛤蚧。功效:补虚润肺,止咳化痰。主治:肺痨咳嗽,痰稠色黄,咯痰不爽,四肢疲倦,咽干口燥。

　　按：蛤蚧养肺丸系人参蛤蚧散合参苓白术散加减变化而来。该方主治肺肾亏损，气阴两伤，痰热内蕴证。故方取人参蛤蚧散主要药物补肺益肾，清热化痰，定喘止嗽；取参苓白术散主要药物补气健脾，培土生金。加瓜蒌、橘红、白前、前胡、半夏、苏子、白芥子、莱菔子助宣降肺气，化痰止咳之功；配二冬、百合、花粉滋阴清热；配白及收敛止血。诸药合而成方，共呈补虚润肺、止咳化痰之力。

## 玉屏风散 《究原方》，录自《医方类聚》

　　【组成】防风一两（30g）　黄芪蜜炙　白术各二两（60g）

　　【用法】上㕮咀，每服三钱（9g），水一盏半，加大枣一枚，煎至七分，去滓，食后热服。

　　【功效】益气固表止汗。

　　【主治】卫气虚弱，表卫不固证。汗出恶风，面色㿠白，舌淡，苔薄白，脉浮虚。亦治虚人易于感冒。

　　【方解】卫气虚弱，不能固表，则腠理疏松，津液外泄而恶风汗出；面色㿠白，舌淡，脉浮虚皆为气虚之象。治宜益气固表止汗之法。方中黄芪既能补肺脾之气以实卫，又可固表止汗，标本兼顾，故为君药。臣以白术益气健脾，助黄芪固表止汗。佐以防风走表而散风御邪。黄芪得防风，则固表而不留邪；防风得黄芪，则祛风而不伤正。方名"玉屏风"者，言其功效有似御风屏障，而又珍贵如玉之意。

　　配伍特点：补中兼散，散中寓收，标本同治，治本为主。

　　【运用】

　　1. 辨证要点　本方为治表虚自汗的常用方。以汗出恶风，面色㿠白，舌淡脉虚为辨证要点。

　　2. 新药研制提要　本方重在治本，如用治自汗，新药研制时，可加收涩止汗之煅龙骨、煅牡蛎、五味子等以标本同治；治虚人易于感冒，可加人参、淫羊藿等补气温肾，充实卫气，以加强御邪之力。

　　3. 现代应用　常用于感冒、慢性呼吸道疾病、过敏性鼻炎、荨麻疹、汗症等证属表虚易感外邪者。

　　4. 制剂研发　研制的新剂型有丸剂（含滴丸）、颗粒剂、口服液、胶囊剂（含软胶囊）、冲剂、袋泡剂等。

　　5. 使用注意　若外感风邪，营卫失和之自汗，不宜使用。

　　【现代研究】

　　1. 药理研究　①调节免疫：能提高巨噬细胞的吞噬功能，对小鼠脾细胞空斑形成细胞及环磷酸腺苷具有双向调节作用，增加免疫器官重量，对细胞免疫及体液免疫均有一定的保护作用。②抗病毒：能明显抑制流感病毒。③抗应激：能促进肾上腺组织增生，增强垂体－肾上腺皮质系统功能。此外，本方还有抗缺氧、抗疲劳、延缓衰老等作用。

　　2. 成分研究　方中含有己醛、辛醛、β－没药烯、花侧柏烯、β－桉叶醇、苍术醇、升麻素、亥茅酚、补骨脂素、黄芪多糖、黄芪皂苷、芒柄花素、升麻苷、5－0－甲基维斯阿米醇苷、白术内酯等成分，并发现本方各不同组合的总浸膏和总多糖含量不是单味药的简单相加，而是方内诸药综合作用的体现。

【研制方举例】通窍鼻炎片 组成：苍耳子、防风、黄芪、白芷、辛夷、白术、薄荷。功效：散风固表，宣肺通窍。主治：表虚不固，风热蕴肺之鼻塞时轻时重、鼻流清涕或浊涕、前额头痛等。

按：通窍鼻炎片由玉屏风散加味而成。鼻为肺窍而属肺系，表卫气虚，易感外邪，致肺系不利，鼻窍不通，则鼻塞。该方证为表虚不固，风热蕴肺，故以玉屏风散益气实卫为主，辅以辛凉之薄荷，疏散风热，清利头目；苍耳子、白芷、辛夷皆善通鼻窍，并能祛风散邪。诸药相合，祛邪扶正兼顾，为实卫固表与宣通鼻窍相伍之研制方。

## 6.2 补血

**适应证** 适用于血虚证。症见面色无华，头晕目眩，唇爪不荣，心悸，失眠，舌质淡，脉细；或妇女月经不调，量少色淡，或经闭不行等。

**组方思路** 本类方剂常由以下方面的药物构成：①补血药，如熟地、白芍、当归等以补其不足。②补阴药，如麦冬、沙参等，此乃"津血同源"之故。③补气健脾药，如人参、党参、黄芪等，因"血虚者，补其气而血自生"（《温病条辨》）。④行气药，如枳壳、木香等，使补而不滞。⑤兼顾相关病变药，如活血之川芎、红花等，因营血亏虚，血行缓慢而不畅达，易于滞而成瘀；安神之酸枣仁、远志等，由于血虚多见于心肝两脏，心肝血虚，神魂不安易见失眠健忘等症。

**代表方** 四物汤、归脾汤、炙甘草汤。

### 四物汤《仙授理伤续断秘方》

【组成】当归去芦，酒浸炒（9g） 川芎（6g） 白芍药（9g） 熟地黄酒蒸，各等分（15g）

【用法】上为粗末，每服三钱（9g），水一盏半，煎至七分，空心热服。

【功效】补血和血。

【主治】营血虚滞证。头晕目眩，心悸失眠，月经不调，或经闭不行，脐腹疼痛，面色无华，唇爪色淡，舌淡，脉细弦或细涩。

【方解】本方治证由营血亏虚，血行不畅所致。心主血，藏神，其华在面；肝藏血，藏魂，其华在爪。心肝血虚，形体失荣，则心悸失眠、眩晕、面色唇甲无华；若妇人肝血不足，血海空虚，则月经不调，或经闭不行；营血既虚，运行不畅，则脐腹疼痛。治宜补血和血之法。方中熟地滋养阴血，补肾填精，为补血要药，故为君药。当归为补血良药，兼具活血作用，且为妇科调经要药，用为臣药。佐以白芍养血益阴；川芎活血行气。四药合用，血虚得补，血滞得行，洵为补血调血之良方。

配伍特点：动静相合，刚柔相济，补而不滞，温而不燥，滋而不腻。

【运用】

1. **辨证要点** 本方原治外伤瘀血作痛，至《太平惠民和剂局方》用治妇人诸疾，今多作补血调血之基础方。以头晕心悸，面色唇爪无华，舌淡，脉细为辨证要点。

2. **新药研制提要** 本方是补血之基础方，后世众多治疗血分病的方剂常由此方衍化而来。新药研制过程中，若为血虚重证而设，加入参、黄芪等补气之品，以达补气生血之效；或酌加鹿角胶、阿胶等，以增补血之力；为血瘀偏重而设，宜加活血之桃仁、红花以协祛瘀之功。若治妇人血虚兼瘀之妇人月经不调、痛经等，加益母草、香附等活血疏肝以调经。

3. **现代应用** 常用于妇女月经不调、痛经、经闭、胎位不正、流产、不孕症、附件炎、盆腔炎，以及贫血、血管神经痛、荨麻疹、银屑病、视网膜病等证属营血虚滞者。

4. **制剂研发** 研制的新剂型有合剂、颗粒剂、膏剂、胶囊剂等。

【附方】

| 方名 | 组成 | 功效 | 主治 |
|---|---|---|---|
| 桃红四物汤<br>（《玉机微义》） | 四物汤加桃仁、红花 | 养血活血 | 血虚兼血瘀证。妇女经期超前，血多有块，色紫稠黏，腹痛 |
| 圣愈汤<br>（《脉因症治》） | 四物汤加人参、黄芪 | 补气养血 | 气血虚弱，气不摄血证。月经先期而至，量多色淡，四肢乏力，体倦神衰 |
| 复方阿胶浆<br>（OTC 中成药） | 阿胶、熟地黄、人参、党参、山楂 | 补气养血 | 气血两虚证。头晕目眩，心悸失眠，食欲不振；以及白细胞减少见上述证候者 |
| 当归补血口服液<br>（OTC 中成药） | 当归、黄芪 | 补养气血 | 气血两虚证。身体虚弱，头晕，面色无华，以及贫血见上述证候者 |
| 当归养血丸<br>（OTC 中成药） | 当归、白芍、地黄、阿胶、黄芪、茯苓、白术、杜仲、丹皮、香附 | 益气养血调经 | 气血两虚之月经不调。月经提前，经血量少，经期延后，肢体乏力 |
| 复方益母草膏<br>（OTC 中成药） | 益母草、当归、川芎、白芍、地黄、木香 | 调经养血化瘀生新 | 营血不足，血瘀气滞证。月经不调，经行腹痛，量少色黯 |

【现代研究】

1. **药理研究** ①造血：可使骨髓的造血功能改善，促进贫血的恢复，对血液有形成分均有不同程度的增加，以血红蛋白增加显著。②抗缺氧：对多种缺氧模型均表现出较好的拮抗作用。③调节免疫：能促进细胞免疫，同时抑制体液免疫。此外，本方尚有抗炎、抗血栓、抑制子宫自发运动及抗辐射等作用。

2. **成分研究** 方中有效成分主要为阿魏酸、芍药苷等，苯甲酸为其有害成分（白芍的有害成分）。本方水煎液之阿魏酸的煎出率比单味当归高，比单味川芎低，其中川芎＋当归＋地黄配伍组最高；而苯甲酸则较白芍显著降低。

【研制方举例】**乌鸡白凤丸** 组成：乌鸡（去毛爪肠）、人参、丹参、黄芪、当归、川芎、白芍、生地、熟地、甘草、制香附、鹿角胶、鹿角霜、银柴胡、牡蛎、鳖甲、桑螵蛸、芡实、山药、天冬。功效：补气养血，调经止带。主治：气血两虚之身体瘦弱，腰膝酸软，月经不调，崩漏带下。

按：乌鸡白凤丸由圣愈汤加味而来。该方主治气血两虚证，故以圣愈汤合血肉有情之乌鸡、鹿角胶及补阴之天冬，则补血益阴之力益彰；合山药、甘草，则健脾益气之功尤佳；合丹参，则活血行血之功增强。伍芡实、牡蛎收涩止带；鹿角霜、桑螵蛸温肾止带；银柴胡、青蒿清热以防阴血不足而生虚热；香附疏肝理气，调经止痛。诸药合用，气血双补，调经止带兼顾。

## 归脾汤《正体类要》

【组成】白术　当归　白茯苓　黄芪炒　龙眼肉　远志　酸枣仁炒，各一钱（3g）　木香五分（1.5g）　甘草炙，各三分（1g）　人参一钱（3g）

【用法】加生姜、大枣，水煎服。

【功效】益气补血，健脾养心。

【主治】

1. 心脾气血两虚证。心悸怔忡，健忘失眠，体倦食少，面色萎黄，舌淡，苔薄白，脉细弱。

2. 脾不统血证。妇女崩漏，月经超前，量多色淡，或淋漓不止，便血，皮下紫癜，舌淡，脉细者。

【方解】本方治证由心脾两虚，气血不足所致。心藏神而主血，脾主思而统血。思虑过度，劳伤心脾，脾气亏虚则化源不足，气血衰少，心失所养，则心悸怔忡、健忘失眠；形失所荣而体倦乏力、面色萎黄；血失所摄，则崩漏、便血、紫癜等。治宜健脾养心与益气补血兼施之法。方用人参为君，益气健脾，宁心安神。黄芪、白术益气补中；当归、龙眼肉补血养心，为臣药。君臣合用，健脾养心之功尤著。酸枣仁、远志补心安神宁志；茯苓、炙甘草补益心脾之气；木香理气醒脾，使补而不滞，并为佐药。炙甘草调和药性，兼为使药。煎药时少加生姜、大枣调和脾胃，以资生化之源。诸药合用，使脾气旺而血有所生则神有所舍，血有所摄则血有所归，故方以"归脾"名之。

配伍特点：心脾同治，气血双补，以健脾益气为主。

【运用】

1. 辨证要点　本方既为治心脾气血两虚证的常用方，亦为治脾不统血证常用方。以体倦食少，心悸失眠，或便血，或崩漏，舌淡，脉细弱为辨证要点。

2. 新药研制提要　若治心血虚而心悸失眠甚者，新药研制时，宜加五味子、夜交藤助补血安神之效；治脾气虚而食少便溏甚者，加芡实、山药增健脾止泻之功；治经血淋漓不净者，加益母草、艾叶、地榆炭协止血之力。

3. 现代应用　常用于神经官能症、贫血、再生障碍性贫血、冠心病、心律失常、心肌炎、胃及十二指肠溃疡出血、血小板减少性紫癜、功能性子宫出血等证属心脾气血两虚或脾不统血者。

4. 制剂研发　研制的新剂型有片剂、颗粒剂、口服液、膏剂、合剂、胶囊剂、丸剂等。

5. 使用注意　若神志不宁属邪热扰心，或诸出血症因于血热妄行者，则不宜使用。

【附方】

| 方名 | 组成 | 功效 | 主治 |
|------|------|------|------|
| 八珍汤<br>（《瑞竹堂经验方》） | 四君子汤合四物汤 | 益气补血 | 气血两虚证。面色萎黄，头晕目眩，体倦气短，心悸怔忡，食少，舌淡苔白，脉细弱 |
| 十全大补汤<br>（《传信适用方》） | 八珍汤加肉桂、黄芪 | 温补气血 | 气血两虚证。面色萎黄，倦怠食少，头晕自汗，气短心悸，月经不调，舌淡，脉细弱 |
| 人参养荣汤<br>（《三因极<br>一病证方论》） | 十全大补汤去川芎，加远志、五味子、陈皮 | 益气补血<br>养心安神 | 心脾气血两虚证。倦怠无力，食少，惊悸健忘，夜寐不安，自汗，咽干唇燥，形体消瘦 |
| 八珍益母丸<br>（OTC 中成药） | 八珍汤加益母草 | 益气养血<br>活血调经 | 气血两虚兼瘀证。月经周期错后，经行量少，淋漓不尽，精神不振，肢体乏力 |

【现代研究】药理研究　①对中枢神经系统的影响：具有激活老龄大鼠脑内胆碱能神经功能能低下的作用，显著对抗东莨菪碱所致的记忆障碍。②抗氧化：能显著抑制胆碱酶活性，对过氧化脂质生成有显著抑制作用，能增强超氧化物歧化酶和过氧化氢酶活性。③造血：能增强血液循环，促进蛋白质合成，使红细胞及血红蛋白增加。④调节免疫：能增强免疫，激活网状内皮系统，促进细胞免疫和体液免疫作用。此外，本方还有抗休克、抗溃疡和抗抑郁作用。

【研制方举例】参芪五味子片　组成：南五味子、党参、黄芪、酸枣仁。功效：健脾益气，宁心安神。主治：气血不足，心脾两虚证。症见失眠，多梦，健忘，乏力，心悸，气短，自汗。

按：参芪五味子片师归脾汤之法而研制。该方主治气血不足，心脾两虚证。故以党参、黄芪补气健脾，使脾气健旺，生化有源；五味子、酸枣仁补血养心，安神定志。药虽简而心脾两顾，气血并施，标本同治。

## 炙甘草汤《伤寒论》

【组成】甘草炙，四两（12g）　生姜切，三两（9g）　桂枝去皮，三两（9g）　人参二两（6g）　生地黄一斤（50g）　阿胶二两（6g）　麦门冬去心，半升（9g）　麻仁半升（9g）　大枣擘，三十枚（10枚）

【用法】上以清酒七升，水八升，先煮八味，取三升，去滓，内胶烊消尽，温服一升，日三服。

【功效】滋阴养血，益气温阳，复脉定悸。

【主治】阴血不足，阳气虚弱证。脉结代，心动悸，虚羸少气，舌光少苔，或舌干而瘦小者。

【方解】本方所治之心动悸、脉结代乃因阴血两虚，无以充脉养心，阳气不足，无力行血鼓脉，脉气不续所致。至于虚羸少气、舌光少苔或质干瘦小，亦是气血阴阳俱虚，形体失养之征。宜补养阴阳气血。方中炙甘草补气生血，健脾益心；生地黄滋阴补血，充脉养心。

二药重用，气血双补以复脉之本，共为君药。人参、大枣合炙甘草则补益心脾之功尤彰；阿胶、麦门冬、麻仁合生地则滋阴补血尤佳，俱为臣药。桂枝、生姜温心阳，通血脉，且使诸药滋而不腻，为佐药。加清酒煎服，可温通血脉以行药势，用之为使。诸药配伍，使阳气旺，阴血足，血脉畅，则脉复悸定，故本方又名"复脉汤"。

配伍特点：气血阴阳并补，尤以滋阴养血之力为著；滋补之中寓有温通，滋而不腻，温而不燥，刚柔相济，相得益彰。

【运用】

1. 辨证要点　本方为治气血阴阳俱虚证的常用方。以虚羸少气，心动悸，脉结代，舌红少苔为辨证要点。

2. 新药研制提要　本方属气血阴阳并补之剂。新药研制过程中，若以治气虚为主者，可加黄芪；血虚为主者，加当归；阳虚为主者，易桂枝为肉桂，甚者可加附子；阴虚为主者，易生地为熟地。

3. 现代应用　常用于心律失常、冠心病、病毒性心肌炎、病态窦房结综合征及甲状腺功能低下等证属气血阴阳俱虚者。

4. 制剂研发　研制的新剂型有口服液、颗粒剂、合剂等。

【现代研究】

1. 药理研究　①抗心律失常：对多种原因所致动物实验性心律失常有明显的抑制作用。②对离体心肌电生理的影响：能减慢大鼠右心房窦房结的自律活动，明显抑制肾上腺素诱发的豚鼠乳头肌的自律性，并可延长心肌的功能不应期，提示此为本方抗心律失常的作用机制之一。③改善心肌结构：能促进心肌 DNA 和心肌细胞蛋白质的合成，改善心肌结构，促进细胞功能的恢复。此外，本方尚有镇静、改善末梢微循环、抗休克、抗缺氧、增强体质、利尿等作用。

2. 成分研究　方中富含镁、锌、锰、铁、钴、硒等元素及氨基酸，其中 9 种人体必需氨基酸含量明显高于乳、蛋、肉、面、米，且赖氨酸含量尤高；甘草酸、人参总皂苷和麦冬总皂苷为本方中抗心律失常的主要有效成分及有效组分。

【研制方举例】养心定悸膏　组成：地黄、麦冬、红参、大枣、阿胶、黑芝麻、桂枝、生姜、炙甘草。功效：养血益气，复脉定悸。主治气虚血少之证。症见心悸气短，盗汗失眠，咽干口燥，大便干结。

按：养心定悸膏实为炙甘草汤以汤剂易为膏剂，明确原方人参、麻仁为红参、黑芝麻。用膏剂者易于常服；遣红参，取其温补心气以定悸；遣黑芝麻，取其滋阴润肠以通便。故该方对气阴两虚之心悸气短，伴大便干结者尤宜。

# 6.3　补阴

适应证　适用于阴虚证。症见形体消瘦，潮热颧红，腰膝酸软，眩晕耳鸣，盗汗遗精，手足心热，咳嗽咯血，口燥咽干，舌红少苔，脉细数。

组方思路　本类方剂常由以下四方面的药物构成：①补阴药，如熟地、沙参、麦冬、百合、枸杞子、龟板等。②补血药，如熟地、白芍、当归等，因阴之与血，关系密切，故常配伍。③清热药，如知母、黄柏、生地黄、丹皮之类，乃阴虚易生内热也。④兼顾脏腑病变特点药；如肾阴虚，主水功能障碍，宜配伍利水渗湿之泽泻、茯苓等；肝阴虚而疏泄失常，宜配疏肝行气之川楝子、柴胡等；肺阴虚而宣降失常，宜配宣降肺气，化痰止咳之桔梗、贝母等；胃阴虚而胃气上逆，宜伍和胃降逆之半夏、竹茹等。

**代表方**　六味地黄丸、左归丸、一贯煎、百合固金汤、益胃汤。

## 六味地黄丸《小儿药证直诀》

【组成】熟地黄八钱（24g）　　山萸肉　干山药各四钱（各12g）　　泽泻　牡丹皮　茯苓去皮，各三钱（各9g）

【用法】上为末，炼蜜为丸，如梧桐子大。空心温水化下三丸（9g）。

【功效】滋阴补肾。

【主治】肾阴不足证。腰膝酸软，头晕目眩，耳鸣耳聋，盗汗，遗精，消渴，骨蒸潮热，手足心热，口燥咽干，牙齿动摇，小便淋沥，以及小儿囟门不合，舌红少苔，脉沉细数。

【方解】本方治证由肾阴不足，虚热内扰所致。肾阴不足，精亏髓少，形失所养，则腰膝酸软无力、牙齿动摇、头晕目眩、耳鸣耳聋、小儿囟门久不闭合；肾阴虚损，阴不制阳，虚热内扰，则骨蒸潮热、手足心热、消渴、遗精、盗汗等；舌红少苔，脉沉细数乃阴虚内热之征。是证阴虚为主，虚热为辅，治宜滋阴补肾为主，即王冰所谓"壮水之主，以制阳光"也。方中重用熟地黄滋阴补肾，填精益髓，为君药。山茱萸补养肝肾，涩精敛汗；山药健脾补虚，涩精固肾，共为臣药。君臣配合，滋补肾肝脾，是为"三补"。泽泻利湿泄浊，并防熟地黄之滋腻；牡丹皮清泄虚热；茯苓健脾渗湿，并助山药以益脾。三药合用，即为"三泻"，均为佐药。

配伍特点：三阴并补，补肾为主；三补三泻，以补为主；补中寓泻，补而不滞。

本方系宋·钱乙据《金匮要略》所载崔氏八味丸（即肾气丸）减去桂枝、附子而成，原名"地黄丸"。《小儿药证直诀笺正》释云："仲阳意中，谓小儿阳气甚盛，因去桂附而创立此丸，以为幼科补肾专药"，后世拓展应用而为滋补肝肾之圣剂。

【运用】

1. 辨证要点：本方为治肾阴不足证的基础方。以腰膝酸软，头晕目眩，口燥咽干，舌红少苔，脉沉细数为辨证要点。

2. 新药研制提要　本方属平补肾阴之基础方。新药研制过程中，如治虚火甚者，加知母、黄柏以加强清热降火之力；耳鸣耳聋甚者，加磁石、龟板滋肾聪耳；腰膝酸软甚者，加怀牛膝、桑寄生益肾壮骨。此外，因"肝肾同源"、"金水相生"，肾阴虚常可累及肝与肺，如针对肝肾阴虚而视物昏花者，加枸杞子、菊花等补肝明目；针对肺肾阴虚而虚喘、干咳等，加麦冬、贝母等润肺止咳。

3. 现代应用　常用于慢性肾炎、高血压病、糖尿病、肺结核、肾结核、甲状腺功能亢进、骨质疏松症、中心性视网膜炎及无排卵性功能性子宫出血、更年期综合征等证属肾阴不足者。

4. **制剂研发** 研制的新剂型有丸剂（含浓缩丸）、颗粒剂、片剂、胶囊剂（含软胶囊）、膏剂、合剂、口服液等。

5. **使用注意** 脾虚便溏者，不宜使用。

【附方】

| 方名 | 组成 | 功效 | 主治 |
|---|---|---|---|
| 知柏地黄丸<br>（《医方考》） | 六味地黄丸加知母、黄柏 | 滋阴降火 | 阴虚火旺证。骨蒸潮热，虚烦盗汗，腰脊酸痛，遗精 |
| 大补阴丸<br>（《丹溪心法》） | 熟地黄、龟板、黄柏、知母、猪脊髓 | 滋阴降火 | 阴虚火旺证。骨蒸潮热，盗汗遗精，咳嗽咯血，舌红少苔 |
| 耳聋左慈丸<br>（《饲鹤亭集方》） | 六味地黄丸加磁石、柴胡 | 滋阴补肾<br>聪耳明目 | 肝肾阴虚证。耳鸣耳聋，头晕目眩，腰膝酸软，舌红苔少，脉细数 |
| 杞菊地黄丸<br>（《麻疹全书》） | 六味地黄丸加枸杞子、菊花 | 滋肾养肝<br>明目 | 肝肾阴虚证。两目昏花，视物模糊，或眼睛干涩，迎风流泪 |
| 麦味地黄丸<br>（《体仁汇编》） | 六味地黄丸加麦冬、五味子 | 滋补肺肾 | 肺肾阴虚证。或喘或咳，潮热盗汗，咽干口燥 |

【现代研究】

1. **药理研究** ①调节免疫：能显著增强机体细胞及体液免疫功能，提高巨噬细胞吞噬功能，抑制产生亢进的活性自由基以保护免疫器官遭受攻击。②对心血管系统的影响：本方具有明显降压及抗动脉硬化的作用，其机制可能与抑制血小板聚集有关；对大鼠离体心脏低灌－再灌注心律失常有显著对抗作用。③对生殖系统的影响：能够升高血清黄体生成素、睾酮的浓度，并能降低血清促卵泡生成素的浓度，同时对垂体、精囊具有增重作用。④降血糖：能增加肝糖原的含量，明显降低空腹血糖。此外，本方还有降脂保肝、抗自由基、抗衰老、抗肿瘤及防止耳中毒等作用。

2. **成分研究** 用荧光光度法测定了本方硒、铜、锌等微量元素含量；用液相色谱测定了六味地黄浓缩丸中丹皮酚、芍药苷、马钱苷、没食子酸4种活性成分含量。

【研制方举例】**明目地黄丸** 组成：熟地黄、山茱萸、牡丹皮、山药、茯苓、泽泻、枸杞子、菊花、当归、白芍、蒺藜、石决明、蜂蜜。功效：滋肾养肝，益精明目。主治：肝肾阴虚之目暗不明，视物模糊，目涩畏光，迎风流泪。

按：明目地黄丸乃由杞菊地黄丸加味而成。该方主治肝肾阴亏所致之目暗不明等症。故以六味地黄丸合枸杞子、当归、白芍滋补肝肾，益精养血，以充养目窍；配菊花、石决明、白蒺藜清肝平肝，祛风明目。诸药合用，为一首肝肾同治，标本兼顾之研制方。

## 左归丸《景岳全书》

【组成】大怀熟地八两（240g）　山药炒，四两（120g）　枸杞四两（120g）　山茱萸四两（120g）　川牛膝酒洗蒸熟，三两（90g）　鹿角胶敲碎，炒珠，四两（120g）　龟板胶切碎，炒珠，

四两（120g）　菟丝子制，四两（120g）

【用法】上先将熟地蒸烂杵膏，炼蜜为丸，如梧桐子大。每服百余丸（9g），食前用滚汤或淡盐汤送下。

【功效】滋阴补肾，填精益髓。

【主治】真阴亏虚证。头晕目眩，腰酸腿软，遗精滑泄，自汗盗汗，口燥舌干，舌红少苔，脉细。

【方解】本方治证为真阴亏虚所致。肾藏精，主骨生髓，肾阴亏虚，精髓不充，清窍失养，封藏失职，则头晕目眩、腰酸腿软、遗精滑泄；阴虚阳失所化，则自汗；至于盗汗、口燥舌干、舌红少苔、脉细，皆为真阴亏虚之象。治宜滋阴补肾，填精益髓为法。方中重用熟地滋肾阴，填精髓，补真阴之不足，为君药。山茱萸补养肝肾，涩精敛汗；山药健脾益阴，固肾涩精；龟、鹿二胶，均为血肉有情之品，峻补精髓，为臣药。枸杞子补益肝肾；菟丝子合鹿角胶温补肾阳，配于补阴药中，乃"阳中求阴"之义；川牛膝益肝肾，强筋骨，俱为佐药。

配伍特点：峻补真阴，纯补无泻；大剂补阴药与少量补阳药相配，意在"阳中求阴"。

【运用】

1. 辨证要点　本方为治真阴亏虚证的常用方。以头目眩晕，腰酸腿软，舌红少苔，脉细为辨证要点。

2. 新药研制提要　真阴亏虚之证候较多，研制新药时，如以治腰膝腿软为主者，加狗脊、桑寄生补肾强腰；须发早白为主者，加何首乌、女贞子、墨旱莲益精血，乌须发。脾为后天之本，真阴亏虚，亦可加人参、黄芪补后天以养先天。

3. 现代应用　常用于老年性痴呆、更年期综合征、老年骨质疏松症、闭经、月经量少等证属真阴亏虚者。

4. 制剂研发　研制的剂型有左归丸（含水蜜丸、水丸）。

5. 使用注意　本方药多滋补，若脾虚便溏者，不宜应用。

【附方】

| 方名 | 组成 | 功效 | 主治 |
|---|---|---|---|
| 龟鹿二仙胶<br>（《医便》） | 鹿角胶、龟板胶、人参、枸杞子 | 滋阴填精<br>益气壮阳 | 真元虚损，精血不足证。腰膝酸软，形体瘦削，两目昏花，阳痿遗精 |
| 七宝美髯丹<br>（《积善堂方》） | 何首乌、白茯苓、牛膝、当归、菟丝子、补骨脂、枸杞子 | 补益肝肾<br>乌发壮骨 | 肝肾不足证。须发早白，脱发，齿牙动摇，腰膝酸软，梦遗滑精 |
| 二至丸<br>（《医方集解》） | 女贞子、墨旱莲 | 补益肝肾 | 肝肾阴虚证。眩晕耳鸣，咽干鼻燥，腰膝酸痛，月经量多 |
| 壮腰健身丸<br>（OTC 中成药） | 女贞子、黄精、熟地黄、金樱子、狗脊、制何首乌、千斤拔 | 壮腰健肾 | 肾虚证。腰酸腿软，头晕耳鸣，眼花心悸，阳痿遗精 |

【现代研究】药理研究　①调节免疫：可明显改善胸腺与淋巴细胞增殖反应的异常。②降血糖：通过减轻四氧嘧啶对胰β细胞的损伤或改善受损的胰β细胞的功能以防治糖尿病。③防治骨质疏松：通过抑制白细胞介素﹣1、白细胞介素﹣2活性起到防治绝经后骨质

疏松症的作用。

【研制方举例】**活力苏口服液** 组成：制何首乌、淫羊藿、黄精、枸杞子、黄芪、丹参。功效：益气补血，滋养肝肾。主治：气血不足，肝肾亏虚之须发早白或脱发，精神萎靡，失眠健忘，眼花耳聋等。

按：本方师七宝美髯丹、龟鹿二仙胶之法而组方。发为血之余，肾之华在发，目受血而能视。气血不足，肝肾亏虚，血不荣发，血不养神，精髓不充，则须发早白或脱发、精神萎靡、失眠健忘、眼花耳聋。治宜补气血，益肝肾。方用何首乌、黄精、枸杞子补益肝肾，养血乌发；淫羊藿温阳补肾；黄芪大补元气。气血不足，可致血行不畅，故伍丹参活血行血。合而成方，阴阳并补，气血兼顾，补而不滞，不仅可治肝肾亏虚所致诸症，亦能益寿延年。

## 一贯煎《续名医类案》

【组成】北沙参 麦冬 当归身（各9g） 生地黄（18g） 枸杞子（9g） 川楝子一钱半（4.5g）（原书未著用量）

【用法】水煎服。

【功效】滋阴疏肝。

【主治】肝阴不足，肝气郁滞证。胸脘胁痛，吞酸吐苦，咽干口燥，舌红少津，脉细弱或虚弦。

【方解】本方治证为肝阴亏虚，肝气郁滞所致。肝阴不足，疏泄失常，气郁不畅，故胸脘胁痛；肝气犯胃，胃气失和，则吞酸吐苦；咽干口燥、舌红少津、脉来细弱或虚弦，皆为肝阴不足之征。治宜滋养肝阴，疏达肝气。方中重用生地黄滋补肝肾之阴，滋水涵木，为君药。枸杞子补肝肾，益精血；当归养血和血；北沙参、麦冬滋养肺胃之阴，佐金平木，培土抑木，同为臣药。川楝子苦寒，疏肝清热，理气止痛，为佐药。诸药合用，养阴血而补肝之体，疏肝气而调肝之用，体用兼治，则诸症可解。

配伍特点：滋阴柔肝，兼以滋水涵木，佐金平木，培土抑木；大队滋阴养血药中，少佐苦寒理气之品，既助肝用，又补而不滞。

【运用】

1. **辨证要点** 本方为治阴虚肝郁证的常用方。以脘胁疼痛，吞酸吐苦，舌红少津，脉虚弦为辨证要点。

2. **新药研制提要** 本方属滋阴疏肝之剂，可据肝郁与阴亏之轻重加味组方，以切中病机。如肝郁之胸胁胀痛较甚者，加柴胡、枳壳以助疏肝行气之效；脘腹疼痛甚者，加白芍、甘草以缓急止痛；若阴伤之咽干口燥较甚者，加石斛、天花粉以养阴生津。

3. **现代应用** 常用于慢性肝炎、慢性胃炎、胃及十二指肠溃疡、肋间神经痛、神经官能症等证属阴虚肝郁者。

4. **使用注意** 本方药多甘寒滋腻，若证属停痰积饮，则不宜使用。

【现代研究】**药理研究** ①保肝：对肝损伤模型有良好保护作用，能降低血清谷丙转氨酶，减轻病理损害。②抗胃溃疡：有良好的抗溃疡、抗痉挛作用，其机制与增强胃黏膜抵抗力有关。③抗菌：对大肠杆菌、伤寒杆菌、金黄色葡萄球菌等均有明显的抑制作用。此外，本方尚有抗炎、镇痛、增强免疫、抗疲劳、抗缺氧、抗肝纤维化、抗氧化、抗肿瘤等作用。

<h2 style="text-align:center">百合固金汤《慎斋遗书》</h2>

【组成】百合 贝母 麦冬各一钱半（各4.5g） 熟地 生地 当归身各三钱（各9g）白芍 甘草各一钱（3g） 桔梗 玄参各八分（2g）

【用法】水煎服。

【功效】润肺滋肾，化痰止咳。

【主治】肺肾阴亏，虚火上炎证。咳嗽气喘，痰中带血，咽喉燥痛，午后潮热，舌红少苔，脉细数。

【方解】本方证由肺肾阴亏，虚火上炎而致。肺肾为母子之脏，肺虚及肾，病久则肺肾阴虚，阴虚生内热，虚火上炎，肺失肃降，则咳嗽气喘、咽喉燥痛；灼烁肺络，则痰中带血；午后潮热、舌红少苔、脉细数，为阴虚内热之征。治宜滋养肺肾之阴，兼以清热化痰止咳，以图标本兼顾。方中百合滋阴清热，润肺止咳；生地、熟地并用，既滋阴养血，又清热凉血，三药同用则润肺滋肾，共为君药。麦冬润肺清热；玄参滋阴清热，兼利咽喉，共为臣药。贝母清热润肺，化痰止咳；桔梗宣肺化痰利咽；当归治咳逆上气，伍白芍以养血和血；俱为佐药。生甘草清热止咳利咽，并调药性，为佐使之用。合而用之，肾水得滋，肺阴得润，虚火得清，则肺金得以固护，故名"百合固金汤"。

配伍特点：润肺滋肾，金水相生，治肺为主；养阴化痰，标本并治，治本为主。

【运用】

1. 辨证要点 本方为治肺肾阴亏，虚火上炎证的常用方。以咳嗽气喘，咽喉燥痛，舌红少苔，脉细数为辨证要点。

2. 新药研制提要 本方重在治本，可据病症侧重加治标之品以组成新方。若用治咳喘重者，加百部、紫菀以润肺止咳；若兼治咳血重者，可去升提之桔梗、活血之当归，加白及、白茅根、藕节以凉血止血；若治声音嘶哑者，加诃子、蝉蜕开音利咽。

3. 现代应用 常用于肺结核、支气管扩张、慢性支气管炎、慢性咽喉炎、自发性气胸等证属肺肾阴虚，虚火上炎者。

4. 制剂研发 研制的新剂型有丸剂、颗粒剂、口服液等。

5. 使用注意 本方药多甘寒滋润，若脾虚便溏、食少纳呆者，则不宜使用。

【附方】

| 方名 | 组成 | 功效 | 主治 |
|---|---|---|---|
| 玄麦甘桔颗粒（OTC中成药） | 玄参、麦冬、甘草、桔梗 | 清热滋阴祛痰利咽 | 阴虚火炎证。口鼻干燥，咽喉肿痛 |
| 养阴清肺丸（OTC中成药） | 地黄、玄参、麦冬、白芍、牡丹皮、川贝母、薄荷脑、甘草 | 养阴润燥清肺利咽 | 阴虚肺燥证。咽喉干痛，干咳少痰或痰中带血 |

【现代研究】 药理研究 ①抗炎：可明显降低毛细血管通透性，抑制白细胞的游走。②镇咳、化痰：能显著抑制氨水引咳实验，并可明显增加气管的排痰量。此外，本方尚有抗结核的作用。

【研制方举例】铁笛口服液 组成：麦冬、玄参、瓜蒌皮、诃子肉、青果、凤凰衣、桔梗、浙贝母、茯苓、甘草。功效：润肺利咽，生津止渴。主治：阴虚肺热之咽干声哑，咽喉疼痛，口渴烦躁，或干咳少痰。

按：铁笛口服液据百合固金汤之组方思路而研制。该方主治肺肾阴虚，虚火上炎之咽干声哑等症，故方以麦冬、玄参润肺滋肾，清降虚火，兼利咽喉；瓜蒌皮、桔梗、浙贝母、茯苓清痰热，宣肺气，利咽喉，止咳嗽；诃子肉、青果、凤凰衣清肺利咽开音；甘草合桔梗，利咽止咳。诸药伍用，既养阴清肺，又开音利咽止咳，以清利咽喉为要，对阴虚内热之咽干声哑尤宜。

## 益胃汤《温病条辨》

【组成】 沙参三钱 (9g)　麦冬五钱 (15g)　冰糖一钱 (3g)　细生地五钱 (15g) 玉竹炒香一钱五分 (4.5g)

【用法】 水五杯，煮取二杯，分二次服，渣再煮一杯服。

【功效】 养阴益胃。

【主治】 阳明温病，胃阴不足证。食欲不振，口干咽燥，舌红少苔，脉细数。

【方解】 本方治证，乃温热之邪，耗伤胃阴所致。胃主纳谷，胃阴损伤，受纳功能减弱，则食欲不振；口干咽燥，舌红少苔，脉细数皆阴虚内热之征。治宜养阴益胃为法。本方重用味甘性寒之生地、麦冬为君，养阴益胃，清热润燥。北沙参、玉竹、冰糖为臣，养阴生津，以加强君药益胃养阴之力。诸药合用，胃阴得复，虚热得除，则纳少口干等症自平。

配伍特点：本方集甘凉益胃之品于一方，旨在养阴清热，治病求本。

【运用】

1. 辨证要点 本方为滋养胃阴的常用方。以食欲不振，口干咽燥，舌红少苔，脉细数为辨证要点。

2. 新药研制提要 本方为治本之剂。新药研制时，可据病症之轻重或兼夹而加味以构成标本兼顾之方。如兼治食欲不振甚者，加神曲、谷芽以和胃消食；兼治呕吐者，加竹茹、芦根和胃降逆；兼治胃脘隐痛者，加陈皮、川楝子行气止痛。

3. 现代应用 常用于慢性胃炎、糖尿病、小儿厌食症等证属胃阴亏损者。

【附方】

| 方名 | 组成 | 功效 | 主治 |
|---|---|---|---|
| 麦门冬汤<br>（《金匮要略》） | 麦门冬、半夏、人参、甘草、粳米、大枣 | 滋养肺胃降逆和中 | 肺胃阴伤，气机上逆证。咳喘，或呕吐，咽喉干燥，舌红少苔，脉虚数 |
| 养胃舒胶囊<br>（OTC 中成药） | 洋参、党参、黄精、山药、玄参、乌梅、山楂、陈皮、干姜、菟丝子、白术 | 滋阴养胃 | 胃阴不足证。胃脘灼热，隐隐作痛，咽喉干燥；以及慢性胃炎见上述证候者 |

【研制方举例】阴虚胃痛颗粒 组成：北沙参、麦冬、石斛、川楝子、玉竹、白芍、甘草。功效：养阴益胃，缓急止痛。主治：胃阴不足之胃脘隐隐灼痛，口干舌燥，纳呆干呕；以及慢性胃炎、消化性溃疡见上述证候者。

按：阴虚胃痛颗粒系益胃汤加减而成。该方主治胃阴亏损之胃脘隐痛，故以益胃汤加石斛、白芍滋胃阴，清虚热；川楝子行气止痛；白芍合甘草以缓急止痛。合而用之，乃养阴与止痛并举之研制方。

## 6.4 补阳

**适应证** 适用于肾阳亏虚证。症见畏寒肢冷，腰膝酸软或疼痛，少腹拘急，小便清长，或小便不利，男子阳痿早泄，女子宫寒不孕，舌淡苔白，脉沉细。

**组方思路** 本类方剂常由以下四方面的药物构成：①补阳药，如附子、巴戟天、杜仲、续断、补骨脂、菟丝子、肉苁蓉等。②补阴药，如枸杞子、地黄之类，以"阴中求阳"。③利水渗湿药，如茯苓、车前子、泽泻等，乃肾阳亏虚，气化乏力，水湿停滞也。④收涩药，如五味子、山萸肉、覆盆子、桑螵蛸等涩精缩泉之品。因肾司二便，为"封藏之本"，肾阳虚衰，封藏失职，固摄无权，精津外流而见遗精尿频。

**代表方** 肾气丸、右归丸。

**肾气丸** 《金匮要略》

【组成】干地黄八两（240g） 薯蓣（即山药） 山茱萸各四两（各120g） 泽泻 茯苓 牡丹皮各三两（各90g） 桂枝 附子炮各一两（各30g）

【用法】上为细末，炼蜜和丸，如梧桐子大，酒下十五丸（9g），日再服。

【功效】温阳补肾。

【主治】肾阳不足证。腰痛脚软，身半以下常有冷感，少腹拘急，小便不利，或小便反多，入夜尤甚，阳痿早泄，舌淡而胖，脉虚弱，尺部沉细；以及水肿，消渴，脚气等。

【方解】本方治症诸多，皆由肾中阳气不足而致。肾阳不足，下焦失于温养，则腰痛脚软、身半以下常有冷感、少腹拘急、阳痿；阳虚不能化气行水，水湿内停，则小便不利，或发为水肿、脚气等；阳虚固摄无权，则小便反多，或早泄；至于消渴乃肾阳不足，水液失于蒸化，津不上承之故；舌质淡而胖，尺脉沉细或沉弱而迟为肾阳虚弱之象。治宜温阳补肾，即王冰所谓"益火之源，以消阴翳"。方中附子温肾补火；桂枝温助阳气，二药伍用，补肾阳，助气化，共为君药。元阴元阳同寄于肾，阳气无阴则不化，故配干地黄补肾填精，合山茱萸、山药补肝脾肾而滋阴，以求阴生阳长，共为臣药。佐以泽泻、茯苓利水渗湿，合桂枝以化气行水；丹皮活血化瘀，合桂枝以行血分之滞。诸药合用，振奋肾阳，使气化复常，故名之"肾气丸"。

配伍特点：一是补阳之中配伍滋阴之品，意在"阴中求阳"；二是少量补阳药与大队补阴药为伍，旨在"少火生气"；三是温补之中佐用渗利行血之药，则补而不滞。

【运用】

1. **辨证要点** 本方为治肾阳不足证的常用方。以腰痛脚软，小便不利或反多，舌淡而胖，脉沉无力为辨证要点。

2. **新药研制提要** 本方功能温阳补肾，兼以利水。新药研制时，可据阳虚与湿滞之轻重或调整剂量，或加味药物，以切中病机。如阳虚较甚者，可将桂枝易为肉桂，并加重桂、附之量，以增温肾之效；水湿停滞较甚者，加车前子、通草等以协利水之功；兼气衰神疲者，加人参、黄芪以大补元气。

3. **现代应用** 常用于慢性肾炎、糖尿病、醛固酮增多症、甲状腺功能低下、神经衰弱、肾上腺皮质功能减退、慢性支气管哮喘、更年期综合征等证属肾阳不足者。

4. **制剂研发** 研制的剂型有丸剂和片剂等。

5. **使用注意** 若肾阴不足，虚火上炎者不宜应用。

【附方】

| 方名 | 组成 | 功效 | 主治 |
|---|---|---|---|
| 济生肾气丸（《济生方》） | 肾气丸桂枝易肉桂，干地黄易熟地，加车前子、牛膝 | 温补肾阳利水消肿 | 肾阳不足，水湿内停证。水肿，小便不利 |
| 十补丸（《济生方》） | 肾气丸桂枝易肉桂，干地黄易熟地，加五味子、鹿茸 | 补肾阳益精血 | 肾阳虚损，精血不足证。面色黧黑，足冷足肿，耳鸣耳聋，羸瘦，足膝软弱，小便不利，腰脊疼痛 |
| 青娥丸（《太平惠民和剂局方》） | 杜仲、补骨脂、核桃仁、大蒜 | 补肾强腰 | 肾阳亏虚证。腰痛，起坐不利，膝软乏力 |
| 桂附地黄胶囊（OTC中成药） | 肾气丸桂枝易肉桂，干地黄易熟地 | 温补肾阳 | 肾阳不足证。腰膝酸冷，肢体水肿，小便不利或反多，痰饮咳嗽，消渴 |

【现代研究】 **药理研究** ①对免疫及血液系统的影响：具有免疫增强作用，能提高胸腺重量和溶血素含量，促进淋巴细胞转化功能，提高红细胞数，促进免疫造血功能的恢复。②对生殖系统的影响：能明显促进睾丸生精功能和性腺发育。③对循环系统的影响：可明显延长常压耐缺氧存活时间，改善急性心肌缺血，降低室颤的发生率，延长心率失常出现的时间，抑制血小板的聚集功能。④对神经系统的影响：能控制和降低因惊恐刺激引起的丘脑、海马c-fos基因表达，从而调节和减缓"恐伤肾"所致的病理状态。此外，本方尚具有降血糖、降血脂、抗氧化、抗衰老以及抗肿瘤等作用。

【研制方举例】 **慢肾宁合剂** 组成：黄芪、桂枝、淫羊藿、地黄、阿胶、茯苓、泽泻、牡丹皮、益母草、黄芩、败酱草。功效：温阳益气，利湿化瘀。主治：肾阳不足，脾肺气虚，水停血滞之慢性肾炎。症见水肿，头晕乏力，纳差等。

按：慢肾宁合剂系肾气丸之附子易淫羊藿，山药、山茱萸易阿胶，加黄芪、益母草等化裁而成。该方主治肾阳不足，脾肺气虚，水停血滞证。方以肾气丸温肾利水，用淫羊藿则温阳而不燥；遣阿胶则补阴之功著；加黄芪补益肺脾之气，并能利水，既兼治气虚之证，又增行水消肿之功；益母草活血利尿，对水肿兼血行不利者颇佳。湿停血滞可郁而化热，故配黄芩、败酱草以清热。诸药合用，为肺脾肾三脏同治，阳气阴精兼顾，利水祛瘀并举之方。

## 右归丸《景岳全书》

【组成】熟地黄八两（240g）　山药炒，四两（120g）　山茱萸微炒，三两（90g）　枸杞子微炒，三两（90g）　菟丝子制，四两（120g）　鹿角胶炒珠，四两（120g）　杜仲姜汁炒，四两（120g）　肉桂二两（60g）　当归三两（90g）　制附子二两，渐可加至五六两（60~180g）

【用法】上先将熟地蒸烂杵膏，炼蜜为丸，如梧桐子大。每服百余丸（6~9g），食前用滚汤或淡盐汤送下；或丸如弹子大，每嚼服二三丸（6~9g），以滚白汤送下。

【功效】温补肾阳，填精益髓。

【主治】肾阳亏虚，命门火衰证。年老或久病气衰神疲，畏寒肢冷，腰膝软弱，阳痿遗精，或阳衰无子，或饮食减少，大便不实，或小便自遗，舌淡苔白，脉沉而迟。

【方解】本方所治之证，乃为肾阳虚弱，命门火衰而致。命门火衰，火不生土，则气衰神疲、畏寒肢冷、饮食减少、大便不实；肾阳虚损，精气亏耗，封藏失职，膀胱失约，则腰膝软弱、遗精滑泄、或无子、或小便自遗。治宜"益火之源，以培右肾之元阳"（《景岳全书》）。方中附子、肉桂功善温肾益火，鹿角胶温肾益精，共为君药。熟地黄、山萸肉、枸杞子、山药滋阴益肾，填精补髓，取"阴中求阳"之义，均为臣药。菟丝子、杜仲补肝肾，强腰膝；当归养血和血，共补肝肾精血，为佐药。诸药合用，温肾阳，益精血，使元阳得以归原，故名"右归丸"。

配伍特点：峻温命门，纯补无泻；温阳之中，辅以滋阴之品，意在"阴中求阳"。

【运用】

1. 辨证要点　本方为治肾阳亏虚，命门火衰证的常用方。以神疲乏力，畏寒肢冷，腰膝酸软，脉沉迟为辨证要点。

2. 新药研制提要　命门火衰之证候较多，研制新药时，可据病症之侧重加味组方。如为夜尿多、遗精甚者而设，可加巴戟天、益智仁、金樱子、芡实等以温阳涩精缩泉；为食少便溏甚者而设，加干姜、白术以温中健脾助运；为腰膝软弱甚者而设，加桑寄生、怀牛膝、狗脊以温肾强腰；治阳痿者，加巴戟天、肉苁蓉、海狗肾等以补肾壮阳。

3. 现代应用　常用于肾病综合征、老年骨质疏松症、不育，以及贫血、白细胞减少症等证属命门火衰者。

4. 制剂研发　研制的剂型有丸剂、胶囊剂。

5. 使用注意　本方纯补无泻，对肾虚兼有湿浊者，不宜使用。

【附方】

| 方名 | 组成 | 功效 | 主治 |
|---|---|---|---|
| 五子衍宗丸（《摄生众妙方》） | 枸杞子、菟丝子、覆盆子、五味子、车前子 | 补肾益精 | 肾虚精亏证。阳痿不育，遗精早泄，腰痛，尿后余沥 |
| 补肾强身片（OTC 中成药） | 淫羊藿、狗脊、女贞子、菟丝子、金樱子 | 补肾填精 | 肾虚精亏证。腰膝酸软，头晕耳鸣，心悸目眩，阳痿遗精 |

【现代研究】 药理研究 ①增强免疫：能增强机体体液免疫和细胞免疫功能。②调节性腺及性激素：对男性血清睾丸素含量降低者能使之升高，血清雌二醇含量升高者使之降低，女性则相反。③保肝：能对抗肝损伤模型，明显抑制血清谷丙转氨酶升高。此外，本方尚有抑制血小板聚集、抗衰老、调节脑中央灰质放电和抗疲劳等作用。

【研制方举例】 八子补肾胶囊 组成：菟丝子、枸杞子、五味子、蛇床子、金樱子、覆盆子、韭菜子、川楝子、淫羊藿、巴戟天、肉苁蓉、熟地黄、川牛膝、人参、鹿茸、海马。功效：补肾，温阳。主治：肾阳不足之腰膝酸痛，头晕耳鸣，神疲健忘，体倦乏力，畏寒肢冷。

按：八子补肾胶囊宗右归丸之组方思路而制。该方主治肾阳不足，精亏气衰证。肾阳不足，精髓亏乏，则肢冷、腰膝、头晕；元气虚衰，精血不足，则神疲、乏力、健忘。故方以鹿茸、海马、淫羊藿、巴戟天、肉苁蓉、菟丝子、蛇床子、覆盆子、韭菜子、川牛膝补肾助阳，强腰健膝；地黄、枸杞子、五味子填精补髓，滋阴养血，合鹿茸、菟丝子等以"阴中求阳"；人参大补元气，合五味子则安神益智；川楝子行气，使补而不滞。诸药合用，使肾阳渐旺，肾精渐充，元气渐复，则诸症自平，为温阳滋阴与补气养血同施之研制方。

## 思考题

1. 四君子汤与理中丸在组成、功效、主治方面有何异同？

2. 补中益气汤主治何证？其配伍有何特点？

3. 四君子汤、参苓白术散、补中益气汤、归脾汤均为益气健脾之方，当如何区别使用？

4. 四物汤的功效、主治及配伍特点是什么？

5. 一贯煎与逍遥散皆有疏肝之功，应如何区别使用？

6. 六味地黄丸与肾气丸在组成、功效、主治方面有何异同？

7. 玉屏风散与桂枝汤均可用治表虚自汗，二者在功效、主治方面有何区别？

8. 从补益剂的新药研制提要及研制方举例中，你可以得到哪些启示？

# 7　固涩剂

凡以收涩药或补益药为主组成,具有收敛固摄作用,治疗气、血、精、津耗散滑脱证的方剂,统称固涩剂。

气、血、精、津是营养机体及维持机体生命活动的宝贵物质,既不断被利用消耗,同时又不断得到化生补充,盈亏消长,周而复始。一旦耗散过度,正气亏虚,则致滑脱不禁,散失不收,轻则影响健康,甚者危及生命。正如《灵枢·本藏》所谓:"人之血气精神者,所以奉生而周于性命者也。"气、血、精、津之耗散滑脱,虽有自汗、盗汗、久咳不止、久泻久痢、遗精滑泄、小便失禁、崩漏、带下等不同表现,但其基本病机均为久病正虚,失于固摄,故治疗宜遵"散者收之"、"涩可固脱"、"虚者补之"等法则,因而本章方剂的主要药物,或遣收涩药以治其标,或遣补益药以治其本。据其所治病症不同,固涩剂分为固表止汗、敛肺止咳、涩肠固脱、涩精止遗、固崩止带五类。

使用固涩剂当注意以下事项:一是固涩剂为正虚无邪者而设,凡属热病汗出、痰饮咳嗽、火扰精泄、伤食泄痢,或带下、崩漏等因实邪而致者,均非本类方剂所宜;若病证由实转虚,但邪气未尽者,亦不宜早用固涩之剂,以免生"闭门留寇"之患。二是元气大虚,亡阳欲脱而致的大汗淋漓、小便不禁或崩中不止等,当急用大剂参附之类回阳固脱,非单用固涩所能治疗。

## 7.1　固表止汗

**适应证**　适用于卫虚不固,或阳不潜藏,阴液外泄之自汗、盗汗。

**组方思路**　本类方剂常由以下三方面的药物构成:①收敛止汗药,如麻黄根、浮小麦、煅牡蛎等。②益气实卫药,如黄芪、白术等,卫气固密而自汗可瘥。③滋阴养血药,如五味子、小麦、当归、熟地等,乃血汗同源,汗出既久,易伤阴耗血使然。

**代表方**　牡蛎散。

### 牡蛎散《太平惠民和剂局方》

【组成】黄芪去苗、土　麻黄根洗　牡蛎米泔浸,刷去土,火烧通赤,各一两（各30g）

【用法】上三味为粗散。每服三钱（9g）,水一盏半,小麦百余粒（30g）,同煎至八分,去渣热服,日二服,不拘时候。

【功效】益气固表,敛阴止汗。

【主治】卫外不固,心阳不潜之自汗、盗汗。常自汗出,夜卧更甚,心悸惊惕,短气体倦，舌淡红，脉细弱。

【方解】本方所治出汗，因卫虚肌表失固，阴亏心阳不潜所致。表卫气虚，阴失固护而外泄，则自汗；入夜卫气入里而难以固表，加之汗出过多，耗伤心阴，阴虚而阳不潜藏，则汗出夜卧更甚；汗出过多，心之气阴俱损，则心悸惊惕、短气体倦。治宜益气固表，敛阴止汗。方中牡蛎敛阴潜阳，镇惊安神，煅制功擅收涩止汗，为君药。黄芪益气实卫，固表止汗，为臣药。君臣相配，是为益气固表、敛阴潜阳的常用组合。麻黄根功专收敛止汗；小麦补心阴，益心气，清虚热，为佐药。全方配合，使腠理密固，心阳内潜，则汗出可止。

配伍特点：涩补并用，以涩为主。

《医方集解》牡蛎散方将小麦易浮小麦，则止汗之力更强，但养心之功稍逊。

【运用】

1. 辨证要点　本方为治气虚卫外不固，阴亏心阳不潜之自汗、盗汗的常用方。以汗出，心悸，短气，舌淡，脉细弱为辨证要点。

2. 新药研制提要　本方重在治标，研发新药时，可据气阴虚损之轻重配伍补益药，以求标本同治。如气虚明显者，可加人参、白术以益气；阴虚明显者，可加生地、白芍以养阴。若汗出甚者，可加五味子、糯稻根、煅龙骨以助止汗之功。

3. 现代应用　常用于病后、术后、产后及自主神经功能紊乱等所致的自汗、盗汗证属卫外不固，心阳不潜者。

4. 使用注意　若阴虚火旺之盗汗，不宜使用。

【现代研究】药理研究　对小鼠免疫功能有抑制作用，提示可以通过探求本方调节机体免疫功能，对自身免疫性疾病进行干预治疗；对异种抗原产生的特异性抗体有抑制作用，或可达到拮抗排斥反应的效果，提示本方应用于器官移植后的患者有值得进一步研究的必要。

【研制方举例】龙牡壮骨颗粒　组成：黄芪、党参、麦冬、龟甲、山药、五味子、龙骨、牡蛎、茯苓、大枣、甘草、乳酸钙、鸡内金、维生素、葡萄糖酸钙。功效：健脾和胃，止汗壮骨。主治：脾胃气虚，表卫不固之小儿多汗、夜惊、食欲不振、消化不良、发育迟缓等，以及小儿佝偻病。

按：龙牡壮骨颗粒系牡蛎散加减而成。该方主治脾胃气虚，表卫不固证。故方用黄芪、党参、山药、茯苓、大枣、甘草益气健脾以助运化，充卫气，固肌表；五味子、龙骨、牡蛎收敛止汗；汗出易伤阴，故配麦冬、龟甲滋阴潜阳；鸡内金和胃消食，既补而不滞，又防金石药物伐胃。西医认为佝偻病因维生素 D 缺乏，引起机体内钙、磷代谢失调所致，则又配乳酸钙、维生素、葡萄糖酸钙兼顾其病因。数药合用，为健脾实卫与收涩止汗同治，中药与西药并用之研制方。

## 7.2　敛肺止咳

适应证　适用于久咳肺虚，气阴耗伤证。症见久咳不已，喘促自汗，脉虚数等。

组方思路　本类方剂常由以下四类药物构成：①敛肺止咳药，如五味子、罂粟壳、乌梅等，以收敛耗散之气并止咳。②补益肺气药，如人参、黄芪等，因久咳不止，每耗散肺气而致肺气不足,故宜补肺以宁嗽。③滋补肺阴药,如麦冬、阿胶等,乃肺气不足,卫外失固,汗出而致阴伤之故。④化痰止咳药,如贝母、桔梗、款冬花、百部等,以兼顾久咳之症。

**代表方** 九仙散。

## 九仙散王子昭方,录自《卫生宝鉴》

【组成】人参 款冬花 桔梗 桑白皮 五味子 阿胶 乌梅各一两(各30g) 贝母半两(15g) 罂粟壳去顶,蜜炙,八两(240g)

【用法】上为末,每服三钱(9g),白汤点服,嗽住止后服。

【功效】敛肺止咳,益气养阴。

【主治】久咳肺虚,气阴两伤证。久咳不已,甚则气喘自汗,痰少黏稠,脉虚数。

【方解】本方治证,乃因久咳不愈,肺气耗散,肺阴亏损所致。久咳伤肺,肺气虚损,肺失肃降,则咳嗽不已,甚则气喘;肺阴亏损,虚热内生,灼津为痰,则咳痰量少而黏稠;肺气不足,腠理失固,则汗自出;舌红少苔,脉虚数为气阴两伤之象。治宜敛肺止咳,益气养阴,兼以降气化痰。方中重用罂粟壳敛肺止咳,为君药。乌梅、五味子敛肺止咳,生津润肺,共为臣药。人参补益肺气;阿胶滋养肺阴;桔梗、桑白皮、款冬花、贝母宣肺降气,清热化痰,止咳平喘,共为佐药。诸药合用,使肺气旺,肺阴复,则诸症渐愈。

配伍特点:敛中有补,标本同治,重在敛肺治标;宣降结合,气阴双补。

【运用】

1. 辨证要点 本方为治久咳肺虚,气阴两伤证的常用方。以久咳不愈,气喘自汗,脉虚而数为辨证要点。

2. 新药研制提要 本方属治标为主之剂,研发新药应据病证之侧重加味,以图标本兼顾。若为肺肾亏虚而见喘咳甚,呼多吸少而设,宜加蛤蚧、胡桃肉纳气归肾;为气虚明显而见气短、体倦、乏力而设,宜加黄芪、西洋参以补肺益气;为阴伤明显而见口燥咽干、舌红苔干而设,宜加麦冬、沙参以养阴润肺。

3. 现代应用 常用于慢性支气管炎、支气管哮喘、百日咳等证属久咳肺虚,气阴两伤者。

4. 使用注意 外感咳嗽及痰涎壅盛之咳嗽忌用;方中罂粟壳有毒,且有成瘾性,不可久服,以免中毒成瘾。

【研制方举例】强力枇杷露 组成:枇杷叶、罂粟壳、百部、白前、桑白皮、桔梗、薄荷脑。功效:敛肺祛痰止咳。主治:肺阴不足之久咳不愈,痰黏难咯等,以及支气管炎之咳嗽。

按:强力枇杷露是据敛肺止咳法而制。该方主治肺阴不足之久咳,故以罂粟壳敛肺止咳;百部润肺化痰,为治久咳之要药;桑白皮、桔梗、枇杷叶、白前宣肃肺气,化痰止咳。肺合皮毛主表,久咳易感外邪,则用薄荷疏散透邪。合而用之,为敛中寓散,宣降相因之研制方。

## 7.3 涩肠固脱

**适应证** 适用于脾肾虚寒之久泻久痢。症见大便滑脱不禁，腹痛喜温喜按，神疲乏力，饮食减少，舌淡苔白，脉沉迟等。

**组方思路** 本类方剂常由以下三方面的药物构成：①涩肠止泻药，如罂粟壳、诃子、肉豆蔻、赤石脂等，固涩肠道以塞流。②温里祛寒药，如肉桂、干姜、补骨脂等，温肾暖脾以振奋阳气。③兼顾脏腑病变特点药。如脾阳虚衰，宜伍人参、白术补气健脾以助运化；肠腑以通为用，以行为顺，可配行气药如木香、陈皮之类。

**代表方** 真人养脏汤、四神丸。

### 真人养脏汤《太平惠民和剂局方》

【组成】人参　当归去芦　白术焙，各六钱（各18g）　　肉豆蔻面裹煨，半两（15g）肉桂去粗皮　甘草炙，各八钱（各24g）　　白芍药一两六钱（48g）　　木香不见火，一两四钱（42g）诃子去核，一两二钱（36g）　　罂粟壳去蒂萼，蜜炙，三两六钱（108g）

【用法】上锉为粗末。每服二钱（6g），水一盏半，煎至八分，去渣，食前温服。忌酒、面、生、冷、鱼腥、油腻。

【功效】涩肠止泻，温中补虚。

【主治】中焦虚寒之久泻久痢。大便滑脱不禁，甚至脱肛坠下，脐腹疼痛，喜温喜按，或下痢赤白，里急后重，倦怠食少，舌淡苔白，脉迟。

【方解】泻痢初起，病性多属热属实，日久不愈，由实转虚，遂致脾阳受损，肠失固摄而大便滑脱不禁，甚则中气下陷，脱肛坠下；中焦虚寒，寒邪凝滞，气血不和，则腹痛喜温喜按，或下痢赤白、里急后重；倦怠食少、舌淡苔白、脉迟是中焦虚寒之征。是证虽以虚寒为本，但已至滑脱失禁，遵"急则治标"之旨，治当涩肠固脱为主，温中补虚为辅。方中罂粟壳长于涩肠止泻，故重用为君。诃子功专涩肠止泻；肉豆蔻既温中祛寒，又涩肠止泻，为臣药。肉桂温肾暖脾；人参、白术益气健脾；当归、白芍养阴和营；木香行气醒脾，既使全方涩补不滞，合归、芍调气和血，又寓"行血则便脓自愈，调气则后重自除"之意，同为佐药。甘草合参、术补中益气，并调和诸药，为佐使药。全方配合，涩肠固脱治标急，温补中焦治本虚，诚为虚寒泻痢、滑脱不禁之良方，故费伯雄言其"于久病正虚者尤宜"。

配伍特点：温涩兼治，重在涩肠；涩补寓通，涩补不滞。

【运用】

1. **辨证要点** 本方为治中焦虚寒之泻痢日久的常用方。以大便滑脱不禁，腹痛喜温喜按，食少神疲，舌淡苔白，脉迟为辨证要点。

2. **新药研制提要** 久泻久痢，途穷归肾而成脾肾阳虚之证。研发新药过程中，若偏肾阳虚衰而腰酸肢冷、泻下完谷不化者，加附子、补骨脂以温补肾阳；若偏脾阳虚衰而手足不温、不思饮食者，加干姜、高良姜以温中暖脾；兼中气下陷而脱肛坠下者，加黄芪、升麻以益气升陷。

3. 现代应用　常用于慢性肠炎、慢性结肠炎、溃疡性结肠炎、慢性痢疾、痢疾综合征等泻痢日久不愈证属脾胃虚寒，肠失固摄者。

4. 制剂研发　研制的新剂型有颗粒剂。

5. 使用注意　若泻痢虽久，但湿热积滞未去者，忌用本方。

【现代研究】　药理研究　①抗炎：能明显减少溃疡性结肠炎模型大鼠肿瘤坏死因子的表达，改善恢复期炎性反应。②抗溃疡：通过中和胃酸，抑制胃蛋白酶活性，减少胃液消化蛋白质，从而抑制溃疡的发生和保护溃疡面而促进愈合。

【研制方举例】　泻痢固肠片　组成：罂粟壳、诃子、党参、白术、肉豆蔻、炙甘草、白芍药、木香、茯苓、陈皮。功效：涩肠止泻，健脾和中。主治：久痢久泻，脾胃虚弱证。症见泻痢日久不愈，脱肛，腹胀腹痛，肢体疲乏，舌淡苔白，脉虚。

按：泻痢固肠片系真人养脏汤人参易党参、木香易陈皮，去肉桂、当归，加茯苓而成。该方主治脾胃虚弱之久痢久泻，故去温里祛寒之肉桂；加茯苓健脾渗湿以止泻。如此，则变温涩之方为补涩之剂。

## 四神丸《内科摘要》

【组成】　肉豆蔻二两（60g）　补骨脂四两（120g）　五味子二两（60g）　吴茱萸浸，炒，一两（30g）

【用法】　上为末，用水一碗，煮生姜四两（120g），红枣五十枚，水干，取枣肉为丸，如桐子大。每服五七十丸（6～9g），空心食前服。

【功效】　温肾暖脾，涩肠止泻。

【主治】　脾肾阳虚之肾泄。五更泄泻，不思饮食，食不消化，或久泻不愈，腹痛喜温，腰酸肢冷，神疲乏力，舌淡，苔薄白，脉沉迟无力。

【方解】　肾泄，又称五更泄、鸡鸣泻，多由命门火衰，火不暖土，脾失健运所致。《素问·金匮真言论》说："鸡鸣至平旦，天之阴，阴中之阳也，故人亦应之。"五更正是阴气极盛，阳气萌发之际，命门火衰者应于此时，因阳气当至而不至，命门之火不能上温脾土，脾不升清而水谷下趋，故令五更泄泻；脾肾阳虚，阴寒内盛，则腹痛喜温、腰酸肢冷；脾失健运，则不思饮食、食不消化、神疲乏力。治宜温肾暖脾，涩肠止泻。方中补骨脂温补肾阳，暖脾止泻，为治肾泄之要药，故重用为君药。臣以肉豆蔻温脾暖胃，涩肠止泻，君臣配伍，相辅相成，相得益彰。佐用吴茱萸温脾暖肾以祛寒；五味子固肾涩肠以止泻，以助君、臣药温涩之力。以姜、枣同煮，取枣肉为丸，意在健脾和胃，鼓舞运化，为佐使药。诸药合用，俾火旺土强，肾泄自愈。

配伍特点：温涩并用，以温为主；脾肾同治，益火为主。

《医方集解》记载，本方服法宜"临睡时淡盐汤或白开水送下"，认为"若平旦服之，至夜药力已尽，不能敌一夜之阴寒故也"，可资参考。

【运用】

1. 辨证要点　本方为治命门火衰，火不暖土所致五更泄泻或久泻的常用方。以五更泄泻，不思饮食，腰酸肢冷，舌淡苔白，脉沉迟无力为辨证要点。

2. **新药研制提要** 本方功能温肾暖脾，凡脾肾阳虚，肠道失固久泻皆可用之，故研制新药时，可据偏脾偏肾之异加味，以切中病机。若中焦虚寒甚者，可与理中丸合用，以增强温中止泻之力；若命门火衰甚者，加附子、肉桂以增强温肾助阳之功。

3. **现代应用** 常用于慢性结肠炎、肠结核、肠道易激综合征、痢疾等证属脾肾虚寒，火不暖土者。

4. **制剂研发** 研制的新剂型有茶剂、滴丸剂。

5. **使用注意** 泻痢初起，积滞未去者，禁用本方；服用本方期间，忌酒、面、生冷、鱼腥、油腻之物。

【现代研究】**药理研究** ①止泻：通过调节血浆胃动素、胃泌素，使抗胆碱直接作用于胃肠道平滑肌而具有止泻作用。②调整肠道菌群：恢复脾虚小鼠肠杆菌、肠球菌、双歧杆菌、类杆菌、乳酸杆菌数量。③促进损伤肠组织的恢复：增加脾虚小鼠肠壁肌层厚度和杯状细胞数量，显著改善肠黏膜微绒毛排列紊乱，线粒体肿胀。④调节免疫：通过升高免疫球蛋白 A 分泌量和白细胞介素 -2 含量，以恢复细胞免疫和体液免疫功能。

【研制方举例】**四神片** 组成：肉豆蔻、补骨脂、五味子、吴茱萸、干姜、大枣。功效：温肾暖脾，固肠止泻。主治：脾肾虚寒之五更泄泻，或久泻不愈，食不消化，腹痛喜温，腰酸肢冷，神疲乏力，舌淡，苔薄白，脉沉迟无力。

按：四神片系四神丸之生姜易干姜而成，其温中祛寒之力增强，故宜于脾肾虚寒俱重之五更泄泻或久泻不愈治疗。

# 7.4 涩精止遗

**适应证** 适用于肾虚失藏，精关不固之遗精滑泄；或肾虚不摄，膀胱失约之遗尿、尿频。

**组方思路** 本类方剂常由以下三类药物构成：①涩精止遗药，如龙骨、牡蛎、莲须、芡实、金樱子等，固其精液，缩其小便。②补阳药，如沙苑蒺藜、桑螵蛸、益智仁等，以补肾助阳，振奋机能。③安神药，如远志、茯神、酸枣仁等，因肾主藏精，与心相交，心主神志与肾精摄藏密切相关。

**代表方** 金锁固精丸、桑螵蛸散。

## 金锁固精丸《医方集解》

【组成】沙苑蒺藜炒　芡实蒸　莲须各二两（各60g）　　龙骨酥炙　牡蛎盐水煮一日一夜，煅粉，各一两（各30g）

【用法】莲子粉糊为丸，盐汤下。

【功效】补肾涩精。

【主治】肾阳不足，精关不固证。遗精滑泄，神疲乏力，腰痛耳鸣，舌淡苔白，脉细弱。

【方解】《素问·六节藏象论》谓："肾主蛰，封藏之本，精之处也。"肾阳不足，封藏失职，精关不固，则遗精滑泄；精亏气弱，则神疲乏力、腰痛耳鸣。治宜补肾涩精。方中沙苑蒺藜甘温而补肾阳，兼具涩性而可固精，故"为泄精虚劳要药"(《本经逢原》)，用为君药。臣以芡实益肾固精，且补脾气以充养先天。君臣相须为用，补肾固精之功益彰。佐以煅龙骨、煅牡蛎、莲须涩精止遗。以莲子粉糊丸，助诸药益肾固精之力。综观全方，补肾阳，固精关，专为肾虚滑精者设，故美其名曰"金锁固精"。

配伍特点：补肾阳之不足以治本，涩精之外泄以治标，标本并图，治标为主。

【运用】

1. 辨证要点　本方为治肾阳不足，精关不固的常用方。以遗精滑泄，腰痛耳鸣，舌淡苔白，脉细弱为辨证要点。亦可用治女子带下属肾虚滑脱者。

2. 新药研制提要　本方属补肾涩精之名方。研发新药时，应据病证之侧重或兼夹加减组方。如肾虚而腰膝酸痛甚者，加杜仲、续断以补肾壮腰；气虚而神疲乏力甚者，加人参、黄芪以补益元气；兼见阳痿者，加锁阳、淫羊藿以补肾壮阳；兼遗尿、尿频者，加菟丝子、覆盆子以补肾缩尿。

3. 现代应用　常用于性神经功能紊乱、乳糜尿、慢性肾炎、慢性前列腺炎以及带下等证属肾阳不足，精津失摄者。

4. 使用注意　本方偏于固涩，相火内炽或下焦湿热所致遗精、带下者禁用；服药期间忌食辛辣刺激性食物，并节制房事。

【研制方举例】锁阳固精丸　组成：锁阳、肉苁蓉、巴戟天、补骨脂、菟丝子、杜仲炭、八角茴香、韭菜籽、炒芡实、莲子、莲须、煅牡蛎、煅龙骨、鹿角霜、熟地黄、山茱萸、牡丹皮、山药、茯苓、泽泻、知母、黄柏、牛膝、大青盐。功效：温肾固精。主治：肾阳不足之腰膝酸软，头晕耳鸣，遗精早泄。

按：锁阳固精丸系金锁固精丸合知柏地黄丸加减而成。该方主治肾阳不足所致诸症，故以锁阳、肉苁蓉、巴戟天、补骨脂、菟丝子、八角茴香、韭菜籽温肾壮阳；金锁固精丸(去沙苑蒺藜)合鹿角霜补肾固精；知柏地黄丸滋肾降火，既取"阴中求阳"之义，又顾及虚火扰动精室；杜仲、牛膝补肾强腰；其中茯苓、泽泻健脾渗湿，使本方补而不滞。合用而有温肾壮阳，益阴固精之功，是一首壮阳固精与滋阴降火相结合的研制方。

## 桑螵蛸散《本草衍义》

【组成】桑螵蛸　远志　菖蒲　龙骨　人参　茯神　当归　龟甲酥炙，以上各一两（各30g）

【用法】上为末，夜卧人参汤调下二钱（6g）。

【功效】调补心肾，涩精止遗。

【主治】心肾两虚证。小便频数，或尿如米泔色，或遗尿，或遗精，心神恍惚，健忘，舌淡苔白，脉细弱。

【方解】本方证之心肾两虚，当为肾气不足，心气亦虚使然。肾气不足，固摄无权，以致膀胱失约，清浊不分，精关不固，则尿频遗尿，或尿如米泔色，或遗精；肾之精气不足，不能上助于心，以致心气不足，神失所养，则心神恍惚、健忘；缠绵日久，伤及脾胃，脾失健运，则食少。治宜调补心肾，涩精止遗。方中桑螵蛸固精止遗，兼补肾阳，因"功专收涩，故男子虚损，肾衰阳痿，梦中失精，遗尿白浊方多用之"（《本经逢原》），为君药。肾气乃肾阳蒸化阴精而生，故伍龟甲滋肾益精，合桑螵蛸以化生肾气；心脾已亏，心神不安，故配人参、茯神补心气，宁心神，健脾气；龙骨收敛固涩，且镇心安神，桑螵蛸得龙骨则涩精止遗之功著，同为臣药。当归补心血，与龟甲合用，能补益精血；菖蒲、远志安神定志，交通心肾，为佐药。诸药相合，共奏调补心肾，交通上下，涩精止遗之功。

配伍特点：涩补同用，标本兼顾；心脾肾并治，补肾为主。

【运用】

1. 辨证要点　本方为治心肾两虚，水火不交证的常用方。以尿频或遗尿，心神恍惚，舌淡苔白，脉细弱为辨证要点。

2. 新药研制提要　本方属调补心肾之剂，研发新药时，应据病位之侧重加味组方。如治肾虚时欲尿而不能自制者，可加益智仁、覆盆子等以协补肾缩尿之力；治心之气血两虚而健忘心悸者，可加炙甘草、酸枣仁、五味子以助补心安神之功。

3. 现代应用　常用于小儿尿频、遗尿，以及糖尿病、神经衰弱等证属心肾两虚，水火不交者。

4. 使用注意　下焦湿热或相火妄动所致之尿频、遗尿或遗精滑泄，非本方所宜。

# 7.5　固崩止带

**适应证**　适用于脾虚或肾虚所致猝崩下血或漏下不止，月经过多及带下淋漓不断等病症。

**组方思路**　本类方剂常由以下三方面的药物构成：①固崩止带药：如煅龙骨、煅牡蛎、海螵蛸、五倍子、芡实、椿根皮、棕榈炭等，针对出血或带下以塞流。②健脾补肾药，如黄芪、人参、山药、菟丝子、杜仲、鹿角霜等，针对脾虚或肾虚以澄源。③兼顾相关病变药，如崩漏出血易耗伤阴血，宜伍白芍、龟板之属以滋阴养血；"带下俱是湿证"，宜配苍术、薏苡仁、车前子之品以燥湿渗湿。

**代表方**　固冲汤、完带汤。

## 固冲汤《医学衷中参西录》

【组成】白术炒，一两（30g）　生黄芪六钱（18g）　龙骨煅，捣细，八钱（24g）　牡蛎煅，捣细，八钱（24g）　萸肉去净核，八钱（24g）　生杭芍四钱（12g）　海螵蛸捣细，四钱（12g）茜草三钱（9g）　棕榈炭二钱（6g）　五倍子轧细，药汁送服，五分（1.5g）

【用法】水煎服。

【功效】固冲摄血，益气健脾。

【主治】脾气亏虚，冲脉不固证。血崩或月经过多，色淡质稀，面色萎黄，心悸气短，四肢乏力，舌淡，脉细弱。

【方解】本方所治"妇人崩漏"是因脾气亏虚，冲脉不固所致。脾气虚弱，统摄无权，以致冲脉不固，则血崩或月经过多、色淡质稀；面色萎黄、心悸气短、四肢乏力、舌淡、脉细弱诸症，皆为脾气亏虚之象。亟宜益气健脾，固冲摄血为治。冲为血海，肝主藏血，故方以酸涩而温之山萸肉补肝血，固冲脉而止血；脾为气血生化之源，主统血，又以甘温之白术补气健脾，俟脾气健旺则统摄有权，二药伍用，标本并治，故重用为君。黄芪资白术益气摄血，白芍助山萸肉补肝敛阴，共为臣药。煅龙骨、煅牡蛎、棕榈炭、五倍子收涩止血；海螵蛸、茜草化瘀止血，使血止而无留瘀之弊，以上共为佐药。诸药相伍，确有益气健脾，固冲摄血之功，故方以"固冲"名之。

配伍特点：补涩并用，遵标本兼顾之旨；涩中寓通，寓"止血防瘀"之意。

【运用】

1. 辨证要点　本方为治脾气亏虚，冲脉不固之血崩或月经过多的常用方。以出血量多，色淡质稀，面色萎黄，四肢乏力，舌淡，脉细弱为辨证要点。

2. 新药研制提要　出血较多，既伤阴血，又因气随血耗而气虚加重，故新药研制中，或合二至丸以滋阴养血，或加人参以益气摄血。

3. 现代应用　常用于功能性子宫出血、产后出血过多等证属气虚不摄，冲脉失固者。

4. 使用注意　血热妄行之崩漏者，忌用本方。

## 完带汤《傅青主女科》

【组成】白术土炒，一两（30g）　山药炒，一两（30g）　人参二钱（6g）　白芍酒炒，五钱（15g）　车前子酒炒，三钱（9g）　苍术制，三钱（9g）　甘草一钱（3g）　陈皮五分（2g）　黑芥穗五分（2g）　柴胡六分（2g）

【用法】水煎服。

【功效】补脾疏肝，祛湿止带。

【主治】脾虚肝郁，湿浊下注之带下。带下色白，清稀如涕，面色㿠白，倦怠便溏，舌淡苔白，脉缓或濡弱。

【方解】本方所治带下由脾气虚弱，肝气不疏，湿浊下注所致。脾气既虚，运化失常，水湿内停，下注前阴，则带下色白量多、清稀无臭；若肝郁侮土，脾失健运，清阳不升，湿浊下注，亦致带下。面色㿠白、倦怠便溏、舌淡苔白、脉缓或濡弱，俱为脾虚湿滞之象。治当补气健脾，祛湿止带为主，辅以疏肝解郁之法。方中重用白术、山药益气补脾，白术善健脾燥湿；山药兼能固涩止带，共为君药。人参补中益气；苍术燥湿运脾；白芍养血柔肝，同为臣药。车前子渗利湿浊；柴胡、芥穗之辛散，得白术、人参则升发脾胃清阳，配白芍则疏肝解郁；陈皮行气和中，既可使气行则湿化，又能使诸药补而不滞，皆为佐药。甘草益气调药，为佐使药。

配伍特点：肝脾同治，补脾为要；寓补于散，寄消于升；标本兼顾，治本为主。

【运用】

1. 辨证要点　本方为治脾虚肝郁，湿浊下注之白带的常用方。以带下绵绵不止，清稀色白无臭，舌淡苔白，脉濡缓为辨证要点。

2. 新药研制提要　研发新药时，可据带下之特点加味组方。如病久，白带如霜者，加鹿角霜以温肾涩带；日久病涉滑脱者，宜加煅龙骨、煅牡蛎以固涩止带；湿郁化热而带下色黄者，宜加黄柏、龙胆草以清热燥湿。

3. 现代应用　常用于阴道炎、宫颈糜烂等证属脾虚肝郁，湿浊下注者。

4. 制剂研发　研制的新剂型有片剂、糖浆剂。

5. 使用注意　带下赤白或赤黄，稠黏臭秽，苔黄脉数属湿热下注者，本方不宜。

## 思考题

1. 固涩剂与补益剂在主治、立法及配伍方面有何异同？

2. 牡蛎散与玉屏风散均可用治自汗，应如何区别使用？

3. 四神丸为什么能治五更泄？

4. 金锁固精丸、桑螵蛸散在功效、主治方面有何异同？

5. 固冲汤与归脾汤均可治疗月经过多，其主治、立法及用药配伍有何不同？

6. 从固涩剂的新药研制提要及研制方举例中，你可以得到哪些启示？

# 8 安神剂

凡以安神药为主组成,具有安神定志作用,治疗神志不安疾患的方剂,统称安神剂。

神志不安的疾患,常表现为心悸怔忡、失眠健忘、烦躁惊狂等。心藏神,肝藏魂,肾藏志,故神志不安主要责之于心、肝、肾三脏之阴阳偏盛偏衰。发病原因或为外受惊恐,神魂不安;或郁怒所伤,肝郁化火,内扰心神;或思虑太过,暗耗阴血,心失所养等。其病性属实证者,根据《素问·至真要大论》"惊者平之"的治疗大法,治宜重镇安神;病性属虚证者,根据《素问·三部九候论》"虚者补之"的治疗大法,治宜滋养安神。故本章方剂分为重镇安神和滋养安神两类。

导致神志不安的原因很多,病机亦较为复杂,治疗不可拘泥安神一法,如因火热而狂躁谵语者,治当清热泻火;因痰而癫狂者,则宜祛痰;因瘀而发狂者,治宜活血;因阳明腑实而狂乱者,则应攻下;以虚损为主而兼见神志不安者,又重在补益……。诸如此类,应与相关章节互参,以求全面掌握,使方证相宜,不致以偏概全。

使用安神剂当注意以下事项:一是和中护胃。重镇安神剂多由金石、贝壳类药物组方,易伤胃气,不宜久服;脾胃虚弱者,宜配伍健脾和胃之品。二是把握服用方法。某些安神方剂配伍朱砂等有一定毒性的药物,久服能引起慢性中毒,故不宜长期、大量服用。

## 8.1 重镇安神

**适应证** 适用于心肝阳亢,热扰心神证。症见心烦神乱,失眠多梦,惊悸怔忡,癫痫,舌红,脉数等。

**组方思路** 本类方剂常由以下三类药物构成:①重镇安神药,如朱砂、磁石、生铁落、珍珠母及龙齿等,以镇安心神,平惊定志。②清热泻火药,如黄连、山栀等,以消除致病原因。③滋阴养血药,如生地黄、当归等,乃火热之邪每易耗伤阴血之故。

**代表方** 朱砂安神丸。

### 朱砂安神丸《内外伤辨惑论》

【组成】朱砂另研,水飞为衣,五钱(15g)    黄连去须,净,酒洗六钱(18g)    炙甘草五钱五分(16.5g)    生地黄一钱五分(4.5g)    当归二钱五分(7.5g)

【用法】除朱砂外,余药为末,汤浸蒸饼为丸,如黍米大,朱砂为衣。每服十五丸至二十丸(6~9g),津唾咽下,食后或凉水、温水送下亦得。

【功效】镇心安神,清心养阴。

【主治】心火亢盛，阴血不足证。失眠多梦，惊悸怔忡，胸中烦热，舌红，脉细数。

【方解】本方所治之证，乃因心火亢盛，灼伤阴血所致。心火亢盛，心神被扰，阴血不足，则心神失养，故见失眠多梦、惊悸怔忡、心烦等；舌红，脉细数是火盛阴伤之征。治当泻其亢盛之火，补其虚损之阴而安神。方中朱砂甘寒质重，专入心经，既能重镇安神，又可清心泻火，标本兼治，是为君药。黄连清心泻火，以除烦热，为臣药。当归补血养心；生地黄清热滋阴，合朱砂、黄连则清心之力著；合当归则补心之功彰，共为佐药。炙甘草既健脾护中，防黄连苦寒败胃与朱砂质重碍胃，又调和药性，是为佐使。合而用之，使心火得清，阴血得充，心神得养，则神志安定，故以"安神"名之。

配伍特点：邪正兼顾，标本同治，以镇心治标为主。

【运用】

1. 辨证要点　本方为治心火亢盛，阴血不足而致神志不安的常用方。以失眠，惊悸，舌红，脉细数为辨证要点。

2. 新药研制提要　本方重在治标，新药研制时，宜据火热与阴亏之偏盛加味，以增强疗效。如兼治心肝火旺而心烦、口苦甚者，加龙胆草、栀子等以清肝泻火；阴血不足而心悸、咽干口燥甚者，加麦冬、五味子等以滋阴养血。此外，久服金石类药物易伤胃气，宜加神曲、麦芽等健胃消食药以护胃；因朱砂有毒不宜久服，可易为无毒或小毒的重镇安神药，如珍珠母、龙骨、牡蛎等。

3. 现代应用　常用于神经衰弱所致的失眠、心悸、健忘，精神忧郁症引起的神志恍惚，以及心脏早搏所致的心悸、怔忡等证属心火亢盛，阴血不足者。

4. 制剂研发　研制的剂型有丸剂、片剂。

5. 使用注意　忌食辛辣、油腻食物；方中朱砂含硫化汞，不宜多服、久服，以免引起汞中毒；孕妇忌服，阴虚或脾弱者不宜服。

【附方】

| 方名 | 组成 | 功效 | 主治 |
|---|---|---|---|
| 磁朱丸<br>（《备急千金要方》） | 磁石、朱砂、神曲 | 重镇安神<br>益阴明目 | 心肾不交证。心悸失眠，视物昏花，耳鸣耳聋。亦治癫痫 |
| 珍珠母丸<br>（《普济本事方》） | 真珠母、当归、熟地、人参、酸枣仁、柏子仁、水牛角、茯神、沉香、龙齿、朱砂 | 镇心安神<br>滋阴潜阳 | 阴血不足，心肝阳亢证。夜卧不宁，时而惊悸，或入夜少寐，头晕目花，脉细弦 |

【现代研究】药理研究　①促进睡眠：本方具有缩短清醒期及睡眠各相潜伏期时间，延长总睡眠时间的作用。②抗心律失常：因能明显缩短心律失常持续时间，故而可减少异常波动次数。③抗惊厥：对中枢神经系统兴奋性有降低作用。

【不良反应】临床报道，长期服用可引起慢性汞中毒。

【研制方举例】镇心安神丸　组成：朱砂、黄连、甘草、当归、生龙齿、茯苓、熟地黄、地黄、黄芪、远志、柏子仁、酸枣仁。功效：镇心安神，养血除烦。主治：心血不足，热邪内扰之精神恍惚、惊悸怔忡、烦躁不眠等。

按：镇心安神丸由朱砂安神丸加味组成。该方主治心血不足，兼热邪内扰证。故在朱砂安神丸镇心、清心、养心的基础上，加熟地、酸枣仁、柏子仁、远志、生龙齿，则滋阴养血安神之功尤佳；脾为生血之源，故配黄芪、茯苓益气生血。诸药合用，乃重镇安神与滋养安神相伍，补血与补气相配的研制方。

## 8.2 滋养安神

**适应证** 适用于阴血不足，心神失养证。症见心烦不眠，心悸怔忡，健忘多梦，舌红少苔，脉细数等。

**组方思路** 本类方剂常由以下四类药物构成：①滋养安神药，如酸枣仁、柏子仁、五味子、小麦等，以滋养心肝，安神定志。②滋阴养血药，如生地黄、当归、麦门冬、天门冬等，以补其虚损，消除病因。③清热药，如生地黄、玄参等，因阴血不足，水不制火，每生内热。④补气健脾药，如人参、茯苓等，此即脾为气血生化之源故也。

**代表方** 天王补心丹、酸枣仁汤。

### 天王补心丹 《校注妇人良方》

【组成】人参去芦 茯苓 玄参 丹参 桔梗 远志各五钱（各15g） 当归酒浸 五味子 麦门冬去心 天门冬 柏子仁 酸枣仁炒，各一两（各30g） 生地黄四两（120g）

【用法】上为末，炼蜜为丸，如梧桐子大，用朱砂为衣，每服二三十丸（6～9g），临卧，竹叶煎汤送下。

【功效】滋阴养血，清热安神。

【主治】阴血亏虚，虚热内扰证。心悸怔忡，心烦失眠，神疲健忘，或梦遗，手足心热，口舌生疮，大便干结，舌红少苔，脉细数。

【方解】本方治证，由心肾两虚，阴血不足，虚火内扰所致。阴虚血少，心体心神失养，则心悸失眠、神疲健忘；阴虚生内热，虚热内扰，则手足心热、梦遗；水亏火炎，在上则心烦、口舌生疮，在下则肠燥而大便干结；舌红少苔，脉细数是阴虚内热之征。治当滋阴养血，清热安神。方中生地甘寒，入心肾二经，既补阴血，又清虚热，标本兼顾，重用为君。天冬、麦冬滋阴清热；酸枣仁、柏子仁养心安神；当归补血润燥，共助生地滋阴补血，并养心安神，俱为臣药。玄参滋阴降火；远志养心安神，交通心肾；人参、茯苓补气健脾，安神益智；五味子补益心肾，宁心安神；丹参清心活血，合补血药使补而不滞；朱砂镇心安神，以上共为佐药。桔梗既"主惊恐悸气"（《神农本草经》）而能安神，又载药上行而使药力缓留上焦，为佐使药。临卧以竹叶煎汤送服，以助清心而安神之力。

配伍特点：滋阴补血以治本，安神镇心以治标，标本同治，治本为主；心脾肾兼顾，补心为主。

【运用】

1. 辨证要点 本方为治阴血亏虚，虚热内扰证的常用方。以心悸失眠，手足心热，舌红少苔，脉细数为辨证要点。

2. 新药研制提要　本方偏于治本，新药研制过程中，若针对心神不安之心悸失眠甚者，可加龙骨、琥珀等重镇之品以加强安神治标之功；针对心火上炎而心烦、口舌生疮甚者，加百合、栀子、木通以养阴清心。

3. 现代应用　常用于神经衰弱、冠心病、精神分裂症、甲状腺功能亢进、更年期综合征等所致的失眠、心悸，以及慢性迁延性肝炎、复发性口疮、焦虑症、抑郁症等证属阴血亏虚者。

4. 制剂研发　研制的新剂型有丸剂、口服液、片剂等。

5. 使用注意　本方滋阴之品较多，脾胃虚弱以及湿滞中焦而纳食欠佳，大便不实者，不宜服用；本方以朱砂为衣，或以朱砂水飞后掺入，长期服用可致汞的蓄积中毒，不宜久服。

【附方】

| 方名 | 组成 | 功效 | 主治 |
|---|---|---|---|
| 柏子养心丸（《体仁汇编》） | 柏子仁、枸杞子、麦门冬、当归、石菖蒲、茯神、玄参、熟地黄、甘草 | 养心安神滋阴补肾 | 阴血亏虚，心肾失调证。精神恍惚，惊悸怔忡，夜寐多梦，健忘盗汗，舌红少苔，脉细而数 |
| 孔圣枕中丹（《备急千金要方》） | 龟甲、龙骨、远志、菖蒲、黄酒 | 补肾宁心益智安神 | 心肾阴亏，心神不安证。健忘失眠，头目眩晕，舌红苔薄白，脉细 |
| 安神补心颗粒（OTC中成药） | 丹参、五味子、石菖蒲、合欢皮、菟丝子、墨旱莲、首乌藤、地黄、珍珠母、女贞子 | 养心安神 | 心血不足，虚火内扰证。心悸失眠，头晕耳鸣 |

【现代研究】药理研究　①益智：对记忆获得性障碍、巩固障碍及再现障碍均有明显改善作用，能显著提高学习记忆能力。②保护心肌：对阴虚、阳虚动物模型缺血、梗死的心肌均具有显著保护作用，可降低异丙肾上腺素所致心肌缺血坏死的程度，能改善心肌的生化代谢及提高心肌耐缺氧能力。③耐疲劳、抗应激：本方能改善阴虚、阳虚模型动物的非特异性防御功能和应激状态，显著增强其抗疲劳能力，耐高温、耐低温及抗减压低氧的能力等，明显延长动物存活时间。

【不良反应】临床报道偶见全身皮肤红疹发痒、消化不良或轻度腹泻。

【研制方举例】柏子滋心丸　组成：柏子仁、玄参、熟地黄、枸杞子、当归、石菖蒲、麦冬、茯苓、炙甘草。功效：滋阴养心，安神益智。主治：心血亏损，神志不宁之精神恍惚，夜多怪梦，怔忡惊悸，健忘遗泄。

按：柏子滋心丸师天王补心丹之法而相伍组成。与天王补心丹比较而言，其滋阴与清热之力均较逊，故宜于心血亏损而内热较轻者。

## 酸枣仁汤《金匮要略》

【组成】酸枣仁炒，二升（15g）　甘草一两（3g）　知母二两（6g）　茯苓二两（6g）　川

芎二两（6g）

【用法】上五味，以水八升，煮酸枣仁得六升，内诸药，煮取三升，分温三服。

【功效】养血安神，清热除烦。

【主治】肝血不足，虚热内扰证。心烦失眠，心悸不安，头晕目眩，咽干口燥，舌红，脉弦细。

【方解】本方证是由肝血不足，血不养心，虚热内扰所致。肝藏血，血舍魂；心藏神，血养心。肝血不足，既致魂不守舍，又使血不养心而神失所藏，加之阴血不足而虚热内生，使热扰心神，神魂不宁，故心烦失眠；头晕目眩、咽干口燥、舌红、脉弦细，皆为血虚肝旺之征。治宜养血以安神，清热以除烦。方中重用酸枣仁为君，养血补肝，宁心安神。茯苓益气健脾，宁心安神；知母滋阴润燥，清热除烦，共为臣药。佐以川芎活血行气，与枣仁相伍，有养血调肝之妙。甘草调和诸药，为使。综合全方，肝血得充，虚热得清，心神得安而诸症渐平。

配伍特点：补中兼清，补中寓行，心肝脾同治，标本兼顾。

【运用】

1. 辨证要点　本方是治心肝血虚，虚热内扰所致失眠之常用方。以心烦失眠，咽干口燥，舌红，脉弦细为辨证要点。

2. 新药研制提要　本方安神养血之力逊，若用治血虚且失眠甚者，研制新药时，宜加养血之当归、白芍，安神之五味子、远志、龙骨等以增效。

3. 现代应用　常用于神经衰弱、心脏神经官能症、更年期综合征等所致的失眠、惊悸、眩晕等证属心肝血虚，虚热内扰者。

4. 制剂研发　研制的新剂型有合剂、糖浆剂、颗粒剂等。

【附方】

| 方名 | 组成 | 功效 | 主治 |
|---|---|---|---|
| 甘麦大枣汤（《金匮要略》） | 甘草、小麦、大枣 | 养心安神和中缓急 | 脏躁。精神恍惚，常悲伤欲哭，不能自制，心中烦乱，睡眠不安，甚则言行失常，呵欠频作，舌淡红苔少，脉细略数 |
| 枣仁安神液（OTC中成药） | 酸枣仁、丹参、五味子 | 补心养肝安神益智 | 心肝血虚证。失眠，健忘，头晕，头痛等；以及神经衰弱见上述证候者 |

【现代研究】

1. 药理研究　①镇静催眠：对正常人的入睡度、熟睡度及觉醒爽快感等综合判定指标均较好，其机制可能与调节 c-fos、c-jun 表达及升高脑内啡肽有关。②抗焦虑：具有良好的抗焦虑作用，其机制可能与降低 5-羟色胺含量及增加 γ-氨基丁酸 A 受体有关。③抗抑郁：对行为绝望模型及抑郁模型均有一定的改善作用，其机制可能与增加脑内单胺类神经递质有关。此外，本方还有改善记忆能力、抗惊厥及调节甲状腺代谢功能等作用。

2. 成分研究　酸枣仁皂苷 A、B 是本方镇静催眠的主要有效成分；本方中的黄酮和多糖部分是抗焦虑效用的主要有效组分。

【不良反应】临床报道偶见胃肠道反应。

【研制方举例】 安神胶囊 组成：酸枣仁、川芎、知母、麦冬、制何首乌、五味子、丹参、茯苓。功效：补血滋阴，养心安神。主治：阴血不足之失眠多梦，心悸不宁，五心烦热，盗汗，耳鸣。

按：安神胶囊由酸枣仁汤去甘草加丹参、麦冬等组成。该方主治心肝阴血亏虚较甚之失眠，故在酸枣仁汤养血安神清热基础上，加麦冬、制首乌、五味子滋阴补血，安神定志；伍丹参清心活血，合酸枣仁、川芎以调肝。合而用之，则滋阴补血安神之功增强。

## 思考题

1. 神志不安的疾患是否均可用安神剂治疗？为什么？

2. 重镇安神剂与滋养安神剂的适应证、组方配伍有何异同？

3. 天王补心丹、酸枣仁汤、归脾汤皆可治失眠，三方在组成、功效与主治方面有何异同？

4. 从安神剂的新药研制提要及研制方举例中，你可以得到哪些启示？

# 9 开窍剂

　　凡以芳香开窍药为主组成，具有开窍醒神作用，治疗邪闭心窍证的方剂，统称开窍剂。

　　邪气壅盛，蒙蔽心窍，每致神志昏迷。根据其寒热属性不同，有热闭与寒闭之别。热闭由温热毒邪内陷心包所致，治宜清热开窍，简称凉开；寒闭系寒湿痰浊蒙蔽心窍引起，治宜温通开窍，简称温开。故开窍剂分为凉开和温开两类。

　　使用开窍剂须注意以下事项：首先应辨别闭证和脱证。凡见神志昏迷，口噤不开，两手握固，二便不通，脉实有力之闭证，方可应用；而对汗出肢冷，呼吸气微，手撒遗尿，口开目合，脉象虚弱无力或脉微欲绝之脱证，本类方剂当属禁用。其二，辨清闭证之属热属寒，正确地选用凉开或温开方剂。其三，开窍剂大多为芳香药物，善于辛散走窜，久服则易伤元气，故临床多用于急救，中病即止，不可久服。其四，本类方剂多制成丸、散剂，丸、散剂使用时宜温开水化服或鼻饲，不宜加热煎煮，以免药性挥发，影响疗效。

## 9.1 凉 开

　　**适应证** 适用于热闭证。症见高热，神昏，谵语，甚或痉厥等。其他如中风、惊厥及感触秽浊之气，突然昏倒，不省人事等属热闭者，亦可选用。

　　**组方思路** 本类方剂常由以下五类药物构成：①芳香开窍药，如麝香、冰片、郁金等，此专为神志不清而设。②泻火凉血药，如水牛角、黄连、黄芩、石膏之类，以除致病之因。③重镇安神药，如朱砂、磁石、琥珀、珍珠等，热入心包，扰乱神明而神志不安，故当安神定志。④清化热痰药，如牛黄、胆南星、天竺黄等，邪热内陷，灼津为痰，痰浊上蒙，势必加重神昏，故宜涤其蔽于心包的秽浊。⑤凉肝息风药，如羚羊角、玳瑁之类，乃热盛易引动肝风使然。

　　**代表方** 安宫牛黄丸、紫雪、至宝丹。

### 安宫牛黄丸 《温病条辨》

　　【组成】牛黄　郁金　水牛角　黄连　朱砂　山栀　雄黄　黄芩各一两（各30g）　梅片二钱五分（7.5g）　麝香二钱五分（7.5g）　真珠五钱（15g）

　　【用法】上为极细末，炼老蜜为丸，每丸一钱（3g），金箔为衣，蜡护。脉虚者人参汤下，脉实者银花、薄荷汤下，每服一丸。大人病重体实者，日再服，甚至日三服；小儿服半丸，不知，再服半丸。

　　【功效】清热解毒，开窍醒神。

【主治】邪热内陷心包证。高热烦躁，神昏谵语，或舌謇肢厥，舌红或绛，脉数有力。亦治中风昏迷，小儿惊厥属邪热内闭者。

【方解】本方证因温热邪毒内闭心包所致。热闭心包，热扰神明，则高热烦躁、神昏谵语；舌为心窍，热邪炼液为痰，痰热闭窍，则舌謇不语；热遏阳气，阳气郁而不达四肢，则手足厥冷。治当清热解毒，开窍醒神。方中麝香开窍醒神；牛黄清心解毒，化痰开窍；水牛角清心凉血解毒，三药相配，是为清心开窍、凉血解毒的常用组合，共为君药。臣以黄连、黄芩、山栀清热泻火解毒，合牛黄、水牛角则清解心包热毒之力颇强；冰片、郁金芳香辟秽，化浊通窍，合麝香则开窍醒神之功尤佳。佐以雄黄辟秽解毒；朱砂、珍珠、金箔镇心安神。用炼蜜为丸，和胃调中，为使药。诸药相合，则热邪清，痰热除，心神方能安居其"宫"，故名"安宫"。

配伍特点：开窍、清热、化痰并用，而以清热开窍为主。

原书用法之"脉虚者，人参汤下"，意在益气扶正以祛邪；"脉实者，银花、薄荷汤下"，旨在清热疏散以透热。

【运用】

1. 辨证要点　本方为治热陷心包证的常用方，亦是凉开法的代表方，凡神昏谵语属邪热内闭心包者，均可应用。以高热烦躁，神昏谵语，舌红或绛，脉数为辨证要点。

2. 新药研制提要　邪热内盛，每易耗伤阴液，炼液成痰而加重神志病变，故新药研制时可加滋阴之麦冬、玄参、天花粉及祛痰之竹沥、天竺黄、胆南星以切中病机。

3. 现代应用　常用于流行性乙型脑炎、流行性脑脊髓膜炎、中毒性痢疾、尿毒症、肝昏迷、急性脑血管病、肺性脑病、颅脑外伤、急性胰腺炎、精神分裂症、小儿高热惊厥，以及感染或中毒引起的高热神昏等病证属热闭心包者。

4. 制剂研发　研制的新剂型有丸剂、片剂、散剂、胶囊剂等。

5. 使用注意　孕妇忌用；中病即止，不可久服。

【现代研究】药理研究　①镇静：可抑制大脑皮层，具有增强戊巴比妥的中枢抑制作用，可对抗苯丙胺的兴奋作用，对生命中枢有一定的保护作用。②解热：对细菌毒素引起的发热有明显的解热作用；同时对细菌、内毒素性脑损害有一定的保护作用。③抗炎：对血管通透性增加有显著抑制作用。此外，本方尚有降压、保肝、降低机体耗氧量、抗白血病等作用。

【不良反应】临床应用偶有引发体温过低、汞毒性肾病及过敏反应的报道。

【附方】

| 方名 | 组成 | 功效 | 主治 |
| --- | --- | --- | --- |
| 牛黄清心丸<br>（《痘疹世医心法》） | 牛黄、黄连、黄芩、栀子、朱砂、郁金 | 清热解毒<br>开窍安神 | 热闭心包证。身热谵语，以及小儿高热惊厥，中风昏迷 |
| 清开灵注射液<br>（《中华人民共和国药典》） | 胆酸、猪去氧胆酸、黄芩苷、水牛角、金银花、栀子、板蓝根、珍珠母 | 清热解毒<br>化痰通络<br>醒神开窍 | 热病，神昏，神志不清，中风偏瘫 |

【研制方举例】牛黄清宫丸　组成：牛黄、麝香、水牛角浓缩粉、金银花、连翘、黄芩、栀子、大黄、朱砂、地黄、麦冬、玄参、天花粉、雄黄、冰片、莲子心、郁金、甘草。

功效：清热解毒，镇惊安神，止渴除烦。主治：热入心包，热盛动风之身热烦躁。症见昏迷，舌赤唇干，谵语狂躁，头痛眩晕，惊悸不安，以及小儿急惊风等。

按：牛黄清宫丸系安宫牛黄丸去黄连、珍珠加味而成。该方主治安宫牛黄丸证兼津液耗伤者，故以安宫牛黄丸清热解毒，镇惊安神，配金银花、连翘清热透邪；大黄通腑泻热，三药合用，导热外出；伍地黄、麦冬、玄参、天花粉等清热养阴，止渴除烦。诸药合用，为一首开窍与清热同用，化痰与滋阴兼顾，疏散与泻下并举的"凉开"方。

## 紫雪 苏恭方，录自《外台秘要》

【组成】黄金百两（3.1kg）　寒水石三斤（1.5kg）　石膏三斤（1.5kg）　磁石三斤（1.5kg）　滑石三斤（1.5kg）　玄参一斤（500g）　羚羊角屑，五两（150g）　水牛角屑，五两（150g）　升麻一斤（500g）　沉香五两（150g）　丁香一两（30g）　青木香五两（150g）　甘草炙，八两（240g）

【用药】上十三味，以水一斛，先煮五种金石药，得四斗，去滓后内八物，煮取一斗五升，去滓。取硝石四升（2kg），芒硝亦可，用朴硝精者十斤（5kg）投汁中，微火上煮，柳木篦搅，勿住手，有七升，投入木盆中，半日欲凝，内成研朱砂三两（90g），细研麝香五分（1.5g），内中搅调，寒之二日成霜雪紫色。患者强壮者，一服二分（0.6g），当利热毒；老弱人或热毒微者，一服一分（0.3g），以意节之，合得一剂。

【功效】清热开窍，息风止痉。

【主治】热闭心包，热盛动风证。高热烦躁，神昏谵语，痉厥，口渴唇焦，尿赤便闭，舌质红绛，苔黄燥，脉数有力或弦数；以及小儿热盛惊厥。

【方解】本方为邪热炽盛，内陷心包，热盛动风之证而设。热邪内陷心包，热扰心神，故神昏谵语、烦躁不安；温邪热毒充斥内外，则高热；热极生风，则抽搐；热盛伤津，则口渴唇焦；热毒壅盛，腑气不畅，则便闭；舌质红绛，苔黄燥，脉数有力或弦数是气血两燔之征。治宜清热开窍为主，辅以息风止痉。方中麝香专于芳香开窍醒神；水牛角善于清心凉血解毒；羚羊角长于凉肝息风止痉，三味合用，是为高热、神昏、痉厥之主症而设，同为君药。生石膏、寒水石清气泻火；玄参合水牛角清营凉血；升麻清热疏散；滑石清热渗湿；芒硝、硝石泻火通腑，既兼治腑气不畅之便闭，又寓釜底抽薪。八药相伍，气血两清，因势利导，是为热毒炽盛，气血两燔之病因而用，俱为臣药。青木香、丁香、沉香行气通窍；黄金、朱砂、磁石重镇安神，平肝潜阳，合麝香则开窍醒神之功著，合羚羊角则息风镇惊之力彰，共为佐药。炙甘草益气护胃，调和药性，以防寒凉伐胃、金石碍胃，为佐使药。

配伍特点：既清热开窍，又息风止痉，心肝兼顾，重在清心开窍；既开上窍，又通下窍，上下同治，重在醒脑回苏。

本方药物呈"霜雪紫色"，药性大寒犹如"霜雪"，故名"紫雪"。

【运用】

1. 辨证要点　本方为治热闭心包，热盛动风证的常用方。以高热烦躁，神昏谵语，痉厥，舌红绛，脉数有力为辨证要点。

2. **新药研制提要**  治小儿热盛惊厥，新药研发时，可加僵蚕、全蝎以增息风止痉之效。

3. **现代应用**  常用于流行性脑脊髓膜炎、流行性乙型脑炎、重症肺炎、猩红热、败血症、肝昏迷，以及小儿高热惊厥、小儿麻疹等证属热闭心包，热盛动风者。

4. **制剂研发**  研制的新剂型主要有丹剂、散剂、口服液等。

5. **使用注意**  本方服用过量，有损伤元气之弊，甚者可出现大汗、肢冷、心悸、气促等症，故应中病即止；孕妇禁用。

【现代研究】**药理研究**  ①解热：对抗静脉注射伤寒、副伤寒甲乙三联疫苗引起的体温升高，且作用快而持久。②镇静、抗惊厥：能显著对抗戊四氮及硝酸士的宁引起的惊厥。

【不良反应】临床应用偶有引发过敏性休克及服用过量致死的报道。

【研制方举例】**瓜霜退热灵胶囊**  组成：西瓜霜、寒水石、石膏、滑石、羚羊角、水牛角浓缩粉、麝香、冰片、玄参、升麻、丁香、沉香、磁石、朱砂、甘草。功效：清热解毒，开窍镇惊。主治：热入心包，肝风内动之高热、惊厥、抽搐、咽喉肿痛等。

按：瓜霜退热灵胶囊系紫雪加减而成。该方治疗热入心包，肝风内动证。故以紫雪清热开窍止痉；症无大便秘结，则去泻下行气之芒硝、硝石、木香；但见咽喉肿痛，则加西瓜霜、冰片解毒开窍，利咽止痛。诸药相合，共奏清热开窍，息风镇惊，清利咽喉之功。

# 至宝丹《灵苑方》引郑感方，录自《苏沈良方》

【组成】水牛角  生玳瑁  琥珀  朱砂  雄黄各一两（各30g）  牛黄一分（0.3g）  龙脑（即冰片）一分（0.3g）  麝香一分（0.3g）  安息香一两半（45g），酒浸，重汤煮令化，滤过滓，约取一两净（30g）  金银箔各五十片

【用法】上丸如皂角子大，人参汤下一丸（3g），小儿量减。

【功效】化浊开窍，清热解毒。

【主治】痰热内闭心包证。神昏谵语，身热烦躁，痰盛气粗，舌绛，苔黄垢腻，脉滑数。亦治中风、中暑、小儿惊厥属于痰热内闭者。

【方解】本方所治诸病症，皆由痰热内闭心包所致。痰热扰乱神明，则神昏谵语、身热烦躁；痰涎壅盛，阻塞气道，则喉中痰鸣、漉漉有声、气息粗大；舌绛苔黄垢腻，脉滑数，是痰热为患之征。治宜清热开窍，化浊解毒。方中麝香开窍醒神，牛黄清热豁痰开窍，水牛角清心凉血解毒，共为君药。安息香、冰片芳香开窍，辟秽化浊，与麝香合用，可增开窍醒神之力；玳瑁清热解毒，镇惊安神，俱为臣药。佐以雄黄助牛黄豁痰解毒，琥珀助麝香通络散瘀，并合朱砂镇心安神。原方用金银二箔，意在加强琥珀、朱砂重镇安神之力，五药共为佐药。

配伍特点：一是于化浊开窍，清热解毒之中兼能通络散瘀，镇心安神；二是化浊开窍为主，清热解毒为辅。

原书用人参汤送服，意在藉人参益气之功，以助正祛邪。此服法宜于气虚而兼脉弱者。

【运用】

1. **辨证要点**  本方为治痰热内闭心包证的常用方。以神昏谵语，身热烦躁，痰盛气粗，

舌绛苔黄垢腻，脉滑数为辨证要点。

2. 新药研制提要　本方属清热化痰开窍之剂，新药研制时，可据热与痰的偏盛加味。若痰浊较重者，宜加石菖蒲、郁金、竹茹、木通等以化痰利湿开窍；热毒壅盛者，加栀子、连翘、生地等以清心解毒凉血。如治小儿惊风，可加天麻、钩藤、僵蚕等以增凉肝息风之功。

3. 现代应用　常用于急性脑血管病、脑震荡、流行性乙型脑炎、流行性脑脊髓膜炎、肝昏迷、冠心病、心绞痛、尿毒症、中暑、癫痫、中毒性痢疾、中毒性肺炎、尿毒症等证属痰热内闭心包者。

4. 制剂研发　研制的新剂型有散剂、丸剂（皆系至宝丹去金箔、银箔）。

5. 使用注意　本方芳香辛燥之品较多，有耗阴劫液之弊，故神昏谵语由阳盛阴虚所致者慎用；孕妇禁用。

# 9.2　温开

**适应证**　适用于寒闭证。症见突然昏倒，牙关紧闭，不省人事，苔白，脉迟等。

**组方思路**　本类方剂常由以下四类药物构成：①芳香开窍药，如苏合香、安息香、麝香、冰片等，以醒脑回苏。②温里祛寒药，如丁香、荜茇之类，以除寒邪之病因。③辟秽化痰药，如雄黄、瓜蒌等，以祛痰湿秽浊之邪。④理气药，如木香、白檀香、香附、沉香等。因于外中寒邪，寒凝气滞，气机闭阻，神无气煦则昏厥；气行不畅，亦致津滞成痰而加重病情。故当宣通气机，气津得行，阳气上达而神志可清。

**代表方**　苏合香丸。

## 苏合香丸 《广济方》，录自《外台秘要》

【组成】吃力伽（即白术）　光明砂研　麝香　诃梨勒皮　香附子中白　沉香重者　青木香　丁香　安息香　白檀香　荜茇上者　水牛角各一两（各30g）　熏陆香（即乳香）　苏合香龙脑香各半两（各15g）

【用法】上为极细末，炼蜜为丸，如梧桐子大。腊月合之，藏于密器中，勿令泄气。每朝用四丸（3g），取井花水于净器中研破服。老小每碎一丸服之，另取一丸如弹丸，蜡纸裹，绯袋盛，当心带之。冷水暖水，临时斟量。

【功效】芳香开窍，行气止痛。

【主治】寒闭证。突然昏倒，牙关紧闭，不省人事，苔白，脉迟。亦治心腹卒痛，甚则昏厥，属寒凝气滞者。

【方解】本方证因寒邪秽浊，闭阻机窍所致。寒痰秽浊，阻滞气机，蒙蔽清窍，则突然昏倒、牙关紧闭、不省人事；若寒凝胸中及中焦，气血瘀滞，则心胸、脘腹卒痛；苔白，脉迟为阴寒之征。治宜芳香开窍为主，辅以祛寒、行气、化浊之法。方中苏合香、安息香、麝香、冰片芳香开窍，辟秽化浊，同为君药。木香、香附、沉香、白檀香、乳香行气祛寒，为臣药。荜茇、丁香温中祛寒,协诸香药以增强祛寒止痛开郁之力;白术健脾燥湿,诃子收涩敛气,二药一补一敛,以防诸香辛散走窜太过,耗散真气;朱砂重镇安神,水牛角凉血解毒,二者药性俱寒,是以凉制温,防诸药过于温燥。以上共为臣佐。由于麝香、木香、香附、沉香、白檀香、乳香等行气活血止痛;荜茇、丁香温里祛寒止痛,合用而具祛寒行气,活血止痛之功,故可用治寒凝气滞之心腹卒痛。

配伍特点:集十香药于一方,相辅相成,以开窍化浊,行气止痛为主;少佐健脾、收涩之品,补敛并施,散收结合,相反相成。

【运用】

1. 辨证要点　本方既为治寒闭证的常用方,又是温开法的代表方。以突然昏倒,不省人事,牙关紧闭,苔白,脉迟为辨证要点。心腹疼痛属于寒凝气滞证者,亦多用之。

2. 新药研制提要　本方开窍行气之功较著,祛痰活血之力逊。研制新药时,如治痰蒙清窍之中风,宜加郁金、牛黄、礞石、瓜蒌等以协化痰开窍之功;治气滞血瘀之胸痛,宜加活血化瘀之丹参、三七、川芎等以助行血止痛之力。

3. 现代应用　常用于急性脑血管病、癔病性昏厥、癫痫、有毒气体中毒、老年痴呆症、流行性乙型脑炎、肝昏迷、心绞痛、心肌梗死、过敏性鼻炎等证属寒闭或寒凝气滞者。

4. 制剂研发　研制的新剂型有丸剂、纳米制剂。

5. 使用注意　本方药物辛香走窜,有损胎气,孕妇禁用。

【现代研究】药理研究　①抗心肌缺血:扩张冠状动脉,增加冠脉流量,并增加心肌营养性血流量。②抗缺氧:通过减慢心率,降低心肌耗氧量来延长动物的耐缺氧能力。此外,本方还有改善中枢神经系统功能及抗血栓、抗血小板聚集的作用。

【不良反应】临床偶有引发过敏性休克及新生儿中毒的报道。

【附方】

| 方名 | 组成 | 功效 | 主治 |
| --- | --- | --- | --- |
| 冠心苏合丸<br>(《中华人民共和国药典》) | 苏合香、冰片、乳香、檀香、青木香 | 理气,宽胸,止痛 | 痰浊气滞血瘀之心绞痛。症见胸闷,憋气 |
| 复方丹参片<br>(《中华人民共和国药典》) | 丹参、三七、冰片 | 活血化瘀理气止痛 | 气滞血瘀之胸痹证。症见胸闷,心前区刺痛 |

【研制方举例】十香返生丸　组成:苏合香、麝香、安息香、冰片、檀香、土木香、沉香、丁香、乳香、降香、郁金、香附、牛黄、金礞石、天麻、僵蚕、瓜蒌子、莲子心、朱砂、琥珀、诃子肉、广藿香、甘草。功效:开窍化痰,镇静安神。主治:中风痰迷心窍之言语不清,神志昏迷,痰涎壅盛,牙关紧闭等。

按:十香返生丸系苏合香丸去荜茇、白术、水牛角,加郁金、牛黄等而成。该方主治苏合香丸证而痰浊阻滞较甚者,故加郁金、牛黄祛痰开窍;礞石、瓜蒌、藿香涤痰化浊;天麻、僵蚕化痰定惊。痰阻易致血行不利,则以郁金合降香、琥珀活血祛瘀;配莲子心以清心安神;甘草调和药性。诸药相合,共奏开窍化痰,镇静安神之功。

## 思考题

1. 开窍剂适应何证？使用开窍剂应注意哪些事项？
2. 安宫牛黄丸、紫雪、至宝丹在功效、主治方面有何异同？
3. 苏合香丸的功效、主治有何特点？
4. 从开窍剂的新药研制提要及研制方举例中，你可以得到哪些启示？

# 10 理气剂

凡以理气药为主组成，具有行气或降气作用，治疗气滞或气逆证的方剂，统称理气剂。属"八法"中的"消法"。

气为一身之主，升降出入，周行全身，使五脏六腑、四肢百骸均得到温养，以维持人体的正常生理活动。当情志失调，或劳倦过度，或饮食失节，或寒温不适时，均可引起脏腑功能不调，气机升降失常，而产生多种气病。气病概括起来有气虚、气陷、气滞、气逆四类，气虚证和气陷证的治法与方剂已在补益剂中介绍，本章主要论述气滞和气逆证的治法与方剂，故分行气和降气两类。

使用理气剂须注意以下事项：一是辨清气病之虚实，勿犯虚虚实实之戒。若气滞实证，当须行气，误用补气则使气滞愈甚；若气虚之证，当补其虚，误用行气则使其气更虚。二是辨明气病之兼夹。若气机郁滞与气逆不降相兼为病，则分清主次，行气与降气配合使用；若兼气虚者，则需配伍适量补气之品。三是理气药多属芳香辛燥之品，容易伤津耗气，应适可而止，勿使过剂，尤其是年老体弱，以及阴虚火旺、孕妇或素有崩漏吐衄者，更应慎之。

## 10.1 行气

**适应证** 适用于气机郁滞证，以肝气郁滞和脾胃气滞为多见。前者症见胸胁胀痛，或疝气痛，或月经不调，或痛经等；后者症见脘腹胀痛，嗳气吞酸，呕恶食少，大便不调等。

**组方思路** 本类方剂常由以下方面的药物构成：①理气药，行气疏肝药如香附、郁金、川楝子、青皮、乌药等，行气理脾药如陈皮、枳壳、木香、薤白等，以行气导滞，开其滞塞。②祛湿化痰药，如苍术、厚朴、砂仁、半夏、瓜蒌、茯苓等，乃气行则津行，气滞则津壅之故。③活血化瘀药，如延胡索、川芎等，盖气为血帅，气行则血行，气郁则血易滞。④消除病因药，导致气滞的原因，有寒热之异。因寒者，配温里祛寒之小茴香、高良姜等；因热者，伍清热泻火之栀子、黄连等。

**代表方**：越鞠丸、金铃子散、天台乌药散、枳蒌薤白桂枝汤、半夏厚朴汤。

### 越鞠丸 《丹溪心法》

【组成】 香附　川芎　苍术　栀子　神曲各等分（各6g）

【用法】 为末，水泛为丸，如绿豆大。

【功效】 行气解郁。

【主治】 六郁证。胸膈痞闷，或胸胁刺痛，脘腹胀痛，嗳腐吞酸，恶心呕吐，饮食不消；或见女子月经不调，经来作痛等。

【方解】本方所治乃气、血、痰、火、湿、食六郁。气郁而肝失条达，则胸膈痞闷；气郁又使血行不畅而成血郁，或胸胁刺痛，或女子月经不调，或经来少腹作痛；气郁化火，则病火郁而见嗳腐吞酸吐苦；肝气不舒，肝病及脾，脾胃气滞，运化失司，升降失常，则聚湿生痰、食滞不化而成湿、痰、食郁，则脘腹胀痛、恶心呕吐、饮食不消。是证以气郁为主，治宜行气解郁。方中香附行气疏肝，以治气郁，为君药。川芎活血行气，以治血郁；苍术燥湿运脾，以治湿郁，共为臣药。栀子清热泻火，以治火郁；神曲消食导滞，以治食郁，共为佐药。因痰郁乃气滞湿聚而成，若气畅湿去，则痰郁随之而解，故方中不另用治痰郁之专品，此亦治病求本之意。

配伍特点：六郁并治，重在调理气机；诸法同用，贵在治病求本。

【运用】

1. 辨证要点　本方为治疗"六郁"证的代表方。以胸膈痞闷，脘腹胀痛，饮食不消为辨证要点。

2. 新药研制提要　本方解六郁以气郁为主，研制新药时，可据气、血、痰、火、湿、食之偏重，调整剂量，加味药物，以切中病机。若治气郁偏重者，可重用香附，酌加木香、枳壳、厚朴等以助行气；治血郁偏重者，重用川芎，酌加桃仁、赤芍、红花等以助活血；治湿郁偏重者，重用苍术，酌加茯苓、泽泻以助利湿；治食郁偏重者，重用神曲，酌加山楂、麦芽以助消食；治火郁偏重者，重用山栀，酌加黄芩、黄连以助清热；治痰郁偏重者，酌加半夏、瓜蒌以助祛痰。

3. 现代应用　常用于胃神经官能症、胃及十二指肠溃疡、慢性胃炎、胆石症、胆囊炎、肝炎、肋间神经痛及妇科之痛经、月经不调等证属"六郁"者。

4. 制剂研发　研制的新剂型有丸剂（含异型滴丸）、片剂、胶囊剂、泡腾颗粒剂。

5. 使用注意　本方药物大多温燥辛散，阴血不足、脾胃虚弱者慎用。

【现代研究】

1. 药理研究　①抗抑郁：本方醇提取物作用明显优于水提取物，作用机理与增加脑内5-羟色胺、去甲肾上腺素的含量及海马脑源性神经营养因子的表达有关。②减轻激素药副作用：临床研究表明，本方对肾病综合征应用激素治疗所产生的副作用有良好的缓解作用。

2. 成分研究　通过液相色谱测定了方中抗抑郁有效提取物中藁本内酯、α-香附酮、苍术素的含量。

【研制方举例】越鞠保和丸　组成：栀子、六神曲、香附、川芎、苍术、木香、槟榔。功效：舒肝解郁，开胃消食。主治：气郁停滞之嗳气嘈杂，胸腹胀痛，消化不良者。

按：越鞠保和丸由越鞠丸加木香、槟榔组成。该方主治越鞠丸证而气郁湿滞较重者，故以越鞠丸行气开郁，加木香理气宽中和胃，槟榔破积行气利水。如此配伍，则行气祛湿之力加强。

## 金铃子散《素问病机气宜保命集》

【组成】金铃子　延胡索各一两（各30g）

【用法】为细末，每服三钱（9g），酒调下。

【功效】疏肝清热，活血止痛。

【主治】肝郁化火证。胸腹胁肋诸痛，时发时止，口苦，或痛经，或疝气痛，舌红苔黄，脉弦数。

【方解】本方治证因肝郁气滞，气郁化火所致。肝藏血而喜条达，主疏泄，其经脉布两胁，抵少腹，绕阴器。肝郁气滞，疏泄失常，血行不畅，则胸腹胁肋诸痛，或因情志变化而疼痛加剧、时发时止；口苦、舌红、苔黄、脉弦数，为肝郁化火之征。治宜疏肝清热，活血止痛。方中金铃子苦寒入肝，疏肝清热以止痛，为君药。延胡索活血行气以止痛，为臣药。二药合用，为行气活血止痛的基本结构。

【运用】

1. 辨证要点　本方为治肝郁化火之疼痛的基础方。以胸腹胁肋诸痛，口苦，苔黄，脉弦数为辨证要点。

2. 新药研制提要　本方属行气活血止痛的基础方，新药研制时，可据疼痛部位之异加味组方。若治胸胁疼痛为主，可加郁金、柴胡、香附等以助疏肝行气止痛之力；脘腹疼痛为主，可加木香、陈皮、砂仁等以助行气和胃止痛之功；治妇女痛经，则可酌加当归、益母草、香附以助行气活血，调经止痛之效；治少腹疝气痛，可加乌药、橘核、荔枝等以助行气疏肝，散寒止痛之效。

3. 现代应用　常用于胃炎、胆囊炎、胃肠痉挛、肋间神经痛、肋软骨炎、腹股沟疝、痛经等证属肝郁化火者。

4. 制剂研发　研制的剂型主要有散剂、滴丸、软膏剂、外用贴剂（巴布剂）等。

5. 使用注意　若肝气郁滞属寒者，则不宜单独使用；孕妇慎用。

【附方】

| 方名 | 组成 | 功效 | 主治 |
|---|---|---|---|
| 延胡索散<br>（《济阴纲目》） | 延胡索、当归、赤芍、蒲黄、桂皮、乳香、没药 | 行气活血<br>调经止痛 | 气滞血瘀证。脘腹胀痛，或经行腹痛 |
| 元胡止痛片<br>（OTC 中成药） | 延胡索、白芷 | 理气、活血、止痛 | 气滞血瘀证。胁痛，胃痛，头痛及痛经等 |

【现代研究】药理研究　①镇痛、镇静：对冰醋酸以及甲醛－足跖炎性疼痛反应（F、S相）均有显著抑制作用，并能延长戊巴比妥钠的睡眠时间。②抗炎：本方显著的抗炎作用可能是通过抑制前列腺素 $E_2$、白细胞介素－6 及一氧化氮的产生，抑制多形核中性粒细胞产生氧自由基有关。

【研制方举例】舒肝片　组成：川楝子、白芍、延胡索、枳壳、姜黄、沉香、厚朴、陈皮、砂仁、豆蔻、茯苓、木香。功效：舒肝行气，化湿止痛，开胃消积。主治：肝郁气滞之两胁刺痛，饮食无味，消化不良，呕吐酸水，嗳气嘈杂，周身窜痛。

按：舒肝片系金铃子散加味而成。该方主治肝脾气郁，血行不利较重，兼湿滞气逆者，故以金铃子散合姜黄、白芍疏肝活血，柔肝止痛；枳壳、木香、厚朴、陈皮、砂仁、沉香行脾胃气滞。气滞而湿滞气逆，则伍化湿燥湿之厚朴、陈皮、砂仁、豆蔻合健脾渗湿之茯苓，其中，陈皮、砂仁、沉香尚可和胃降逆。诸药合用，是一首气血津并调，行气降气兼顾之研制方。

# 天台乌药散《医学发明》

【组成】天台乌药　木香　小茴香炒　青皮去白　高良姜炒，各半两（各15g）　槟榔锉，二个（9g）　川楝子十个（12g）　巴豆七十粒（12g）

【用法】先以巴豆微打破，同楝子用麸炒，候黑色，豆、麸不用，余为细末。每服一钱（3g），温酒送下；痛甚者，炒生姜，热酒送下亦得。

【功效】行气疏肝，散寒止痛。

【主治】寒凝肝经，肝郁气滞证。小肠疝气，少腹引控睾丸而痛，偏坠肿胀，或少腹疼痛，苔白，脉弦。

【方解】本方治证因寒凝肝经，肝郁气滞所致。寒客肝脉，气机阻滞，则少腹疼痛、痛引睾丸、偏坠肿胀。治以行气疏肝，散寒止痛之法。方中乌药行气疏肝，散寒止痛，为君药。青皮、木香疏肝行气止痛；小茴香、高良姜暖肝散寒止痛，合乌药则行气散寒止痛之力益著，共为臣药。槟榔直达下焦，行气化滞而破坚；取苦寒之川楝子与辛热之巴豆同炒，去巴豆而用川楝子，既可减川楝子之寒，又能增强其行气散寒之效，共为佐药。诸药合用，使寒凝得散，气滞得疏，则疝痛、腹痛可愈。

配伍特点：行气药与温里药相伍，以标本兼顾。

【运用】

1. 辨证要点　本方为治寒滞肝经之疝痛的常用方。以少腹痛引睾丸，舌淡苔白，脉沉弦为辨证要点。

2. 新药研制提要　本方是行气散寒止痛之剂，新药研制时，可据疝痛之气滞与寒邪的程度加减组方。若偏气滞而肿胀者，加橘核、荔枝核以增行气止痛之功；偏寒甚而少腹冷痛者，去川楝子，加肉桂、吴茱萸以助散寒止痛之效。此外，气滞易致血瘀津停，故宜加活血之桃仁、延胡索，化湿渗湿之厚朴、茯苓、木通等。

3. 现代应用　常用于腹股沟疝、睾丸炎、附睾炎、胃及十二指肠溃疡、慢性胃炎等证属寒凝气滞者。

4. 使用注意　本方药性温散，疝痛属湿热下注、阴虚肝郁者，皆不宜使用。

【附方】

| 方名 | 组成 | 功效 | 主治 |
| --- | --- | --- | --- |
| 暖肝煎<br>（《景岳全书》） | 当归、枸杞、小茴香、肉桂、乌药、沉香、茯苓、生姜 | 温补肝肾<br>行气止痛 | 肝肾不足，寒凝肝脉证。睾丸冷痛，或小腹疼痛，疝气痛，畏寒喜暖，舌淡苔白，脉沉迟 |
| 橘核丸<br>（《济生方》） | 橘核、海藻、昆布、海带、川楝子、桃仁、厚朴、木通、枳实、延胡索、桂心、木香 | 行气止痛<br>软坚散结 | 寒湿疝气。睾丸肿胀偏坠，或坚硬如石，或痛引脐腹，甚则阴囊肿大，轻者时出黄水，重者成脓溃烂 |

【研制方举例】茴香橘核丸　组成：小茴香、八角茴香、橘核、荔枝核、补骨脂、肉桂、川楝子、延胡索、莪术、木香、香附、青皮、昆布、槟榔、乳香、桃仁、穿山甲。功效：散寒行气，消肿止痛。主治：寒凝气滞之寒疝。症见睾丸坠胀疼痛。

按：茴香橘核丸系橘核丸加减而成。该方主治寒凝气滞较甚之寒疝，故配暖肝祛寒之小茴香、八角茴香、补骨脂、肉桂，以及疏肝止痛之橘核、荔枝核、川楝子、木香、香附、青皮等。寒凝气滞易致血行不畅而生瘀，则伍活血散瘀，通络止痛之延胡索、莪术、乳香、桃仁、穿山甲等。合而用之，使寒凝得散，气滞得行，血瘀得消而坠胀疼痛渐愈。

## 枳实薤白桂枝汤《金匮要略》

【组成】枳实四枚（12g）　厚朴四两（12g）　薤白半升（9g）　桂枝一两（3g）　瓜蒌捣，一枚（12g）

【用法】上五味，以水五升，先煮枳实、厚朴，取二升，去滓，内诸药，煮数沸，分温三服。

【功效】行气祛痰，通阳散结。

【主治】胸阳不振，痰气互结之胸痹。胸满而痛，甚或胸痛彻背，喘息咳唾、短气，气从胁下冲逆，上攻心胸，舌苔白腻，脉沉弦或紧。

【方解】胸阳不振，津液不布，聚而成痰，痰阻气机，结于胸中，则胸满而痛，甚或胸痛彻背；痰浊阻滞，肺失宣降，故见咳唾喘息、短气；胸阳不振，气机上逆，则见气从胁下冲逆，上攻心胸；舌苔白腻，脉沉弦是气滞痰阻之候。是证虽因胸阳不振，痰浊中阻，气结于胸所致，但以气滞之胸满而痛为主，治当行气宽胸为主，兼祛痰通阳以散结。方中枳实行气化痰，消痞除满，因其味苦性降，尚能降气以平冲逆，为君药。瓜蒌涤痰散结，开胸通痹；薤白行气导滞，通阳散结，二药相伍则行气宽胸，祛痰散结，乃治痰气互结之胸痹的基本结构，为臣药。佐以厚朴行气除满，燥湿化痰；桂枝通阳散寒，降逆平冲。诸药配伍，使胸阳振，痰浊降，阴寒消，气机畅，则胸痹可除。

配伍特点：一是寓降逆平冲于行气之中，恢复气机之升降；二是寓化痰于理气之内，宣通痰浊之痹阻。

【运用】

1. 辨证要点　本方为治胸阳不振，痰阻气滞之胸痹的常用方。以胸中痞满，气从胁下冲逆，上攻心胸，舌苔白腻，脉沉弦为辨证要点。

2. 新药研制提要　本方功能行气祛痰，而重在行气。新药研制时，若痰浊阻滞较甚，可加半夏、茯苓以助消痰之力。气滞每致血行不畅，尚宜加活血祛瘀之川芎、丹参等，以气血兼顾

3. 现代应用　常用于冠心病、心绞痛、急性心肌梗死、慢性阻塞性肺病、乳腺增生症、非化脓性肋骨炎、肋间神经痛、慢性支气管炎等证属胸阳不振，痰阻气滞者。

4. 使用注意　阳虚气弱之胸痹，不宜使用本方。

【附方】

| 方名 | 组成 | 功效 | 主治 |
|---|---|---|---|
| 瓜蒌薤白白酒汤<br>(《金匮要略》) | 瓜蒌实、薤白、白酒 | 通阳散结<br>行气祛痰 | 胸阳不振，痰气互结之胸痹轻证。胸部满痛，喘息咳唾，短气，舌苔白腻，脉沉弦 |
| 瓜蒌薤白半夏汤<br>(《金匮要略》) | 瓜蒌实、薤白、半夏、白酒 | 通阳散结<br>行气祛痰 | 痰阻气滞，痰浊较盛之胸痹。胸中满痛彻背，背痛彻胸，不能安卧者 |

【现代研究】 药理研究 ①抗氧化：明显提高急性心肌缺血模型超氧化物歧化酶水平，降低丙二醛含量。②抗缺氧：延长小鼠在常压低氧状态下存活时间。③抗心肌缺血：对急性心肌缺血模型心电图有明显对抗作用，可明显降低模型血清乳酸脱氢酶、肌酸激酶水平。

【研制方举例】 瓜蒌薤白茶 组成：瓜蒌仁、薤白、半夏。功效：宽胸化痰，通阳散瘀。主治：痰气互结之胸痹。症见胸部满痛，舌苔白腻，脉弦。

按：瓜蒌薤白茶乃瓜蒌薤白半夏汤去白酒而成。以茶易汤，既丰富了瓜蒌薤白类方的剂型，又便于服用与携带，且利于不同人群选择。

## 半夏厚朴汤《金匮要略》

【组成】 半夏一升（15g）　厚朴三两（9g）　茯苓四两（12g）　生姜五两（15g）　苏叶二两（6g）

【用法】 上五味，以水七升，煮取四升，分温四服，日三夜一服。

【功效】 行气化痰，降逆散结。

【主治】 痰气互结之梅核气。咽中如有物阻，咯吐不出，吞咽不下，胸膈满闷，或咳或呕，苔白腻，脉弦。

【方解】 本方治证由痰气郁结于咽喉所致。情志不遂，肝气郁结，肺胃失于宣降，津液不布，聚而为痰，痰气相搏，结于咽喉，则咽中如有物阻，咯吐不出，吞咽不下；气机不畅，则胸膈满闷；肺胃之气上逆，则或咳，或呕。法宜行气化痰以散结为主。方中厚朴行气开郁，降逆化湿；半夏化痰散结，降逆和胃，二药相伍，兼顾气滞气逆与痰湿，共为君药。茯苓渗湿健脾，以助君药化痰，为臣药。生姜宣散水气，和胃止呕，且制半夏之毒；苏叶行气宽胸，宣肺舒肝，同用为佐。全方辛苦合用，辛以行气散结，苦以燥湿降逆，使郁气得疏，痰湿得消，痰气郁结之梅核气自除。

配伍特点：气津并调，重在调气；行气降气配合，重在疏郁。

【运用】

1. 辨证要点　本方为治痰气互结之梅核气的常用方。以咽中如有物阻，吞吐不得，胸膈满闷，苔白腻，脉弦为辨证要点。

2. 新药研制提要　梅核气每因情志不遂诱发，多兼见咽喉不利，新药研制时，可合四逆散疏肝理脾，加浙贝母、桔梗祛痰利咽。

3. 现代应用　常用于癔症、胃神经官能症、慢性咽炎、咽异感症、慢性支气管炎、食道痉挛等证属气滞痰阻者。

4. 制剂研发　研制的新剂型有胶囊剂。

5. 使用注意　本方多辛温苦燥之品，仅适宜痰气互结而无热者。若为气郁化火，或阴伤津少者，虽具梅核气特征，亦不宜使用。

【现代研究】

1. 药理研究　①调节反射：可明显缩短吞咽反射时间并增加呼吸道分泌物中 P 物质的含量，同时显著减弱喉反射。②抗抑郁：对抑郁模型有明显拮抗作用，其机制可能与整合单胺类神经递质，抑制下丘脑－垂体－肾上腺轴有关。③镇静：可显著抑制动物自发活动，并且可延长环己烯巴妥的睡眠时间。④抗过敏：对 I、IV 型过敏反应有明显拮抗作用。

2. 成分研究　利用气相色谱－质谱检测了本方及相关配伍样品挥发油成分种类和相对含量变化。结果发现，本方共有 6－姜酚和 6－姜醇等 54 个成分。此外，尚发现其抗抑郁作用的活性成分主要在石油醚部位和水溶性部位。

【研制方举例】金嗓利咽丸　组成：茯苓、法半夏、枳实、青皮、胆南星、橘红、砂仁、豆蔻、槟榔、合欢皮、神曲、紫苏梗、生姜、蝉蜕、木蝴蝶、厚朴。功效：疏肝理气，化痰利咽。主治：肝郁气滞，痰湿内阻之咽喉部异物感，咽部不适，声音嘶哑，以及声带肥厚见上述证候者。

按：金嗓利咽丸由半夏厚朴汤加味而成。该方所治气郁痰阻证较半夏厚朴汤证重，故加枳实、青皮、胆南星、橘红、砂仁、豆蔻、槟榔、合欢皮以增行气疏肝，燥湿化痰之功；苏梗易苏叶亦为加强行气而用；木蝴蝶、蝉蜕利咽开音；神曲醒脾和胃。合而用之，气顺湿化痰消，则郁开咽利音复。

# 10.2　降气

**适应证**　适用于肺胃气逆证。肺气上逆，症见咳逆、哮喘等；胃气上逆，症见呕吐、噫气、呃逆等。

**组方思路**　本类方剂常由以下三方面的药物构成：①降气药，肃降肺气药如苏子、杏仁、沉香、桑白皮等，和胃降逆药如旋覆花、代赭石、生姜、竹茹、柿蒂等，以复气机升降之常。②化痰祛湿药，如半夏、瓜蒌、厚朴、茯苓等，乃气逆每致津液运行障碍，津停为湿，湿聚为痰。③消除病因药，气逆之证，有寒热之分，虚实之异。气逆因寒，宜遣温里祛寒之肉桂、丁香、高良姜等；气逆因热，宜伍清肺胃之热的黄芩、黄连、芦根、石膏等；气逆因脾胃虚，配人参、大枣等益气健脾之品。

**代表方**：苏子降气汤、定喘汤、旋覆代赭汤。

## 苏子降气汤《太平惠民和剂局方》

【组成】紫苏子　半夏汤洗七次，各二两半（各75g）　　川当归去芦，两半（45g）　　甘草炙，二两（60g）　　前胡去芦　厚朴去粗皮，姜汁拌炒，各一两（各30g）　　肉桂去皮，一两半（45g）

【用法】上为细末，每服二大钱（6 g），水一盏半，入生姜一片，枣子一枚，苏叶五片，同煎至八分，去滓，热服，不拘时候。

【功效】降气祛痰，止咳平喘，兼温肾阳。

【主治】上实下虚之喘咳。喘咳短气，痰多稀白，胸膈满闷，或腰疼脚弱，或呼多吸少，或肢体浮肿，舌淡，苔白滑或白腻，脉弦滑。

【方解】本方所治之喘咳，证属上实下虚。上实是指痰涎上壅于肺，肺失肃降而致喘咳痰多、胸膈满闷之症；下虚是指肾阳不足，不能化气而致腰疼脚弱、呼多吸少、肢体浮肿。是证虽属上实下虚，但以上实为主．故治以降气祛痰，止咳平喘为主，温补下元为辅。方中紫苏子降气平喘，祛痰止咳，为君药。半夏燥湿化痰；厚朴行气宽胸；前胡宣肺降气，祛痰止咳，三药助紫苏子降气祛痰平喘之功，共为臣药。君臣相配，以治上实。肉桂温补肾阳，纳气平喘；当归既治咳逆上气，又养血润燥，合肉桂以温补下虚；煎药时少加生姜、苏叶以散寒宣肺，共为佐药。甘草、大枣和中调药，是为佐使药。

配伍特点：标本兼顾，上下同治，以治上治标为主；气津血并调，润燥相济，以降气祛痰为主。

【运用】

1. 辨证要点　本方为治上实下虚，以上实为主之喘咳的常用方。以喘咳，痰多稀白，胸膈满闷，或腰疼脚弱，舌淡，苔白滑为辨证要点。

2. 新药研制提要　本方属降气祛痰，兼温肾阳之剂。新药研制过程中，若针对痰涎壅盛，喘咳气逆难卧者，可酌加沉香以加强其降气平喘之功；若针对下元虚衰，肾不纳气，呼多吸少者，则应补肾纳气顾本，可加温阳补肾，纳气平喘之补骨脂、菟丝子、蛤蚧等。此外，脾为生痰之源，喘咳日久不愈，反复发作，多兼脾虚气滞之脘腹胀满、食少便溏等，尚可加健脾除湿，行气和胃之白术、茯苓、莱菔子、陈皮等。

3. 现代应用　常用于慢性支气管炎、肺气肿、支气管哮喘等证属上实下虚者。

4. 制剂研发　研制的新剂型有丸剂、片剂。

5. 使用注意　本方药性偏温燥，以降气祛痰为主。对于肺肾阴虚的喘咳、肺热痰喘，以及下元虚甚之喘逆气短者，皆不宜使用。

【附方】

| 方名 | 组成 | 功效 | 主治 |
|---|---|---|---|
| 润肺止嗽丸<br>（OTC 中成药） | 黄芪、天冬、地黄、天花粉、瓜蒌、桑白皮、苏子、杏仁、紫菀、浙贝母、款冬花、桔梗、五味子、前胡、青皮、陈皮、酸枣仁、黄芩、知母、竹叶、甘草 | 润肺定喘止咳化痰 | 肺气虚弱证。咳嗽喘促，痰涎壅盛，久嗽声哑 |
| 固本咳喘片<br>（OTC 中成药） | 四君子汤加麦冬、补骨脂、五味子 | 益气固表健脾补肾 | 脾虚痰盛，肾气不固证。咳嗽痰多，喘息气促，动则喘剧 |

【现代研究】药理研究　①镇咳平喘：能明显延长咳嗽潜伏期，减少咳嗽次数，并对组胺引起的气管收缩有明显抑制作用。②气道重塑：可使支气管组织轻度增生，肺泡上皮轻度

增生。③抗炎：本方可通过降低白细胞介素－4、肿瘤坏死因子－α 的含量，并能升高干扰素－γ 的含量，调节辅助性 T 淋巴细胞－1/辅助性 T 淋巴细胞－2 细胞平衡，而改善气道炎症反应，并通过调节激活正常 T 细胞表达和分泌细胞因子、细胞间粘附分子－1 及核因子 kB 蛋白表达，抑制嗜酸粒细胞的趋化、募集，从而减轻气道炎症。

【研制方举例】参蛤平喘胶囊　组成：异叶青兰、西洋参、蛤蚧、陈皮。功效：温肾补肺，纳气平喘。主治：肺肾不足之气喘，咳嗽，痰多，动辄喘促，腰膝酸软等。

按：参蛤平喘胶囊守苏子降气汤治下虚之法，用蛤蚧温肾纳气以平喘；针对咳喘日久耗气伤津，加西洋参益气养阴；兼顾痰壅气阻，用异叶青兰、陈皮理气化痰。全方用药精简，补虚化痰，标本兼顾，重在顾本。

# 定喘汤《摄生众妙方》

【组成】白果去壳，砸碎炒黄，二十一枚（9g）　麻黄三钱（9g）　苏子二钱（6g）　甘草一钱（3g）　款冬花三钱（9g）　杏仁去皮、尖，一钱五分（4.5g）　桑白皮三钱（9g）　黄芩一钱五分（4.5g）　半夏三钱（9g）

【用法】水三盅，煎二盅，作二服，每服一盅，不用姜，不拘时，徐徐服。

【功效】降肺平喘，清热化痰。

【主治】痰热壅肺之哮喘。哮喘咳嗽，痰多质稠色黄，舌苔黄腻，脉滑数。

【方解】此证为素体多痰，又感风寒，肺气壅闭，不得宣降，郁而化热而致。痰热内壅，肺失清肃，气逆于上，则哮喘咳嗽、痰多色黄、质稠不易咯出；舌苔黄腻，脉滑数为痰热之征。本方所治哮喘虽因风寒引发，但此刻表寒已逝，证以痰热壅肺为主，治以宣肺降气，清热祛痰，止咳平喘为法。方中桑白皮性寒主降，主入肺经，降肺气，清肺热，化痰浊，为君药。麻黄宣肺平喘，与桑白皮相配，一宣一降，以复肺气之宣肃；白果敛肺定喘，兼可化痰，与麻黄相伍，一散一收，既可加强平喘之功，又制麻黄之辛散；黄芩清泄肺热；款冬花化痰止咳，俱为臣药。半夏、苏子、杏仁降气化痰，止咳平喘，合君臣药，则降肺气、止咳喘之功颇著，为佐药。甘草调和诸药，为使药。

配伍特点：降气清热化痰并施，相辅相成；宣降相因，散敛结合，相反相成。

【运用】

1. 辨证要点　本方为治痰热蕴肺之哮喘的常用方。以哮喘咳嗽，痰多色黄，苔黄腻，脉滑数等为辨证要点。

2. 新药研制提要　本方属清热化痰，止咳平喘之剂。新药研制时，可据痰、热的轻重加味组方。痰多难咯者，可加瓜蒌、胆南星等以助清热化痰之功；肺热偏重，加石膏、鱼腥草等以协清泄肺热之力。

3. 现代应用　常用于支气管哮喘、慢性支气管炎、肺气肿、肺源性心脏病等证属痰热壅肺者。

4. 使用注意　若新感风寒，内无痰热；或哮喘日久，肺肾阴虚者，皆不宜使用。

【现代研究】药理研究　①调节气道防御功能：本方能够改善哮喘模型呼吸道的微生态

失衡，减少条件致病菌的入侵，对局部黏膜防御功能下降有一定的保护作用。②抗过敏：能明显抑制肥大细胞的活化及脱颗粒过程。③抗炎平喘：其机制可能与抑制哮喘模型神经生长因子过度表达，调节T细胞亚系辅助性T淋巴细胞-1/辅助性T淋巴细胞-2的失衡有关，从而降低气道炎症反应，抑制哮喘的发生。

【研制方举例】儿童清肺口服液　组成：麻黄、杏仁、石膏、甘草、桑白皮、瓜蒌、黄芩、板蓝根、橘红、半夏、苏子、葶苈子、浙贝母、苏叶、细辛、薄荷、枇杷叶、白前、前胡、石菖蒲、天花粉、礞石。功效：清肺解表，化痰止嗽。主治：风寒外束，肺经痰热之面赤身热，咳嗽气促，痰多黏稠，咽痛声哑。

按：儿童清肺口服液系麻杏石甘汤合定喘汤加减而成。该方主治痰热较重，兼表寒证。故在定喘汤的基础上，加清肺之石膏、天花粉；清热化痰之瓜蒌、橘红、半夏、葶苈子等；解表之苏叶、细辛、薄荷。因兼咽痛声哑，又以浙贝母、薄荷合板蓝根清利咽喉。

## 旋覆代赭汤《伤寒论》

【组成】旋覆花三两（9g）　　人参二两（6g）　　生姜五两（15g）　　代赭石一两（3g）
甘草炙，三两（9g）　　半夏洗，半升（9g）　　大枣擘，十二枚（4枚）

【用法】上七味，以水一斗，煮取六升，去滓，再煎，取三升，温服一升，日三服。

【功效】降逆化痰，益气和胃。

【主治】胃虚痰阻，胃气上逆证。心下痞硬，噫气不除，或反胃呕逆，舌淡，苔白滑，脉弦而虚。

【方解】本方治证因脾胃气虚，痰浊内阻，胃气上逆所致。脾胃气虚，脾不运湿，湿聚为痰，痰浊内阻，胃失和降，则噫气、反胃、呕吐及心下痞硬。治当降逆化痰，益气和胃。方中旋覆花味苦辛而性温，既消痰行水，又善降胃气而止呕噫，故重用为君。代赭石质重而沉降，镇降胃气以除噫，但味苦气寒，故用量较轻，为臣药。生姜温胃散水以消痰，降逆和中以止呕；半夏祛痰散结，降逆和胃，并为佐药。人参、炙甘草、大枣益脾胃，补气虚，扶助已虚之中气，为佐药。炙甘草调和药性，为使。诸药配合，使痰浊得消，逆气得平，中虚得复，则诸症自平。

配伍特点：降逆与消痰益胃并举，标本兼顾，但以降气治标为主。

【运用】

1. 辨证要点　本方为治胃虚痰阻气逆证之常用方。以噫气频作，呕呃，心下痞硬，苔白滑，脉弦虚为辨证要点。

2. 新药研制提要　本方和胃降逆之功较强，研制新药时，应酌情加减，可组成治不同原因所致噫气、呕吐之方剂。如治胃热气逆者，去参、枣，加黄连、竹茹、芦根等以清胃降逆；虚寒气逆者，合理中丸以温中降逆；阴亏气逆者，人参易沙参，加麦冬、天冬以补阴降逆。

3. 现代应用　常用于胃神经官能症、胃扩张、慢性胃炎、胃及十二指肠溃疡、幽门不完全性梗阻、神经性呃逆、膈肌痉挛等证属胃虚痰阻气逆者。

4. 使用注意　中焦虚寒、脾胃湿热者，不宜使用。

【附方】

| 方名 | 组成 | 功效 | 主治 |
|---|---|---|---|
| 橘皮竹茹汤<br>(《金匮要略》) | 橘皮、竹茹、大枣、生姜、人参、甘草 | 降逆止呕<br>益气清热 | 胃虚有热证。呕逆或干呕，虚烦少气，口干，舌红嫩，脉虚数 |
| 丁香柿蒂汤<br>(《症因脉治》) | 丁香、柿蒂、人参、生姜 | 温中益气<br>降逆止呕 | 胃虚有寒证。呃逆不已，胸脘痞闷，舌淡苔白，脉沉迟 |

## 思考题

1. 行气剂与降气剂各适用于何类病证？这些病证的发生与哪些脏腑关系密切？

2. 半夏在半夏厚朴汤、苏子降气汤、旋覆代赭汤中的作用有何不同？

3. 半夏厚朴汤主治何病证？方中配伍苏叶有何意义？

4. 苏子降气汤、定喘汤、小青龙汤、麻黄杏仁甘草石膏汤各治疗何种证型喘咳？

5. 旋覆代赭汤、大柴胡汤、蒿芩清胆汤、半夏泻心汤各治疗何种证型的呕吐？

6. 苏子降气汤配伍当归有何意义？

7. 从理气剂的新药研制提要及研制方举例中，你可以得到哪些启示？

# 11 理血剂

凡以活血药或止血药为主组成，具有活血祛瘀或止血作用，治疗瘀血证或出血病证的方剂，统称理血剂。

血是营养人体的重要物质，在全身经脉中周流不息，内荣五脏六腑，外濡四肢百骸。若生化无源，则营血亏虚；血行受阻，则瘀滞内停；离经妄行，则血溢脉外；寒、热之邪入血，则变生血热、血寒。凡此血分病证，血虚宜补血、血热宜凉血、血寒宜温经散寒，它们已分别见于补益剂、清热剂和温里剂。本章方剂分活血祛瘀和止血两类，是为瘀血和出血而设。

使用理血剂当注意以下事项：一是见血休治血。对于瘀血和出血病证，不可只知见瘀消瘀、见血止血，而应审辨瘀血和出血的病因，区分标本缓急，妥善施治。二是活血不破血。活血祛瘀剂虽能促进血行，但其性破泄，易于动血、伤胎。故凡素有出血者，以及妇女经期、月经过多及孕妇等情况，均当区分活血功效的强弱，考虑慎用或禁用，以免产生破血、堕胎等不良反应。三是止血不留瘀。止血方剂性多收敛，一味止血或止血过急，每有留瘀之弊，故止血剂宜选用兼有活血祛瘀作用的止血药，或酌配活血药以使血止而不留瘀。

## 11.1 活血祛瘀

**适应证** 适用于瘀血阻滞所致之痛经、经闭、癥积、半身不遂、跌打损伤等。症见痛如针刺，痛处固定，面色黧黑，舌质紫黯、紫斑、紫点，脉涩。

**组方思路** 本类方剂常由以下四方面的药物构成：①活血化瘀药，如桃仁、红花、川芎、丹参等，使瘀去而血能畅行周身。②理气药，如枳壳、柴胡之类，是气为血之帅，气行则血行使然。③补血药，如当归、地黄等，既兼顾瘀血不去，新血难生之病变，又寓活血不伤血之意。④消除病因药，瘀血的成因不同，若因热者，当配清热之丹皮、赤芍、黄芩等；因寒者，伍温经祛寒之肉桂、吴茱萸、干姜等；气虚者，遣补气之黄芪、人参等，以图治病求本。

**代表方** 桃核承气汤、温经汤、血府逐瘀汤、复元活血汤、失笑散、补阳还五汤、桂枝茯苓丸。

### 桃核承气汤《伤寒论》

【组成】桃仁去皮尖，五十个（12g） 大黄四两（12g） 桂枝去皮，二两（6g） 甘草炙，二两（6g） 芒硝二两（6g）

【用法】上四味，以水七升，煮取二升半，去渣，内芒硝，更上火，微沸，下火，先食，温服五合，日三服，当微利。

【功效】逐瘀泻热。

【主治】瘀热互结之蓄血证。少腹急结，至夜发热，或谵语烦躁，神志如狂，以及血瘀经闭，痛经，舌质黯红，脉沉实而涩者。

【方解】《伤寒论》原治邪在太阳不解，随经入腑化热，与血相互搏结于下焦之蓄血证。瘀热互结于下焦，则少腹急结；血属阴，夜亦属阴，瘀热为患，则至夜发热；瘀热上扰，心神不宁，故烦躁谵语、如狂。证属瘀热互结于下焦，治当破除瘀热，下其蓄血。方中桃仁苦甘平，活血破瘀；大黄苦寒，泻下通腑，祛瘀清热，二药合用，瘀热并治，共为君药。芒硝助大黄泻下通腑，使瘀热从大便而去；桂枝辛甘温，通行血脉，既助桃仁活血祛瘀，又防硝、黄寒凉凝血之弊，共为臣药。炙甘草护胃安中，并缓诸药之峻烈，为佐使药。服后"微利"，为邪有出路，使蓄血除，病可痊。

配伍特点：活血祛瘀药配攻下泻热药，瘀热同治，因势利导；寒温并用，寒凉为主，既除病因，又防凉遏。

【运用】

1. 辨证要点　本方为治瘀热互结之蓄血证的常用方。以少腹急结，舌质黯红，脉沉实或涩为辨证要点。

2. 新药研制提要　后世对本方的运用有所发展。研制新药时，若治经闭、痛经，宜配合四物汤以补血活血以调经；治跌打损伤，瘀血停留，疼痛不已，加当归尾、红花、苏木、三七等以活血祛瘀止痛。因气行则血行，可酌加香附、乌药、枳实、青皮等理气以行血。

3. 现代应用　常用于急性盆腔炎、胎盘滞留、附件炎、肠梗阻、子宫内膜异位症、急性脑出血和急性肾功能衰竭等证属瘀热互结下焦者。

4. 制剂研发　研制的新剂型有胶囊剂。

5. 使用注意　本方破血下瘀，可堕胎，故孕妇禁用；表证未解者，当先解表，后用本方。

【现代研究】药理研究　①改善血液流变学：可降低异常升高的全血黏度、血浆黏度、纤维蛋白原含量及血球压积。②降糖、降脂：对糖尿病模型动物具有降低血糖的作用，并同时降低甘油三酯和总胆固醇，降低动脉硬化指数。③改善肾功能：可降低肾功能损害动物模型的尿素氮和肌酐。此外，本方还具有抗炎、泻下等作用。

## 温经汤《金匮要略》

【组成】吴茱萸三两（9g）　当归二两（6g）　芍药二两（6g）　川芎二两（6g）　人参二两（6g）　桂枝二两（6g）　阿胶二两（6g）　牡丹皮去心，二两（6g）　生姜二两（6g）　甘草二两（6g）　半夏半升（9g）　麦冬去心，一升（15g）

【用法】上十二味，以水一斗，煮取三升，分温三服。

【功效】温经散寒，祛瘀养血。

【主治】冲任虚寒，瘀血阻滞证。漏下不止，月经不调，或超前延后，或一月再行，或经停不至，傍晚发热，手心烦热，唇口干燥，小腹冷痛，舌质黯红，脉细而涩。亦治妇人宫冷不孕。

【方解】本方证因冲任虚寒，瘀血阻滞所致。冲为血海，任主胞胎，二脉皆起于胞宫，与经、产关系密切。冲任虚寒，血凝气滞，血不循经，加之冲任不固，则小腹冷痛、漏下不止，或月经不调，或久不受孕；瘀血不去，新血不生，不能濡润，则唇口干燥；至于傍晚发热、手心烦热为虚热与瘀热之象。是证虽属瘀、寒、虚、热错杂，然以冲任虚寒，瘀血阻滞为主，治当温经散寒，祛瘀养血。方中川芎长于活血行气而调经；吴茱萸功擅祛寒行气而止痛，共为君药。桂枝温经散寒，通利血脉；当归养血活血以调经；丹皮活血散瘀，兼清瘀热，同为臣药。阿胶养血止血，滋阴润燥；白芍养血柔肝，缓急止痛；麦冬养阴，并清虚热，三药合用，养血滋阴，清瘀热与虚热，并制吴茱萸、桂枝之温燥；人参、甘草益气健脾，资生化之源，俱为佐药。冲任二脉均与足阳明胃经相通，半夏、生姜和胃运脾，通降胃气，合诸活血药以协祛瘀调经之功，合补益气血药既助生化，又使补而不滞，亦为佐药。甘草尚能调和诸药，兼为使药。纵观全方，温清补通兼备，恰与方证病机之虚寒瘀热对应，堪称遣药组方丝丝入扣，故为妇科良方。

配伍特点：温清消补并用，重在温经化瘀，且温而不燥，补而不滞，祛瘀不伤正。

【运用】

1. 辨证要点　本方为治冲任虚寒，瘀滞胞宫证的常用方。以月经不调，小腹冷痛，经血夹有瘀块，时有烦热，舌质黯红，脉细涩为辨证要点。

2. 新药研制提要　本方属妇科调经之剂，新药研制时，可据虚寒瘀热侧重加减组方。若为瘀滞重而设，去阿胶、麦冬，加桃仁、红花以助活血祛瘀之功；为寒甚而设，去丹皮、麦冬，加艾叶、小茴香，或桂枝易肉桂，以增散寒止痛之力；为寒凝气滞而设，加香附、乌药以理气止痛；为瘀热较重而设，加赤芍、银柴胡以凉血清热；若兼气虚而漏下色淡不止、神疲乏力者，去丹皮，加黄芪、白术、艾叶以益气摄血。

3. 现代应用　常用于功能性子宫出血、慢性盆腔炎、痛经、不孕症等证属冲任虚寒，瘀血阻滞者。

4. 使用注意　用药期间应注意保暖，勿受寒凉，忌食生冷饮食。

【附方】

| 方名 | 组成 | 功效 | 主治 |
|---|---|---|---|
| 艾附暖宫丸<br>（OTC 中成药） | 四物汤加艾叶、香附、吴茱萸、肉桂、黄芪、续断 | 理气养血暖宫调经 | 血虚气滞，下焦虚寒证。经行后错，经量少夹血块，经行小腹冷痛喜热，腰膝酸痛 |
| 痛经丸<br>（OTC 中成药） | 四物汤加香附、木香、青皮、山楂炭、延胡索、炮姜、肉桂、丹参、芫蔚子、红花、益母草、五灵脂 | 温经活血调经止痛 | 下焦寒凝血瘀之痛经、月经不调。症见经行错后，经量少，有血块，行经小腹冷痛，喜暖 |
| 生化汤<br>（《傅青主女科》） | 当归、川芎、桃仁、炮姜、炙甘草 | 养血祛瘀温经止痛 | 血虚寒凝，瘀血阻滞证。产后恶露不行，小腹冷痛 |

【现代研究】药理研究　①调节内分泌：能促进黄体生成素、促卵泡刺激素及促黄体激素释放激素的分泌，抑制催乳素分泌，还可直接作用于卵巢促进雌二醇、孕酮的分泌。②调

节血管舒缩功能：能明显降低寒凝血瘀证经血内皮素、血栓素 B2 含量，增高一氧化氮、6 - 酮 - 前列腺素 F1α、雌二醇含量。③改善血液流变异常：能显著降低瘀血动物模型的红细胞压积、全血黏度、纤维蛋白黏度、血浆黏度。此外，本方还有镇痛、补血、抗寒等作用。

【研制方举例】调经丸　组成：当归、白芍、川芎、熟地、艾叶、香附、陈皮、半夏、茯苓、甘草、白术、吴茱萸、小茴香、延胡索、没药、益母草、丹皮、续断、黄芩、麦冬、阿胶。功效：理气和血，调经止痛。主治：气郁血滞之月经不调，行经腹痛。

按：调经丸系温经汤加减而成。该方证之气郁血滞较重，且因寒凝所致，故以小茴香易桂枝，加香附、陈皮以助祛寒行气之效；加延胡索、没药、益母草以增祛瘀之功；去人参加茯苓、白术，并增熟地、续断、艾叶等，补气之功稍逊，而补精血、补肝肾之力加强；加黄芩合丹皮，制诸药之温燥。

## 血府逐瘀汤《医林改错》

【组成】桃仁四钱（12g）　　红花三钱（9g）　　当归三钱（9g）　　生地黄三钱（9g）　　川芎一钱半（4.5g）　　赤芍二钱（6g）　　牛膝三钱（9g）　　桔梗一钱半（4.5g）　　柴胡一钱（3g）　　枳壳二钱（6g）　　甘草二钱（6g）

【用法】水煎服。

【功效】活血化瘀，行气止痛。

【主治】胸中血瘀证。胸痛，头痛，日久不愈，痛如针刺而有定处，或呃逆日久不止，或干呕，或烦闷，或心悸怔忡，失眠多梦，入暮潮热，唇黯或两目黯黑，舌质黯红，或舌有瘀斑、或瘀点，脉涩或弦紧。

【方解】本方主治诸症皆为瘀阻胸中，气机郁滞所致。血瘀胸中，气机阻滞，清阳不升，则胸痛、头痛、痛如针刺，且有定处；胸中血瘀，影响及胃，胃气上逆，则呃逆干呕；瘀久化热，则入暮潮热；瘀热扰心，则烦闷、心悸怔忡、失眠多梦；至于唇、目、舌、脉所见，皆为瘀血征象。治宜活血化瘀，兼以行气止痛。方中桃仁破血行滞，红花活血化瘀，二药并能止痛，共为君药。赤芍、川芎助君药活血止痛，与君药相伍，不仅祛瘀止痛尤彰，且兼行气、清热之效，是为活血化瘀的常用组合；牛膝活血通经，引血下行，共为臣药。生地、当归养血益阴，清热活血；桔梗、枳壳，一升一降，宽胸行气，桔梗并能载药上行；柴胡疏肝解郁，升达清阳，与桔梗、枳壳同用，尤善理气行滞，使气行则血行，以上均为佐药。甘草调和诸药，为使药。组合成方，使血活瘀化气行，则诸症可愈。

配伍特点：一是活血与行气并用，但以活血为主；二是祛瘀与养血同施，使祛邪不伤正；三为升降兼顾，宣畅气机，使气血和调。

【运用】

1. **辨证要点**　本方是治胸中瘀血证的常用方。以胸痛，痛有定处，舌黯红或有瘀斑，脉涩或弦紧为辨证要点。

2. **新药研制提要**　本方属活血行气之代表方，新药研制时，可据瘀滞部位之异加减化裁以切中病情。如瘀阻头面部，可加麝香、老葱等以通阳开窍；瘀阻胁肋部，加香附、乌药等以疏肝行气；瘀阻肢体经络，去桔梗、柴胡，加秦艽、羌活、地龙等以通络宣痹。

3. **现代应用** 常用于冠心病、心绞痛、风湿性心脏病、胸部挫伤及肋软骨炎之胸痛，以及脑梗死、高血压病、高脂血症、血栓闭塞性脉管炎、神经官能症、脑震荡后遗症之头痛头晕等证属血瘀气滞者。

4. **制剂研发** 研制的新剂型有丸剂（含浓缩丸）、胶囊剂、颗粒剂、片剂、口服液、泡腾片等。

5. **使用注意** 本方活血化瘀之功较强，孕妇忌用。

【附方】

| 方名 | 组成 | 功效 | 主治 |
|---|---|---|---|
| 通窍活血汤<br>（《医林改错》） | 赤芍、川芎、桃仁、红花、老葱、鲜姜、红枣、麝香、黄酒 | 活血通窍 | 瘀阻头面证。头痛昏晕，或耳聋，脱发，面色青紫，或酒糟鼻 |
| 膈下逐瘀汤<br>（《医林改错》） | 五灵脂、当归、川芎、桃仁、丹皮、赤芍、乌药、元胡、甘草、香附、红花、枳壳、 | 活血祛瘀<br>行气止痛 | 膈下瘀血证。或腹中胁下有痞块，或肚腹疼痛，痛处不移，或卧则腹坠似有物者 |
| 少腹逐瘀汤<br>（《医林改错》） | 小茴香、干姜、玄胡索、没药、当归、川芎、官桂、赤芍、蒲黄、五灵脂 | 活血祛瘀<br>温经止痛 | 少腹寒凝血瘀证。少腹积块疼痛或不痛，或经期腰酸，少腹作胀，或月经不调，其色或紫或黑 |
| 身痛逐瘀汤<br>（《医林改错》） | 秦艽、川芎、桃仁、红花、甘草、羌活、没药、当归、五灵脂、香附、牛膝、地龙 | 活血行气<br>祛瘀通络<br>通痹止痛 | 瘀血痹阻经络证。肩痛，臂痛，腰痛，腿痛，或周身疼痛，经久不愈 |

【现代研究】

1. **药理研究** ①改善微循环和血液流变性：能明显改善由高分子右旋糖酐造成的急性微循环障碍，降低全血黏度，抑制血小板聚集，延长出凝血时间。②对心血管的影响：具有抗心率失常，扩张冠状动脉，抗心肌缺血、缺氧及再灌注损伤的作用，并且能抑制血管平滑肌细胞的异常增殖并诱导其凋亡。③镇痛：可显著提高痛阈值。此外，本方还有抗炎、增强免疫、降血脂等作用。

2. **成分研究** 利用液相色谱－质谱对本方化学成分进行分析，对其中梓醇、羟基芍药苷、苦杏仁苷等10个成分进行了确认。

【不良反应】临床偶见胃肠道反应的报道。

【研制方举例】**精制冠心片** 组成：丹参、赤芍、川芎、红花、降香。功效：活血化瘀，行气止痛。主治：心血瘀阻之冠心病、心绞痛。症见胸闷痛，时刺痛，憋气，舌黯等。

按：精制冠心片师血府逐瘀汤之法而研制。其用药精简，活血化瘀为主，辅以行气，对血瘀所致冠心病、心绞痛尤宜。

## 复元活血汤《医学发明》

【组成】柴胡半两（15g）　瓜蒌根　当归各三钱（各9g）　红花　甘草　穿山甲炮,各二钱（各6g）　大黄酒浸,一两（30g）　桃仁酒浸,去皮尖,研如泥,五十个（15g）

【用法】除桃仁外,锉如麻豆大,每服一两（30g）,水一盏半,酒半盏,同煎至七分,去滓,大温服之,食前。以利为度,得利痛减,不尽服。

【功效】活血祛瘀,疏肝通络。

【主治】跌打损伤,瘀阻胁肋证。胁肋瘀肿,痛不可忍。

【方解】胁肋部为肝经循行之处,该部位跌打损伤致瘀血停留,气机阻滞,故局部瘀肿、疼痛难忍。治当活血祛瘀,兼以疏肝行气通络。方中重用酒制大黄,荡涤留瘀败血,导瘀下行;柴胡疏肝行气,并可引诸药入肝经。两药相配,升降兼施,以攻散胁下瘀滞,共为君药。桃仁、红花活血祛瘀,消肿止痛;穿山甲破瘀通络,消肿散结,共为臣药。当归补血活血;瓜蒌根"续绝伤"（《神农本草经》）,"消扑损瘀血"（《日华子本草》）,助诸药以消瘀散结,兼清热润燥,共为佐药。甘草缓急止痛,调和诸药,是为佐使药。方中大黄、桃仁酒制,及原方加酒煎服,旨在增强活血通络之效,使"去者去,生者生,痛自舒而元自复矣"（《成方便读》）,故名"复元活血汤"。

配伍特点：化瘀攻下,邪有去路;升降同施,气血并调。

【运用】

1. 辨证要点　本方为治跌打损伤,瘀阻胁肋证的常用方。以胁肋部位有外伤病史,局部瘀肿疼痛为辨证要点。

2. 新药研制提要　本方属伤科内服之剂,新药研制时,可据证加味组方。瘀重而痛甚者,加三七或酌加乳香、没药、延胡索等增强活血祛瘀,消肿止痛之功;气滞重而痛甚者,可加香附、郁金、青皮等以增强行气止痛之力。

3. 现代应用　常用于治疗胁部软组织挫伤、肋骨骨折、肋软骨炎、肋间神经痛、乳腺增生症等证属瘀阻胁肋者。

4. 制剂研发　研制的新剂型有胶囊剂。

5. 使用注意　本方药后以利为度,得利痛减,提示瘀血已下,应得效止服;孕妇忌用。

【附方】

| 方名 | 组成 | 功效 | 主治 |
|---|---|---|---|
| 七厘散（《同寿录》） | 朱砂、麝香、冰片、乳香、红花、没药、血竭、儿茶 | 散瘀消肿定痛止血 | 跌打损伤,筋断骨折,瘀血肿痛,或刀伤出血。并治无名肿毒,烧伤烫伤 |
| 红花气雾剂（OTC中成药） | 三七、红花、土鳖虫、白芷、川芎、当归、冰片、薄荷脑等 | 活血祛瘀消肿止痛 | 跌打损伤,局部瘀血肿胀,筋骨疼痛 |

【现代研究】药理研究　①抗血栓：能显著延长凝血时间、凝血酶时间、血浆复钙时间,增加微动脉、微静脉管径。②镇痛：可提高痛阈值,延长扭体潜伏期,减少扭体次数。③改善微循环：明显降低全血黏度、血浆黏度、红细胞压积、血浆纤维蛋白原、血小板计数

和血小板聚集率，并能扩张外周血管。④抗炎：能抑制二甲苯致小鼠耳郭肿胀，降低腹腔毛细血管通透性。此外，本方还具有抗纤维化、保肝、促进骨组织愈合等作用。

【研制方举例】活血止痛散　组成：当归、三七、乳香、冰片、土鳖虫、自然铜。功效：活血散瘀，消肿止痛。主治：跌打损伤，瘀血肿痛。

按：活血止痛散活血祛瘀，疗伤止痛承于复元活血汤。该方因配入土鳖虫、自然铜活血疗伤；三七活血止血；乳香、冰片祛瘀行气，消肿止痛，则更切合跌打损伤之病机。故病位不限于胁肋，无论周身何处之瘀血肿痛，属跌打损伤者皆可用之。

## 失笑散《太平惠民和剂局方》

【组成】五灵脂酒研，淘去沙土　蒲黄炒香，各等分（各6g）

【用法】先用酽醋调二钱（6g），熬成膏，入水一盏，煎七分，食前热服。

【功效】活血祛瘀，散结止痛。

【主治】瘀血停滞证。心腹刺痛，或产后恶露不行，或月经不调，少腹急痛等。

【方解】本方所治诸症，均由瘀血内停，脉络阻滞所致。瘀血内停，脉络阻滞，血行不畅，不通则痛，故见心腹刺痛，或少腹急痛；瘀阻胞宫，则月经不调，或产后恶露不行。治宜活血祛瘀止痛。方中五灵脂通利血脉，散瘀止痛；蒲黄行血消瘀，相须为用，为化瘀止痛的常用组合。调以米醋，或用黄酒冲服，乃取其活血脉、行药力、化瘀血，以加强活血止痛之功，且制五灵脂气味之腥臊。诸药合用，药简力专，使瘀血得去，脉络通畅，病者每于不觉中，诸症悉除，不禁欣然而笑，故名"失笑"。

【运用】

1. 辨证要点　本方为治瘀血所致多种疼痛的基础方，尤以肝经血瘀者为宜。以心腹刺痛，或月经不调，少腹急痛为辨证要点。

2. 新药研制提要　本方属活血止痛的基础方，新药研制时，可据病证侧重加减组方。若瘀血甚而疼痛较剧者，可加乳香、没药、川芎、丹参、延胡索等以助化瘀止痛之力；若月经不调兼见血虚者，与四物汤同用，以加强养血调经之功；兼气滞者，可加香附、川楝子，或合金铃子散以行气止痛；兼寒者，加炮姜、艾叶、小茴香等以温经散寒；兼阴虚者，加熟地、何首乌、当归以滋阴补血。

3. 现代应用　常用于痛经、冠心病、高脂血症、宫外孕、慢性胃炎等证属瘀血停滞者。

4. 使用注意　本方孕妇禁用；脾胃虚弱及妇女月经期慎用。

【附方】

| 方名 | 组成 | 功效 | 主治 |
|---|---|---|---|
| 活络效灵丹<br>（《医学衷中参西录》） | 当归、丹参、生乳香、生没药 | 活血祛瘀<br>通络止痛 | 气血凝滞证。心腹疼痛，腿痛臂痛，跌打瘀肿，内外疮疡及癥瘕积聚等 |
| 脉平片<br>（OTC 中成药） | 银杏叶提取物、何首乌、当归、芦丁、维生素 C | 活血化瘀 | 瘀血闭阻证。胸闷，胸痛，心悸，舌黯或有瘀斑 |

## 补阳还五汤《医林改错》

【组成】黄芪生,四两(120g)　　当归尾二钱(6g)　　赤芍一钱半(5g)　　地龙去土,一钱(3g)　　川芎一钱(3g)　　红花一钱(3g)　　桃仁一钱(3g)

【用法】水煎服。

【功效】补气,活血,通络。

【主治】气虚血瘀之中风后遗症。半身不遂,口眼㖞斜,语言謇涩,口角流涎,小便频数或遗尿失禁,舌黯淡,苔白,脉缓无力。

【方解】本方所治中风后遗症,乃中风之后,正气亏虚,气虚血滞,脉络瘀阻所致。正气亏虚,不能行血,以致瘀血阻络,筋脉肌肉失却濡养,则半身不遂、口眼㖞斜;气虚血瘀,舌本失养,故语言謇涩;气虚失于固摄,故口角流涎、小便频数、遗尿失禁;而舌黯淡,苔白,脉缓无力均为气虚血瘀之象。是证以气虚为本,血瘀为标,即王清任所谓“因虚致瘀”。治当补气活血通络。本方重用生黄芪大补元气,意在气旺则血行,瘀去而络通,故为君药。当归尾活血通络而不伤血,用作臣药。赤芍、川芎、桃仁、红花协同归尾以活血祛瘀,为佐药。地龙通经活络,其性善走,可周行全身,配合诸药以消除络脉中的瘀血,为佐使药。

配伍特点:补气活血,标本兼顾,重在补气治本;补通相合,补气不壅滞,活血不伤正。

【运用】

1. 辨证要点　本方既是益气活血法的代表方,又是治疗气虚血瘀之中风后遗症的常用方。以半身不遂,口眼㖞斜,舌黯淡,苔白,脉缓无力为辨证要点。

2. 新药研制提要　研发新药时,可据病位、病程之别加味组方,以切中病情。若半身不遂以上肢为主者,加桑枝、桂枝以引药上行,行血通络;下肢为主者,加牛膝、杜仲以引药下行,补益肝肾;日久效果不显者,加水蛭、虻虫以破瘀通络。

3. 现代应用　常用于脑血管意外后遗期、多发性神经炎、面神经麻痹、脑外伤后遗症、坐骨神经痛、雷诺病、冠心病、心功能不全等证属气虚血瘀者。

4. 制剂研发　研制的新剂型有口服液。

5. 使用注意　使用本方需久服才能有效,愈后还应继续服用,以巩固疗效,防止复发;若中风后半身不遂属阴虚阳亢,痰阻血瘀者,非本方所宜。

【现代研究】

1. 药理研究　①抗血栓:可抑制凝血酶及凝血酶凝固纤维蛋白原的活性,抑制血小板聚集,并能增强溶栓过程。②扩张血管:能明显扩张脑血管,增加脑血流量,并有对抗去甲肾上腺素作用。③改善血液流变性:能降低脑梗死模型全血高、低切黏度和血浆比黏度。④神经修复:对脊髓及周围神经损伤均有一定的修复作用,并能提高受损神经传导速度的恢复率。此外,本方还有抗炎、增强免疫、强心、降血脂、抗缺氧等作用。

2. 成分研究　本方对脑损伤的有效组分主要有生物碱、多糖、总苷、苷元和挥发油,而有效成分则主要是黄芪甲苷、阿魏酸、川芎嗪、芦丁、绿原酸、紫檀烷苷、毛蕊异黄酮、芒柄花素、芍药苷、丹皮酚和槲皮素。

【研制方举要】通心络胶囊 组成：人参、水蛭、全蝎、赤芍、蝉蜕、土鳖虫、蜈蚣、檀香、降香、乳香、酸枣仁、冰片。功能：益气活血，通络止痛。主治：元气虚衰，瘀阻脉络之证。症见心前区闷痛，或刺痛，心悸，失眠，头痛，舌黯淡，苔白，脉缓，以及冠心病、心绞痛、脑梗死及其后遗症见上述证候者。

按：通心络胶囊承补阳还五汤之法而研制。该方主治元气虚衰，瘀阻脉络证。故以人参大补元气，使气旺以行血；水蛭、全蝎、赤芍、蝉蜕、土鳖虫、蜈蚣、乳香、冰片活血通络止痛；檀香、降香疏肝行气，使气行则血行；瘀血阻滞，新血不生，心失所养，则心悸失眠，故配酸枣仁补血养心安神。诸药合用，为一首补气活血与行气通络并举之研制方。与补阳还五汤比较，其活血通络止痛之力较著，故对气虚血瘀络阻之疼痛尤宜。

# 桂枝茯苓丸《金匮要略》

【组成】桂枝 茯苓 丹皮去心 桃仁去皮尖，熬 芍药各等分（9g）

【用法】上五味，末之，炼蜜和丸，如兔屎大，每日食前服一丸（3g），不知，加至三丸。

【功效】活血渗湿，缓消癥块。

【主治】血瘀津滞，阻于胞宫证。妇人素有癥块，妊娠漏下不止，或胎动不安，血色紫黑晦黯，腹痛拒按，或经闭腹痛，或产后恶露不尽而腹痛拒按，或少腹癥瘕者；舌质紫黯或有瘀点，脉沉涩。

【方解】本方原治妇人素有癥块而妊娠胎动不安或漏下不止。瘀血癥块，停留于胞宫，任脉失养，致胎元不固，则胎动不安；瘀阻胞宫，阻遏经脉，以致血不循经而溢于脉外，故见漏下不止、血色紫黑晦黯；瘀血内阻胞宫，血行不畅，不通则痛，故腹痛拒按等。癥块之成，每与血瘀津滞有关，乃血行脉中，津行脉外，血运不利可影响津液流畅之故。治宜活血渗湿，缓消癥块。方中君以桃仁活血祛瘀以消癥块。桂枝温通血脉，化气行水；茯苓利水渗湿，益气固胎，共为臣药。君臣相配，瘀湿兼顾，相辅相成，相得益彰。丹皮凉血活血；白芍养血和血，缓急止痛，使祛瘀而不伤阴血，是为佐药。使以白蜜和丸，其性甘缓而润，可缓桃仁破泄之力。

配伍特点：一是活血药配祛湿药，血津并调，但以活血为主。二是活血利湿药伍益气养血药，寓补于消，使消癥不伤胎。

【运用】

1. 辨证要点 本方原治癥积阻于胞宫之胎动不安、漏下不止，今常治血瘀津滞之少腹癥瘕。以少腹有癥块，血色紫黑晦黯，腹痛拒按为辨证要点。

2. 新药研制提要 本方属缓消癥块之剂，新药研制时，可据瘀与湿的偏重及气血津液的相互关系加味组方。若为瘀血阻滞较甚而设，可加丹参、川芎、莪术、三棱以活血消癥；为湿阻较甚而设，加半夏、泽泻等以燥湿利水。因气行则血行津畅，故宜加香附、陈皮等理气以助血与津液的运行。

3. **现代应用** 常用于子宫肌瘤、子宫内膜异位症、卵巢囊肿、附件炎、慢性盆腔炎、盆腔炎性包块、宫外孕、人流后出血不止等证属血瘀津滞者。

4. **制剂研发** 研制的新剂型有胶囊剂。

5. **使用注意** 对妇女妊娠有瘀血癥块者，治疗只能渐消缓散，不可峻猛攻破。因此，原方对用量、用法规定甚严。

【附方】

| 方名 | 组成 | 功效 | 主治 |
|------|------|------|------|
| 鳖甲煎丸<br>（《金匮要略》） | 鳖甲、乌扇、黄芩、鼠妇、干姜、大黄、桂枝、石韦、厚朴、紫葳、阿胶、柴胡、蜣螂、芍药、牡丹、䗪虫、蜂窠、赤硝、桃仁、瞿麦、人参、半夏、葶苈子 | 行气活血<br>祛湿化痰<br>软坚消癥 | 瘀湿阻滞之癥瘕。癥瘕结于胁下，推之不移，腹中疼痛，肌肉消瘦，饮食减少，时有寒热，月经闭止 |
| 回生丹<br>（《万病回春》） | 大黄、黑豆、红花、人参、当归、川芎、香附、乌药、玄胡索、桃仁、蒲黄、牛膝、甘草、陈皮、木香、三棱、五灵脂、苍术、白芍、地榆、羌活、木瓜、青皮、没药、乳香、白术、良姜、熟地、萸肉、苏木、茯苓 | 活血化瘀 | 瘀血阻滞之妇人产后诸疾 |

【现代研究】 **药理研究** ①改善血液流变性：能降低全血黏度、全血还原比黏度、血浆比黏度、纤维蛋白原浓度，并能抑制血小板聚集，增加红细胞电泳速度。②抗弥散性血管内凝血形成：对内毒素模型中纤维蛋白原降解产物、纤维蛋白原、凝血酶原时间、部分凝血激酶时间、血小板计数和纤维蛋白肾小球内沉积百分数等指标均有抑制作用。③抗炎：对急性、亚急性、慢性炎症均有明显抑制作用，其机制可能与抑制炎性介质释放，降低毛细血管通透性，抑制渗出及增生有关。此外，本方还有镇痛、镇静、增强免疫、调节性激素分泌、抗肿瘤等作用。

【不良反应】 临床应用有致消化道反应的报道。

【研制方举例】 **回生口服液** 组成：鳖甲、大黄、人参、肉桂、白芍、益母草、红花、花椒、水蛭、当归、苏木、三棱、川芎、降香、香附、高良姜、姜黄、没药、杏仁、紫苏子、小茴香、桃仁、五灵脂、虻虫、丁香、延胡索、蒲黄、乳香、干漆、吴茱萸、艾叶、熟地黄等。功效：消癥化瘀。主治：气滞血瘀之原发性肝癌、肺癌、结肠癌、卵巢癌、宫颈癌等。症见胸胁疼痛，或少腹疼痛，或下腹疼痛，痛处固定，便秘，舌质黯，或有瘀点。

按：回生口服液系鳖甲煎丸与回生丹合方加减而成。癌症属中医"癥瘕"范畴，癥瘕之成每与气滞血瘀津停有关。该方治证以气滞血瘀为主，故方用益母草、红花、水蛭、苏木、三棱、川芎、姜黄、没药、桃仁、五灵脂、虻虫、延胡索、蒲黄等活血止痛；大黄通腑祛瘀；吴茱萸、高良姜、肉桂、艾叶温经通脉，使瘀得温而行之，此立足于行血；花椒、降香、香附、小茴香、丁香行气疏肝，杏仁、紫苏子宣降肺气，此立足于调气；益母草兼能利水，顾及津停；鳖甲软坚散结。癥瘕日久，多兼正气亏损，则以人参、当归、白芍、熟地补益气血。合而成方，寒温并用，攻补兼顾，气血津同治，为一首据癥瘕病变特点而加减化裁的研制方。

## 11.2 止血

**适应证** 适用于出血病证，如吐血、衄血、咳血、便血、崩漏等。

**组方思路** 本类方剂常由以下三方面的药物构成：①止血药，如侧柏叶、小蓟、槐花、灶心土、艾叶等。②消除病因药，如血热妄行者，配泻火凉血药，如栀子、大黄、牡丹皮、青黛等；阳虚不能摄血者，配温阳益气药，如附子、白术等。③兼顾出血部位药，如上部出血者，宜少佐引血下行之品，如牛膝、代赭石等；下部出血，宜少佐升提之品，如荆芥穗、升麻等。

**代表方** 十灰散、咳血方、小蓟饮子、槐花散、黄土汤。

### 十灰散《十药神书》

【组成】大蓟　小蓟　荷叶　侧柏叶　茅根　茜根　山栀　大黄　牡丹皮　棕榈皮各等分（各9g）

【用法】上药各烧灰存性，研极细，用纸包，碗盖于地上一夕，出火毒。用时先将白藕捣破绞汁，或萝卜汁磨京墨半碗，调服五钱（15g），食后服下。

【功效】凉血止血。

【主治】血热妄行证。呕血、吐血、咯血、嗽血、衄血，血色鲜红，来势急暴，舌红，脉数。

【方解】本方主治上部出血诸症乃因火热炽盛，气火上冲，损伤血络，迫血妄行，离经外溢所致。治宜凉血止血。方中大蓟、小蓟长于凉血止血，且能祛瘀，为君药。荷叶、白茅根、茜草、侧柏叶凉血止血；棕榈皮苦涩性平，收涩止血，与君药相配，既增澄本清源之力，又助塞流止血之功，皆为臣药。栀子、大黄清热泻火，利湿通腑，导热从二便而去，是为佐药。丹皮合大黄凉血祛瘀，使血止而不留瘀，亦为佐药。以藕汁或萝卜汁磨京墨调服，意在加强清热凉血止血之功。诸药炒炭存性，旨在加强收敛止血之功。诸药相伍，凉血止血之功尤彰，为一首急救止血方剂。

配伍特点：凉血与清降并用，收涩与化瘀兼顾，而以凉血止血为主。

【应用】

1. 辨证要点　本方为治血热妄行之上部出血的常用方。以血色鲜红，舌红苔黄，脉数为辨证要点。

2. 新药研制提要　本方原为成药散剂，预先制备，除其火气，既可内服，也能外用。新药研制时，可考虑制成滴丸或胶囊等剂型。此外，该方主治上部出血，可配入牛膝、代赭石等镇降之品，以引血下行。

3. 现代应用　常用于上消化道出血、支气管扩张及肺结核咳血等，证属血热妄行者。

4. 制剂研发　研制的剂型有丸剂。

5. 使用注意 方中药物皆炒炭，但应注意"存性"，否则会影响药效；虚寒性出血者忌用。

【现代研究】

1. 药理研究 十灰散生品、炭药均有促进血凝系统的止血、凝血作用，可缩短凝血酶原、凝血酶时间和血浆复钙时间，从而对内源性和外源性凝血系统发挥其促进作用。此外，本方还能促进血小板功能，使血小板数量增多，利于血小板形成血栓，加强其凝血作用，但炭药效果优于未制炭药材。

2. 成分研究 本方中钙的含量很高，微量元素含量亦较高，鞣质含量为 3.13%，这与高温制炭有关。同时止血成分中尚包含如茜草素、茜草苷等主要成分，这些成分在"炒炭存性"炮制过程中被不同程度地保存下来。

【研制方举例】止血片 组成：墨旱莲、地锦草、拳参、大黄、珍珠母。功效：清热凉血，止血。主治：血热之月经过多、鼻衄、咳血、吐血、咯血。

按：止血片遵十灰散之用药思路而研制。方中墨旱莲凉血止血，滋阴清热；地锦草清热解毒，活血止血；拳参、大黄泻火解毒，导热下行；珍珠母咸寒而质重主降，既清热平肝，又收敛止血，尚可引热下行。与十灰散比较，虽止血之力逊，但兼养阴之功，故对血热出血而兼阴伤者尤宜。

## 咳血方《丹溪心法》

【组成】青黛水飞（6g） 瓜蒌仁去油（9g） 海粉去砂（9g） 山栀子炒黑（9g） 诃子（6g）（原著本方无用量）

【用法】上为末，以蜜同姜汁为丸，噙化。

【功效】清肝宁肺，凉血止血。

【主治】肝火犯肺，热伤血络之咳血。咳嗽痰稠带血，咯吐不爽，心烦易怒，胸胁作痛，咽干口苦，颊赤便秘，舌红苔黄，脉弦数。

【方解】本方证系肝火犯肺，灼伤肺络所致。肺为清肃之脏，木火刑金，烁液为痰，清肃失司，则咳嗽痰稠、咯吐不爽；肝火灼肺，损伤肺络，则痰中带血；心烦易怒、胸胁作痛、咽干口苦、颊赤便秘、舌红苔黄、脉弦数，俱为肝火内盛之征。是证病位虽在肺，但病本则在肝。治当清肝泻火，使火清气降，肺金自宁。青黛、炒栀子清肝泻火，凉血止血，为君药。痰不除则咳不止，咳不止则血难宁，故用瓜蒌仁、海粉清热化痰，润肺止咳，为臣药。诃子清降敛肺，化痰止咳，用以为佐。诸药合用，使木不刑金，肺复宣肃，痰化咳平，其血自止。

配伍特点：寓止血于清热之中，虽未专用止血药，但热清则血自宁，为图本之法。

【应用】

1. 辨证要点 本方为治肝火犯肺之咳血的常用方。以咳痰带血，胸胁作痛，舌红苔黄，脉弦数为辨证要点。

2. 新药研制提要 本方属治病求本之剂。新药研制时，可加三七、白及、仙鹤草等止血药以求标本同治。此外，热易伤阴，可酌加清肺养阴之品，如沙参、麦冬之属；兼顾咳甚痰多，可加贝母、天竺黄、枇杷叶以助清肺化痰止咳之力。

3. 现代应用　常用于支气管扩张、肺结核等病的咳血证属肝火犯肺者。

4. 使用注意　本方属寒凉降泄之剂，故肺肾阴虚及脾虚便溏者不宜使用。

## 小蓟饮子《济生方》，录自《玉机微义》

【组成】生地黄　小蓟根　滑石　通草　蒲黄炒　藕节　淡竹叶　当归　山栀子　甘草各等分（各9g）

【用法】上咬咀。每服半两（15g），水煎，空心服。

【功效】凉血止血，利尿通淋。

【主治】热结膀胱，热伤血络之血淋、尿血。尿中带血，小便频数，赤涩热痛，舌红，脉数等。

【方解】本方所致血淋、尿血系由热结膀胱，热伤血络所致。热聚膀胱，损伤血络，血随尿出，则尿中带血，其痛者为血淋，不痛者为尿血；热蕴下焦，膀胱气化失司，则小便频数、赤涩热痛。治宜凉血止血，利水通淋。方中小蓟功擅清热凉血止血，又可利尿通淋，是为君药。生地黄凉血止血，养阴清热；蒲黄、藕节助君药凉血止血，并能祛瘀，共为臣药。滑石、竹叶、通草清热利水通淋；栀子清泄三焦之火，并能利水；当归养血和血，引血归经，与藕节、蒲黄相合，可防诸药寒凉滞血留瘀之弊，共为佐药。甘草缓急止痛，和中调药，为佐使药。

配伍特点：止血之中寓以化瘀，使血止而不留瘀；清利之中寓以养阴，使利水而不伤正。

【运用】

1. 辨证要点　本方为治热结膀胱之血淋、尿血的常用方剂。以尿中带血，小便赤涩热痛，舌红，脉数为辨证要点。

2. 新药研制提要　若治结石所致之血尿，研制新药可加琥珀、海金沙、金钱草、鸡内金等以清热化石，祛瘀止痛。另外，血尿甚者，宜加丹皮、白茅根、大蓟等以助凉血止血。

3. 现代应用　常用于急性泌尿系感染、泌尿系结石及肾小球肾炎等证属热聚膀胱者。

4. 使用注意　本方药物多属性寒通利之品，若血淋、尿血日久正虚及孕妇不宜使用。

【研制方举例】血尿胶囊　组成：棕榈子、菝葜、薏苡仁。功效：清热利湿，凉血止血。主治：热聚膀胱之肾盂肾炎、肾小球肾炎、泌尿结石。症见血尿，小便赤涩热痛。

按：血尿胶囊是据小蓟饮子之法而研制。方以棕榈子收敛止血；菝葜清热邪，利小便；薏苡仁清热利水。三药合用，药简力专，为一首收敛止血与清热利湿并举之研制方。

## 槐花散《普济本事方》

【组成】槐花炒　柏叶杵，焙　荆芥穗　枳壳麸炒，各等分（各6g）

【用法】上为细末，用清米饮调下二钱（6g），空心食前服。

【功效】清肠止血，疏风行气。

【主治】风热湿毒，壅遏肠道，热伤血络之便血。便前出血，或便后出血，或粪中带血及痔疮出血，血色鲜红或晦黯，舌红，苔黄，脉数。

【方解】《成方便读》谓："肠风者，下血新鲜，直出四射，皆由便前而来……脏毒者，下血瘀晦，无论便前便后皆然。"可见，便血一症，古有肠风、脏毒之分。其因多系风热或湿热邪毒，壅遏肠道，损伤脉络，血渗外溢所致。治宜清肠凉血为主，兼以疏风除湿。方中槐花苦微寒，善清大肠湿热，凉血止血，为君药。侧柏叶苦涩性寒，擅清血热，兼能收敛止血，为臣药。荆芥穗祛风胜湿，枳壳行气宽肠，共为佐药。诸药合用，既能止血，又能清肠疏风除湿，俟风热、湿热邪毒得清，则便血自止。

配伍特点：寄清疏于收涩之内，寓行气于止血之中，标本兼顾，治标为主。

【运用】

1. 辨证要点　本方为治热遏肠道之便血的基础方。以便血，血色鲜红，舌红，脉数为辨证要点。

2. 新药研制提要　本方属清肠止血的基础方，便血之疾以大肠湿热多见，故新药研制时，可据热、湿之偏盛及出血之轻重加味组方。若大肠热甚，可加入黄连、黄芩等以清肠泄热；大肠湿甚，可加入苍术、茯苓等以燥湿渗湿；出血甚，荆芥改用荆芥炭，并加入地榆、棕榈炭等以加强止血之功。

3. 现代应用　常用于治疗痔疮、结肠炎或其他大便出血证属风热湿毒，壅遏肠道者。

4. 使用注意　方中药性寒凉，不宜久服；便血日久，属气虚或阴虚者不宜使用。

【附方】

| 方名 | 组成 | 功效 | 主治 |
| --- | --- | --- | --- |
| 槐角丸<br>（《太平惠民和剂局方》） | 槐角、地榆、当归、防风、黄芩、枳壳 | 清肠止血<br>疏风行气 | 风热遏肠证。肠风下血、痔漏下血伴里急后重，肛门痒痛 |
| 地榆槐角丸<br>（OTC 中成药） | 槐花散合槐角丸，去柏叶加大黄、地黄、赤芍、红花 | 疏风润燥<br>凉血泻热 | 大肠火盛或湿热证。肠风便血，痔疮瘘疮，便秘，肛门肿痛 |
| 马应龙麝香痔疮膏<br>（OTC 中成药） | 麝香、人工牛黄、珍珠、炉甘石、硼砂、冰片、琥珀 | 清热解毒<br>活血消肿<br>去腐生肌 | 湿热瘀阻之痔疮、肛裂。大便出血，或疼痛，有下坠感 |

【研制方举例】止红肠澼丸　组成：地黄（炭）、当归、黄芩、地榆（炭）、栀子、白芍、槐花、阿胶、荆芥穗、侧柏叶（炭）、黄连、乌梅、升麻。功效：清热凉血，养血止血。主治：肠风便血、痔疮下血。

按：止红肠澼丸是槐花散去枳壳加味而成。该方主治肠风便血，不但肠热较甚，且兼热邪伤阴，故以槐花散加地榆、地黄、乌梅、黄芩、黄连、栀子等，加强清热凉血止血之功；当归、白芍、阿胶滋养阴血，顾及阴伤之患。其中阿胶尚能止血；当归尚可活血，使止血不留瘀。升麻一则解毒清热，二则轻清升提，以利止血。诸药协同，为一首凉血止血与补血升提并用之研制方。

# 黄土汤《金匮要略》

【组成】甘草　干地黄　白术　附子炮　阿胶　黄芩各三两（各9g）　灶心黄土半斤（30g）

【用法】上七味，以水八升，煮取三升，分温二服。

【功效】温阳健脾，养血止血。

【主治】脾阳不足，脾不统血证。大便下血，先便后血，或吐血、衄血，及妇人崩漏，血色黯淡，四肢不温，面色萎黄，舌淡苔白，脉沉细无力者。

【方解】脾主统血，若脾阳不足，统摄无权，则血从上溢而为吐血、衄血；血从下走则为便血、崩漏；血色黯淡、四肢不温、面色萎黄、舌淡苔白、脉沉细无力等症皆为中焦虚寒，阴血不足之象。治宜温阳止血为主。方中灶心黄土，辛温而涩，温中收敛而止血，为君药。附子、白术温阳健脾，助君药以复脾土统摄之权，共为臣药。生地、阿胶滋阴养血，并能止血，得术、附则滋而不腻，以免呆滞碍脾；黄芩苦寒，既可止血，合地、胶又防术、附温燥动血之弊，同为佐药。甘草益气和中，调和诸药，为佐使药。

配伍特点：标本兼顾，寒热并用，刚柔相济。

【运用】

1. 辨证要点　本方为治疗脾阳不足，脾不统血之出血的常用方。以血色黯淡，舌淡苔白，脉沉细无力为辨证要点。

2. 新药研制提要　本方是治虚寒性出血的代表方剂。研发新药过程中，针对出血甚，可加炮姜炭、焦艾叶、三七等以助温中止血之力；脾胃虚寒较甚，可合理中丸以增温中健脾之功；若兼气虚，可加人参、黄芪益气健脾以摄血。

3. 现代应用　常用于消化道出血及功能性子宫出血等证属脾阳不足者。

4. 使用注意　血热妄行的出血证不宜使用。

## 思考题

1. 活血祛瘀剂与止血剂各适用于哪些病证？使用时应注意些什么？

2. 为什么活血祛瘀剂中常配伍行气、补血药？

3. 血府逐瘀汤由何方化裁而成？与复元活血汤在组成、功效及主治方面有何异同？

4. 补阳还五汤为活血祛瘀之剂，为什么重用补气之黄芪为君药？

5. 温经汤配伍丹皮的意义何在？

6. 桂枝茯苓丸配伍丹皮的意义何在？

7. 黄土汤中配伍生地、阿胶、黄芩的意义何在？

8. 归脾汤与黄土汤在组成、功效及主治方面有何异同？

9. 从理血剂的新药研制提要及研制方举例中，你可以得到哪些启示？

# 12 祛湿剂

凡以祛湿药为主组成，具有化湿利水、通淋泄浊等作用，治疗湿证的方剂，统称祛湿剂。属"八法"中的"消法"。

湿之为病，有外湿、内湿之分。外湿每因居住湿地、阴雨湿蒸、冒雾涉水、汗出沾衣，人久处其境，则邪从外侵，常伤及肌表、经络；内湿每因恣啖生冷、过饮酒酪、肥甘，脾胃受伤，则湿从内生，每伤及脏腑。然外湿可以内侵脏腑，内湿亦可外溢肌肤，故外湿、内湿又常内外相引而相兼为病。湿与水异名而同类，湿为水之渐，水为湿之积。水湿为患，因病位及病性之异，其祛湿之法亦有区别。本章方剂据湿病部位之在表在上，在内在下，以及病性之属寒属热，分为燥湿和胃、清热祛湿、利水渗湿、温化寒湿、祛风胜湿五类。

水液代谢有赖脏腑的协同配合，其与肺脾肾及三焦、膀胱至为密切，所谓调水在肺，运水在脾，主水在肾，三焦为行水之道，膀胱为津液之府。故而治疗水湿病证，尚须联系相关脏腑的生理病理特点，酌情遣用调理脏腑功能药，以祛除水湿。

湿为阴邪，其性重浊黏腻，最易阻碍气机，而气机阻滞，又使湿邪不得运化，故祛湿剂中常配伍理气之品。

使用祛湿剂须注意以下两点：一是辨明湿证的表里性质，有针对性选择方剂。二是本章剂多由芳香温燥或甘淡渗利之药组成，易于耗伤阴津，故素体阴虚津亏、病后体弱，以及孕妇均应慎用。

## 12.1 燥湿和胃

**适应证** 适用于湿困脾胃证。症见脘腹痞满或疼痛，嗳气吞酸，呕吐泄泻，食少体倦，舌苔白腻等。

**组方思路** 本类方剂每由以下三类药物构成：①芳香化湿或苦温燥湿药，如苍术、藿香、厚朴、白豆蔻、半夏等，振奋已困脾阳，温化黏腻湿浊，以复脾胃运化功能。②理气药，陈皮、木香、枳实、香附等，以求气化则湿化。③利水渗湿药，如茯苓、大腹皮等，为湿寻找下行之路。

**代表方** 平胃散、藿香正气散。

### 平胃散《简要济众方》

【组成】苍术去黑皮，捣为粗末，炒黄色，四两（120g）　厚朴去粗皮，涂生姜汁，炙令香熟，三两（90g）　陈橘皮洗令净，焙干，二两（60g）　甘草炙黄，一两（30g）

【用法】上为散。每服二钱（6g），水一中盏，加生姜二片，大枣二枚，同煎至六分，去滓，食前温服。

【功效】燥湿运脾，行气和胃。

【主治】湿滞脾胃证。脘腹胀满，不思饮食，口淡无味，嗳气吞酸，恶心呕吐，肢体沉重，怠惰嗜卧，常多自利，舌苔白腻而厚，脉缓。

【方解】本方证为湿邪困阻脾胃，纳运升降失司所致。湿邪滞于中焦，纳运失调，则食少无味；气机受阻，升降失常，则脘腹胀满、嗳气吞酸、呕恶下利；湿滞肌肉，则肢体沉重、怠惰嗜卧；舌苔白腻而厚，脉缓为湿滞脾胃之征。治当燥湿运脾为主，兼以行气和胃。方中重用苍术为君，以其苦温性燥，擅燥湿运脾。厚朴为臣，长于行气除满，且可化湿，与苍术相伍，温化湿浊，行气运脾之力尤彰，为治湿滞脾胃证的常用药组。陈皮为佐，理气燥湿，和胃降逆。炙甘草益气健脾，调和诸药，是为佐使。煎加姜、枣调和脾胃。诸药相配，使湿去脾健，气机调畅，升降复常，诸症悉平。

配伍特点：燥湿与行气并用，而以燥湿为主。

【运用】

1. 辨证要点 本方为治湿滞脾胃证的基础方。以脘腹胀满，舌苔白腻而厚为辨证要点。

2. 新药研制提要 本方属燥湿运脾的基础方，新药研制时，可据纳运升降功能失常之侧重加味组方。如为兼食积之不思饮食设，加山楂、神曲等消食和胃；为胃气上逆之呕恶明显者设，加藿香、半夏等化湿降逆；为湿盛泄泻者设，加茯苓、泽泻渗湿止泻；为气滞而脘腹胀满疼痛者设，加香附、砂仁行气止痛。

3. 现代应用 常用于慢性胃炎、消化道功能紊乱、胃及十二指肠溃疡等证属湿滞脾胃者。

4. 制剂研发 目前开发的新剂型有平胃片、平胃丸。

5. 使用注意 本方味苦辛燥，易伤阴血，虚证、热证忌服；孕妇慎用。

【附方】

| 方名 | 组成 | 功效 | 主治 |
|---|---|---|---|
| 楂曲平胃合剂（OTC中成药） | 平胃散加山楂、六神曲、鸡内金 | 燥湿健脾消食散满 | 脾胃不和证。不思饮食，脘腹胀满，呕吐恶心，噫气吞酸，便溏 |
| 木香顺气丸（OTC中成药） | 平胃散加木香、槟榔、香附、枳壳、砂仁、青皮 | 行气化湿健脾和胃 | 气郁湿滞证。脘腹胀痛，恶心，嗳气 |
| 舒肝平胃丸（OTC中成药） | 平胃散加枳壳、槟榔、半夏 | 舒肝消滞 | 气郁湿滞证。胸胁胀满，嗳气嘈杂，呕吐酸水，胃脘疼痛，食滞不消 |
| 香砂养胃丸（OTC中成药） | 平胃散苍术易白术，加木香、砂仁、茯苓、半夏、香附、枳实、豆蔻、藿香 | 温中和胃行气消食 | 胃阳不足，湿阻气滞证。胃痛痞满，吐酸嘈杂，不思饮食，四肢倦怠 |

【现代研究】

1. 药理研究 ①调节胃肠运动：可促进湿阻模型胃排空能力，改善胃肠黏膜充血水肿状态，其机制可能与提高 D－木糖及胃泌素含量，降低胃动素及一氧化氮含量有关。②调节水盐代谢：对心钠素、醛固酮、抗利尿激素等水盐代谢激素均有调节作用，并可纠正湿阻模型中细胞内外钠、钾平衡紊乱，提高钠钾泵活性。③调节能量代谢：可提高湿阻模型中空肠谷氨酰胺含量及谷胱甘肽过氧化物酶、超氧化物歧化酶、钠钾泵、钙泵活性，并降低单胺氧化酶活性。④调节免疫功能：可增加湿阻证模型脾脏及胸腺指数，提高红细胞免疫功能。⑤恢复肠黏膜屏障：能恢复湿阻证模型肠道中的机械屏障、免疫屏障、微生物屏障及化学屏障。

2. 成分研究　方中主要含橙皮苷、厚朴酚、苦参碱，以及芳香性挥发油和姜辣素等。

【研制方举例】香砂平胃颗粒　组成：苍术、陈皮、甘草、厚朴、香附、砂仁。功效：健脾燥湿，行气止痛。主治：寒湿困阻中焦之胃脘胀痛明显者。

按：香砂平胃颗粒由平胃散加香附、砂仁而成。该方主治寒湿困脾，气机阻滞较重之证，故以平胃散温化寒湿，行气运脾；加香附、砂仁，以增行气止痛之功。

## 藿香正气散《太平惠民和剂局方》

【组成】大腹皮　白芷　紫苏　茯苓去皮，各一两（30g）　　半夏曲　白术　陈皮去白厚朴去粗皮，姜汁炙　苦桔梗各二两（各60g）　藿香去土，三两（90g）　甘草炙二两半（75g）

【用法】上为细末，每服二钱（6g），水一盏，姜三片，枣一枚，同煎至七分，热服，如欲出汗，衣被盖，再煎并服。

【功效】解表化湿，理气和中。

【主治】外感风寒，内伤湿滞证。恶寒发热，头痛，胸膈满闷，脘腹疼痛，恶心呕吐，肠鸣泄泻，舌苔白腻，以及山岚瘴疟等。

【方解】本方治证系外感风寒，内伤湿滞。风寒外束，卫阳郁遏，则见恶寒发热等表证；湿滞脾胃，升降失常，则上吐下泻；湿阻气滞，则胸膈满闷、脘腹疼痛。是证外寒里湿，但以湿阻中焦为重，治宜化湿理气和中为主，兼以解表。方中藿香为化脾胃湿浊之要药，且可辟秽和中而止呕，外散风寒而解表，故重用为君。半夏曲、陈皮资藿香燥湿和胃止呕之力，并理气畅中；白术、茯苓健脾除湿，俱为臣药。大腹皮、厚朴行气除满，化湿利水；紫苏、白芷助藿香外散风寒之功，紫苏尚可行气止呕，白芷兼能燥湿化浊；桔梗宣肺利膈，既助解表，又协化湿，同为佐药。甘草合术、苓益气健脾，调和药性，为佐使药。煎加姜、枣乃内调脾胃，外和营卫。

配伍特点：表里同治，治里为主；津气并调，化湿为重；邪正兼顾，祛邪为要。

感受山岚瘴气及水土不服者，亦可以本方辟秽化浊，和中醒脾而治之。

【运用】

1. 辨证要点　本方为治外感风寒，内伤湿滞证的常用方。以恶寒发热，上吐下泻，舌苔白腻为辨证要点。

2. 新药研制提要　本方化湿之力较强，新药研制时，可据表证与气滞的轻重加味组方。如为表邪偏重而恶寒发热无汗者设，加香薷以助解表；针对气滞偏重而脘腹胀痛者设，加木香、枳壳以行气止痛。

3. 现代应用　常用于急性胃肠炎、四时感冒等，证属外感风寒，湿滞脾胃者。

4. 制剂研发　目前开发的新剂型有液体剂、丸剂（含浓缩丸、滴丸）、颗粒剂、片剂、胶囊剂（含软胶囊）等。

5. 使用注意　本方重在化湿和胃，解表散寒之力较弱，故表证较明显者，服后宜温覆以助解表；湿热、脾虚所致的吐泻，非本方所宜。

【现代研究】药理研究　①解痉：对离体十二指肠有明显的抑制作用，能对抗乙酰胆碱、水杨酸毒扁豆碱引起的肠痉挛，其机制可能与阻断 M 受体有关。②抗菌：对藤黄八叠球菌、金黄色葡萄球菌、伤寒杆菌等细菌有明显抗菌作用。③镇痛：对热板法等多种致痛模型均有较好镇痛效果。此外，该方还有抗病毒、抗过敏、促进免疫、镇吐和调节胃肠等作用。

【不良反应】临床使用偶有致肝脏损害、过敏性休克、过敏性紫癜、顽固嗳气等的报道。

【研制方举例】保济口服液　组成：藿香、菊花、蒺藜、苍术、葛根、薄荷、厚朴、化橘红、白芷、薏苡仁、钩藤、木香、稻芽、茯苓、神曲。功效：解表，祛湿，和中。主治：暑湿感冒之发热头痛，腹痛腹泻，恶心呕吐；亦可用于晕车、晕船。

按：保济口服液师藿香正气散之法而研制。该方主治暑热夹湿，升降失常之感冒。故以藿香合菊花、葛根、薄荷、白芷、天花粉、蒺藜、钩藤祛暑解表清热；合苍术、厚朴、化橘红、木香、薏苡仁、茯苓祛湿行气健脾。其中，葛根、白芷升清以助止泻；化橘红降逆兼止呕恶；稻芽、神曲合苡仁、茯苓健脾和胃以助运化。数药同用，表邪解，暑湿除，脾胃调和，清升浊降，诸症渐愈。

# 12.2　清热祛湿

**适应证**　适用于外感湿热，或湿热内蕴，或湿热下注所致的湿温、黄疸、淋证、痿痹等。

**组方思路**　本类方剂常由以下三方面的药物构成：①除湿药，如芳香化湿或苦温燥湿之苍术、白蔻仁、石菖蒲、半夏等，以醒脾助运；或淡渗利湿之茵陈、滑石、薏苡仁、木通等，以导湿与热下行。②清热药，如清热燥湿之黄连、黄芩、黄柏或清热解毒之连翘、射干等，以解郁结之热邪。③宣畅气机药，如杏仁、桔梗之开宣肺气；厚朴、枳壳之疏调脾气，乃气行则津行也。

**代表方**　三仁汤、甘露消毒丹、茵陈蒿汤、八正散、二妙散。

## 三仁汤《温病条辨》

【组成】杏仁五钱（15g）　飞滑石六钱（18g）　白通草二钱（6g）　白蔻仁二钱（6g）竹叶二钱（6g）　厚朴二钱（6g）　生薏苡仁六钱（18g）　半夏五钱（15g）

【用法】甘澜水八碗，煮取三碗，每服一碗，日三服。

【功效】宣畅气机，清利湿热。

【主治】湿温初起之湿重于热证。头痛恶寒，身重疼痛，肢体倦怠，面色淡黄，胸闷不饥，午后身热，苔白不渴，脉弦细而濡。

【方解】本方所治之湿温乃因外感时令湿热之邪；或湿饮内停，再感外邪，内外合邪，酿成湿温。诚如薛生白所言"太阴内伤，湿饮停聚，客邪再至，内外相引，故病湿热"（《温热经纬》）。湿热遏阻卫阳，则头痛恶寒；湿性重浊，故身重疼痛、肢体倦怠；湿热蕴于脾胃，运化失司，气机不畅，则胸闷不饥；湿为阴邪，旺于申酉，邪正交争，则午后身热；苔白不渴，脉弦细而濡是湿温初起，湿重于热之候。治宜宣畅气机，清热利湿。方中杏仁开宣肺气；白蔻仁芳香化湿，行气宽中；薏苡仁渗利湿热，三仁合而观之，辛开于上，芳化于中，淡渗于下，三焦分消，共为君药。滑石、通草、竹叶甘寒淡渗，协薏苡仁利湿清热之功，是为臣药。半夏、厚朴行气除满，化湿和胃，助蔻仁畅中祛湿之力，是为佐药。诸药合用，气畅湿行热清，诸症自除。

配伍特点：祛湿清热同用，祛湿为主；宣上、畅中、渗下并举，以分消三焦湿热。

【运用】

1. 辨证要点　本方为治湿温初起，湿重于热证的常用方。以头痛恶寒，身重疼痛，午后身热，苔白不渴为辨证要点。

2. 新药研制提要　湿温初起，湿遏热伏，或呈卫气同病之证，或呈湿热并重之证。研制新药时，若为卫分症状较明显者设，加藿香、淡豆豉以解表化湿；为胸闷不饥甚者设，加郁金、枳壳宣畅气机；为热邪较重而渴不多饮、舌苔淡黄而滑者设，加黄芩、滑石以清热利湿。

3. 现代应用　常用于肠伤寒、胃肠炎、肾盂肾炎、布氏杆菌病、肾小球肾炎及关节炎等证属湿重于热者。

4. 制剂研发　目前开发的新剂型有合剂、颗粒剂等。

5. 使用注意　本方证颇多疑似，易于误治，当须分辨。一是见其头痛恶寒、身重疼痛，以为伤寒而汗之，湿随辛温升发而上蒙清窍，则见神昏耳聋，甚则目瞑不欲言；二是见其胸闷不饥，以为食积而下之，下伤脾胃，湿邪乘势下注，则为洞泄；三是见其午后身热，以为阴虚而滋阴补之，湿为胶滞阴邪，再加柔润阴药，两阴相合，遂成锢结不解。故《温病条辨》指出湿温病"汗之则神昏耳聋，甚则目瞑不欲言，下之则洞泄，润之则病深不解"，此"三禁"应视为辨治湿温病的通则。此外，舌苔黄腻，热重于湿者则不宜使用。

【附方】

| 方名 | 组成 | 功效 | 主治 |
|---|---|---|---|
| 藿朴夏苓汤<br>（《感证辑要》） | 三仁汤去竹叶、滑石，加藿香、淡豆豉、赤苓、猪苓、泽泻 | 解表化湿 | 湿温初起。身热恶寒，肢体倦怠，胸闷口腻，舌苔薄白，脉濡缓 |
| 黄芩滑石汤<br>（《温病条辨》） | 黄芩、滑石、茯苓皮、大腹皮、白蔻仁、通草、猪苓 | 清热利湿 | 湿温邪在中焦。发热身痛，汗出热解，继而复热，渴不多饮，或不渴，舌苔淡黄而滑，脉缓 |

【现代研究】 药理研究 ①调节免疫：可调节湿热模型中 T 淋巴细胞亚群紊乱，增强细胞免疫功能，其机制可能与对抗淋巴细胞中热休克蛋白增加有关。②调节水平衡：能恢复湿热证模型尿液中水通道蛋白-2 的含量，从而调节机体水平衡。③调节胃肠功能：能够提高湿热模型 P 物质、生长抑素及胃泌素的含量，同时降低血浆胃动素水平。④抗内毒素：具有明显抗内毒素作用，其机制可能与抑制细胞繁殖，降低内毒素总量，恢复肠道屏障功能及加快肝功能恢复有关。此外，本方还具有改善血液流变性的作用。

## 甘露消毒丹《医效秘传》

【组成】 飞滑石十五两（450g） 淡黄芩十两（300g） 绵茵陈十一两（330g） 石菖蒲六两（180g） 川贝母 木通各五两（各150g） 藿香 连翘 白蔻仁 薄荷 射干各四两（各120g）

【用法】 生晒研末，每服三钱（9g），开水调下，或神曲糊丸，如弹子大，开水化服亦可。

【功效】 利湿化浊，清热解毒。

【主治】 湿温时疫，邪在气分，湿热并重证。发热倦怠，胸闷腹胀，肢酸咽痛，身目发黄，颐肿口渴，小便短赤，泄泻淋浊，舌苔白或厚腻或干黄，脉濡数或滑数。

【方解】 本方主治湿温时疫，邪留气分，湿热并重之证。湿热郁于上焦，则发热、咽颐肿痛；湿热滞于肌肉，则肢酸倦怠；湿邪困于中焦，则胸闷腹胀，或泄泻；湿热熏蒸肝胆，则发黄；湿热流注下焦，则小便短赤；口渴，舌苔白或厚腻或干黄为湿热并重之征。治当利湿化浊，清热解毒。方中滑石利水渗湿而清热，茵陈善清利湿热而退黄，黄芩清热解毒而燥湿，三药相配，切中湿热并重之病机，故重用为君。石菖蒲、藿香、白豆蔻化湿和中，行气悦脾，令气畅湿行；木通清热利湿通淋，以益君药清热利湿之力，共为臣药。连翘、射干、贝母、薄荷清热解毒，透邪散结，利咽止痛，用以为佐。

配伍特点：清热与除湿并重；清上、畅中、渗下同施，分消三焦湿热。

【运用】

1. 辨证要点 本方为治湿温时疫，湿热并重证之常用方。以身热肢酸，口渴尿赤，或咽痛身黄，舌苔黄腻为辨证要点。

2. 新药研制提要 新药研发时，为热重于湿而制，加清热燥湿之黄连、栀子等；为黄疸明显而制，宜加栀子、大黄清泄湿热；为咽颐肿甚而制，可加山豆根、板蓝根、蝉蜕等以解毒利咽。

3. 现代应用 常用于肠伤寒、急性胃肠炎、黄疸型传染性肝炎、钩端螺旋体病、胆囊炎等，证属湿热并重者。

4. 制剂研发 研制的新剂型为颗粒剂。

5. 使用注意 湿热入营之谵语舌绛者，则非本方所宜。

【现代研究】 药理研究 ①解热：对内毒素致热具有良好的退热效果，同时对正常体温也有一定降温作用。②保肝抗纤维化：能对抗四氯化碳所致肝细胞的损伤，并能降低肝纤维化模型血清Ⅲ型前胶原、Ⅳ型胶原，减轻肝纤维化程度。③抗病毒：对鸭乙肝病毒及柯萨奇病毒具有抑制作用。④调节免疫：能显著增强自然杀伤细胞活性，刺激白细胞介素-2的分泌，提高干扰素效价。此外，本方还具有调节脂代谢、提高肝线粒体钠钾泵活性、对抗内毒素等作用。

【研制方举例】甘露解热口服液　组成：滑石、黄芩、广藿香、金银花、蝉蜕、石膏、大黄、赤芍、板蓝根、羚羊角。功效：清热解毒，解肌退热。主治：内蕴伏热，外感时邪之证。症见高热不退，烦躁不安，咽喉肿痛，大便秘结，舌红苔黄，或微恶风寒等。

按：甘露解热口服液是师甘露消毒丹之法而研制。该方主治热毒夹湿，卫气同病证，因为热胜于湿，故遣清热解毒之石膏、黄芩、大黄、赤芍、板蓝根、羚羊角、金银花、蝉蜕。其中，板蓝根、金银花、蝉蜕兼能利咽消肿止痛；广藿香芳化湿浊，合银花解表透邪；大黄合滑石通利二便，导热毒与湿邪从下而走。诸药合用，清热解毒为主，兼祛湿解表，对湿热为患，热重于湿者尤宜。

## 茵陈蒿汤《伤寒论》

【组成】茵陈六两（18g）　栀子十四枚（12g）　大黄去皮，二两（6g）

【用法】上三味，以水一斗二升，先煮茵陈，减六升，内二味，煮取三升，去滓，分三服。

【功效】清热利湿，利胆退黄。

【主治】湿热黄疸。一身面目俱黄，黄色鲜明，口渴欲饮，腹微满，小便短赤，舌红，苔黄腻，脉滑数。

【方解】本方主治之黄疸乃因湿热蕴结肝胆，胆汁不循常道而外溢，浸渍肌肤所致。湿热壅结，气机受阻，则腹微满；湿郁不行，则小便不利；口中渴，舌苔黄腻，脉滑数为湿热内蕴之征。治宜清热，利湿，退黄。方中重用茵陈为君药，功善清热利湿，为治黄疸要药。臣以栀子清热降火，通利三焦，助茵陈引湿热从小便而去。佐以大黄泻热逐瘀，通腑退黄，导湿热从大便而下。三药合用，湿热下泄，则黄疸自退。

配伍特点：除湿与清热共用，利湿与泻下并进，但与清利为主。

【运用】

1. 辨证要点　本方为治湿热黄疸之基础方、代表方。以一身面目俱黄，黄色鲜明，舌苔黄腻，脉沉数或滑数有力为辨证要点。

2. 新药研制提要　湿热黄疸有湿重于热与热重于湿的区别。新药研制时，若针对湿重于热者，宜加利水渗湿之茯苓、泽泻等；针对热重于湿者，宜配清热燥湿之黄柏、龙胆草等。

3. 现代应用　常用于急性黄疸型传染性肝炎、胆囊炎、胆石症、钩端螺旋体病等所引起的黄疸证属湿热内蕴者。

4. 使用注意　本方药味多苦寒，故脾胃虚寒及寒湿所致的阴黄不宜使用。

【现代研究】

1. 药理研究　①利胆退黄：全方具有明显利胆作用，其效果优于拆方，并且还能显著降低胆红素水平。②保肝：能显著降低中毒性肝炎动物模型的死亡率、转氨酶活性及甘油三酯含量。③解热：对兔发热模型有解热作用。此外，尚有抗菌、抗炎、镇痛、抗肿瘤等作用。

2. **成分研究** ①黄酮类：如茵陈黄酮、异茵陈黄酮、栀子素等；②有机酸：如茵陈香豆素 A、B 及脱氧茵陈香豆素等；③蒽醌类：如大黄酚、大黄素、大黄素甲醚、芦荟大黄素等；④萜类：如去羟栀子苷、栀子苷等；⑤鞣质类：如儿茶素葡萄糖苷等。其中 6，7 – 二甲氧基香豆素、茵陈色原酮、京尼平苷、大黄酸及绿原酸是本方最主要的有效成分。

【研制方举例】茵栀黄注射液 组成：茵陈提取物、栀子提取物、黄芩苷、金银花提取物。功能：清热解毒，利湿退黄。主治：肝胆湿热之黄疸。症见面目俱黄，胸胁胀痛，恶心呕吐，小便黄赤等。

按：茵栀黄注射液是茵陈蒿汤去大黄，加黄芩苷、金银花而研制的新剂型。该方主治热重于湿之黄疸，故加黄芩苷、金银花助清热解毒，去大黄以避其致泻作用而扩大适应人群。

## 八正散《太平惠民和剂局方》

【组成】车前子 瞿麦 萹蓄 滑石 山栀子仁 甘草炙 木通 大黄面裹煨，去面，切，焙，各一斤（各500g）

【用法】上为散，每服二钱（6g），水一盏，入灯心，煎至七分，去滓，温服，食后临卧。小儿量力少少与之。

【功效】清热泻火，利水通淋。

【主治】湿热淋证。尿频尿急，溺时涩痛，淋沥不畅，尿色浑赤，甚则癃闭不通，小腹急满，口燥咽干，舌苔黄腻，脉滑数。

【方解】本方主治淋证为湿热下注膀胱所致。湿热蕴于膀胱，水道不利，则尿频尿急、溺时涩痛、淋沥不畅、尿色浑赤，甚则癃闭不通；湿热郁遏，气机不畅，则少腹急满；津滞不布，加之热邪伤津，则口燥咽干。治宜清热利水通淋。方中滑石善能滑利窍道，清热渗湿，利水通淋，用为君药。臣以木通、萹蓄、瞿麦、车前子，共资君药清热利水通淋之功。佐以山栀子仁清泄三焦湿热；大黄通腑泻热，使湿热从大便而去。甘草调和诸药，兼能缓急止痛，是为佐使之用。煎加灯心以协利水通淋之力。

配伍之特点：集大队寒凉降泄之品，渗湿与泻火合法，利水与通腑并行，意从二便分消湿热。

【运用】

1. **辨证要点** 本方为治湿热淋证之常用方。以尿频尿急，溺时涩痛，舌苔黄腻，脉滑数为辨证要点。

2. **新药研制提要** 本方苦寒清利，凡淋证属湿热下注者均可用之，研制新药时，可据淋证特点配伍相应药物，以切中病情。如治血淋，宜加生地、小蓟、白茅根以凉血止血；治石淋，可加金钱草、海金沙、石韦等以化石通淋；治膏淋，宜加萆薢、菖蒲以分清化浊。

3. **现代应用** 常用于膀胱炎、尿道炎、急性前列腺炎、泌尿系结石、肾盂肾炎、术后或产后尿潴留等证属湿热下注者。

4. 制剂研发　开发的新剂型主要有合剂、颗粒剂、胶囊剂等。

5. 使用注意　本方中多为苦寒渗利之品，故脾胃虚寒、阴虚尿少者忌用。

【现代研究】药理研究　①抗感染：具有明显抑制致病性大肠杆菌凝集人 P 型红细胞和粘附尿道上皮细胞的作用。②抗菌：对金黄色葡萄球菌有较强的抑菌作用，对淋球菌也有一定作用。③利尿：能增加输尿管动作电位频率。此外，本方尚有增强巨噬细胞吞噬功能，改善免疫的作用。

【研制方举例】肾石通颗粒　组成：金钱草、炒王不留行、萹蓄、瞿麦、海金沙、丹参、炙鸡内金、制延胡索、牛膝、木香。功效：清热利湿，活血止痛，化石排石。主治：湿热下注，瘀热互结之肾结石、肾盂结石、膀胱结石、输尿管结石。症见尿频尿急、血尿、淋沥涩痛甚则不通，下腹胀痛等。

按：肾石通颗粒是师八正散之法而制。该方主治属中医之石淋，为湿热瘀血，蕴结成石。方以金钱草、萹蓄、瞿麦、海金沙、鸡内金清热利湿，通淋化石；丹参、延胡索、牛膝、木香祛瘀活血，行气止痛；王不留行活血祛瘀，利湿通淋，两擅其功；牛膝性善下行，尚能引石下行以助排石。诸药合用，共成清热利湿，活血止痛之功，为一首利湿化石与活血行气并施之研制方。

## 二妙散《丹溪心法》

【组成】黄柏炒　苍术米泔水浸，炒（各 15g）（原著无用量）

【用法】上二味为末，沸汤，入姜汁调服。

【功效】清热燥湿。

【主治】湿热下注证。筋骨疼痛，或两足痿软，或足膝红肿疼痛，或湿热带下，或下部湿疮、湿疹，小便短赤，舌苔黄腻者。

【方解】本方主治湿热流注下焦证。湿热下注，客于经脉关节，则筋骨疼痛、足膝红肿或脚气肿痛；湿热下注于前阴，则为带下臭秽或下部湿疮、小便短赤。治宜清热燥湿。方中苍术芳香化湿，健脾助运；黄柏长于清下焦湿热；入姜汁调服，取其辛散以助祛湿。三药相伍，清热燥湿，标本同治。

【运用】

1. 辨证要点　本方为治疗湿热下注证的基础方，其清热燥湿之力较强，宜于湿热俱重之证。以足膝肿痛，小便短赤，舌苔黄腻为辨证要点。

2. 新药研制提要　本方是治下焦湿热证的基础方，研制新药宜根据病症之不同加味组方，以切合病情。如用治湿热痿证，加五加皮、木瓜、牛膝等祛湿热，强筋骨；治湿热带下，色黄黏稠，加土茯苓、椿根白皮、车前子等清热利湿止带；治下部湿疮、湿疹，加赤小豆、地肤子、苦参等清湿热，解疮毒。

3. 现代应用　常用于风湿性关节炎、重症肌无力、下肢进行性肌萎缩、阴囊湿疹、盆腔炎、宫颈炎等证属湿热下注者。

4. 使用注意　寒湿所致足膝肿痛者不宜使用本方。

【附方】

| 方名 | 组成 | 功效 | 主治 |
|------|------|------|------|
| 三妙丸<br>(《医学正传》) | 二妙散加牛膝 | 清热利湿<br>消肿止痛 | 湿热下注之痿痹。两脚麻木或肿痛,或如火烙热,痿软无力,或下部湿疮、湿疹、带下 |
| 四妙丸<br>(《成方便读》) | 三妙丸加薏苡仁 | 清热利湿<br>舒筋壮骨 | 湿热下注之痿痹。两脚麻木,下肢痿弱,筋骨疼痛,足胫湿疹痒痛,或湿热脚气水肿 |

【现代研究】

1. 药理研究 ①抑制胃肠痉挛:水提取液能拮抗氯乙酰胆碱、氯化钡、磷酸组胺所致的离体豚鼠回肠收缩。②免疫抑制:水提取物对迟发型变态反应有明显的免疫抑制作用,其物质基础主要是黄柏碱和生物碱甲 – 1。

2. 成分研究 运用双波长薄层扫描法及反相高效液相色谱法测定了本方水提物中盐酸小檗碱、黄柏碱、盐酸巴马汀及生物碱甲 – 1 的含量。结果显示,其含量均低于配伍前单味黄柏药材。

## 12.3 利水渗湿

**适应证** 适用于水湿壅盛证。症见水肿,小便不利,泄泻,身体沉重疼痛,苔白,脉缓等。

**组方思路** 本类方剂常由以下三方面药物构成:①利水渗湿药,如茯苓、猪苓、泽泻等,使已停之水湿从小便而去。②理气药,如陈皮、大腹皮等,令气行则水行。③消除病因药,水停因膀胱气化失司所致,宜伍桂枝以温阳化气;因脾胃气虚,脾不运湿所致,宜配黄芪、白术以健脾助运,培土制水。

**代表方** 五苓散、防己黄芪汤。

### 五苓散《伤寒论》

【组成】猪苓去皮,十八铢 (9g)　　泽泻一两六铢 (15g)　　白术十八铢 (9g)　　茯苓十八铢 (9g)　　桂枝去皮,半两 (6g)

【用法】捣为散,以白饮和服方寸匕 (6~9g),日三服,多饮暖水,汗出愈,如法将息。

【功效】利水渗湿,温阳化气。

【主治】

1. 蓄水证。小便不利,头痛发热,烦渴欲饮,甚则水入即吐,舌苔白,脉浮。

2. 水湿内停证。水肿,泄泻,小便不利等。

【方解】本方原治蓄水证,乃由太阳表邪不解,内传太阳之腑,致膀胱气化不利,而成太阳经腑同病。表邪未解,则头痛发热、脉浮;膀胱气化失司,则小便不利;水蓄下焦,气不化津，水津不布，则渴欲饮水、水入即吐。至于水肿、泄泻等亦皆为水湿停蓄所致。是证病机为膀胱气化不利，水湿内停。因水湿内盛，治宜利水渗湿为主，兼温阳化气。方中重用泽泻为君，利水渗湿。臣以茯苓、猪苓淡渗利湿，与泽泻相伍，则渗湿之力益著，为利水消肿的基本结构。佐以白术健脾燥湿，合茯苓益脾以运化水湿；桂枝温阳化气，兼解表邪。原书要求服后"多饮暖水"，意即以助发汗，使表邪与水湿从汗而解。

配伍特点：发汗利水同施，表里同治，重在祛湿治里；渗湿化气兼顾，标本同治，重在利水治标。

【运用】

1. 辨证要点　本方为治水湿内停证之基础方。以小便不利，舌苔白，脉浮或缓为辨证要点。

2. 新药研制提要　本方属利水渗湿之剂，用治水肿甚者，研发新药加桑白皮、大腹皮、车前子等以增强行水消肿之力。因气行则津行，亦可酌加陈皮、枳实理气以行水。

3. 现代应用　常用于急慢性肾炎、肝硬化腹水、心源性水肿、急性或性肠炎、尿潴留、脑积水等证属水湿内停者。

4. 制剂研发　研发的新剂型有片剂、胶囊剂、丸剂。

5. 使用注意　若水肿属湿热者，不宜使用。

【附方】

| 方名 | 组成 | 功效 | 主治 |
|------|------|------|------|
| 春泽汤（《世医得效方》） | 五苓散去桂枝，加人参 | 益气健脾利水渗湿 | 脾虚失运，水湿内停证。水肿，泄泻，小便不利，神疲乏力，口渴 |
| 胃苓汤（《世医得效方》） | 五苓散合平胃散加苏子、乌梅 | 祛湿和胃行气利水 | 脾胃伤冷，水谷不分，泄泻如水，以及水肿，腹胀，小便不利者 |

【现代研究】

1. 药理研究　①利尿：利尿作用缓和，但维持时间长，方中去桂枝可使尿量减少，其机制可能与血浆心钠素水平有关。②对肾功能影响：对钠、钾、钙、镁电解质有促进排泄作用，并可在肾功能不全时维持血浆电解质平衡，并降低血清尿素氮、肌酐、β2 微球蛋白含量。③降血压：本方有良好的降压作用，其机制可能与其利尿、扩血管有关。此外，尚有保肝降脂、降低颅压、抗应激性溃疡、抑菌等作用。

2. 成分研究　用原子吸收光谱法测定了本方在人工胃液中 12 种微量元素的溶出率，其中钾、钠、锰几乎可被全部溶出。

【研制方举例】一苓散　组成：滑石、甘草、砂仁、苍术、厚朴、白芍、陈皮、泽泻、猪苓、白术、茯苓、肉桂。功效：燥湿健脾，调和肠胃。主治：湿停气滞之食欲不振，食入难消，脘闷腹胀而痛，苔腻。

按：一苓散系平胃散合五苓散加减而成。该方主治湿停气滞之证，故以平胃散合砂仁燥湿运脾，行气和胃；五苓散（桂枝易肉桂）合滑石利水渗湿，温阳化气；白芍益阴，防诸温燥与渗利药伤津。诸药配伍，为一首芳化、苦燥、淡渗同用，行气、健脾、温阳兼施之研制方。

## 防己黄芪汤《金匮要略》

【组成】防己一两（12g）　黄芪一两一分（15g）　甘草半两，炒（6g）　白术七钱半（9g）

【用法】上锉麻豆大，每服五钱匕（15g），生姜四片，大枣一枚，水盏半，煎八分，去滓温服，良久再服。服后当如虫行皮中，以腰以下如冰，后坐被中，又以一被绕腰以下，温令微汗，瘥。

【功效】益气祛风，健脾利水。

【主治】表虚之风水或风湿证。汗出恶风，身重微肿，或肢节疼痛，小便不利，舌淡苔白，脉浮。

【方解】本方证病机为肺脾气虚，表卫不固，风湿（水）郁于肌腠。肺脾气虚，卫气亦亏，卫外失固，则汗出恶风；风湿（水）郁于肌腠、肌肉，则身体沉重、肢节疼痛，或水肿；水湿内停，蓄而不行，则小便不利；舌质淡苔白，脉浮为正虚湿停，邪气在表之象。风湿在表，法当解表，但表虚之体，发汗则反伤表，故治宜益气固表与祛风行水并施。方中防己祛风利水，除湿止痛；黄芪益气固表，行水消肿，共为君药。白术补气健脾以资黄芪益气固表之力，燥湿化浊以助防己祛湿行水之功，为臣药。甘草健脾和中，兼可调和诸药，是为佐使。煎加姜、枣健脾和胃，

配伍特点：祛风除湿与益气固表并用，邪正兼顾，使祛风除湿而不伤正，益气固表而不恋邪。

【运用】

1. 辨证要点　本方为治风湿、风水属表虚证之常用方。以汗出恶风，小便不利，苔白脉浮为辨证要点。

2. 新药研制提要　本方属益气祛风利水之剂。研发新药时，若为风水而设，加茯苓、猪苓以增利水消肿之功；为风湿而制，加威灵仙、苍术、独活以增祛风除湿之功。

3. 现代应用　常用于慢性肾小球肾炎、心源性水肿、风湿性关节炎等证属风水、风湿而兼表虚证者。

4. 制剂研发　研制的新剂型有颗粒剂。

【现代研究】药理研究　①免疫调节：可显著提高 T 细胞的转化率及白细胞介素 -1 与白细胞介素 -2 的活性。②抗炎：对关节内外组织炎症具有普遍的消炎作用，并可改善组织微循环和促进关节软骨细胞修复。此外，本方尚有抗庆大霉素肾损害及防治肾间质纤维化的作用。

【研制方举例】寒湿痹冲剂　组成：威灵仙、木瓜、附子、川乌、黄芪、白术、桂枝、麻黄、当归、白芍、细辛、蜈蚣、甘草。功效：祛风除湿，散寒止痛。主治：风寒湿痹之肢体关节冷痛沉重，或肿胀，局部畏寒，皮色不变等。

按：寒湿痹冲剂师防己黄芪汤治风湿之思路而制。该方主治风寒湿痹，故以威灵仙、木瓜、麻黄、桂枝、蜈蚣祛风散寒，除湿通络；附子、川乌、细辛温阳散寒，宣痹止痛。风寒湿邪痹阻经络，与气血不足，邪气乘虚入中有关，则又配黄芪、白术、甘草、当归、白芍益

气养血以协正气御邪；桂枝、当归兼可活血通脉。数药合用，为一首祛寒湿、行血脉与补气血、助阳气并举之研制方。

## 12.4　温化寒湿

**适应证**　适用于阳虚痰饮或阳虚水停证。前者症见胸胁支满，心悸，短气，舌苔白滑，脉弦滑；后者症见畏寒肢冷，小便不利，四肢沉重疼痛，水肿，舌淡苔白滑或白腻，脉沉等。

**组方思路**　本类方剂常由以下四方面药物构成：①除湿药，如淡渗利水之茯苓、泽泻，芳化苦燥之草果、厚朴、半夏等。②温阳祛寒药，如干姜、附子、桂枝等，振奋阳气，消除水湿停滞之根本原因。③理气药，如木香、陈皮、槟榔等，是治湿宜调气使然。④益气健脾药，如白术、黄芪、党参等，使脾气健运，水湿得行。

**代表方**　苓桂术甘汤、真武汤、实脾散。

### 苓桂术甘汤《金匮要略》

【组成】　茯苓四两（12g）　桂枝三两（9g）　白术三两（9g）　甘草二两（6g）

【用法】　上四味，以水六升，煮取三升，去滓，分温三服。

【功效】　温阳化饮，健脾利湿。

【主治】　中阳不足之痰饮。胸胁支满，目眩心悸，短气而咳，舌苔白滑，脉弦滑或沉紧。

【方解】　本方证病机为中阳不足，脾失健运，水湿内停。脾阳不足，健运失职，则湿滞而为痰为饮，痰饮随气升降，停于胸胁，则胸胁支满；阻滞中焦，清阳不升，则头晕目眩；饮邪凌心犯肺，则心悸、短气而咳；舌苔白滑，脉沉滑或沉紧，皆为痰饮内停之征。仲景云"病痰饮者，当以温药和之"，故治当温阳化饮，健脾利湿。方中茯苓既利湿化饮，又健脾助运，且善平饮邪之上逆，故重用为君。臣以桂枝温阳化气，平冲降逆。苓、桂相合为温阳化气，利水平冲之常用组合。佐以白术健脾燥湿，苓、术相配为健脾祛湿的常用组合。炙甘草合桂枝辛甘化阳，以助温补中阳；合白术益气健脾，以培土制水；兼能调和诸药，为佐使药。

配伍特点：温而不燥，利而不峻，标本兼顾，为治疗痰饮病之和剂。

【运用】

1. 辨证要点　本方为治中阳不足痰饮病之代表方、基础方。以胸胁支满，目眩心悸，舌苔白滑为辨证要点。

2. 新药研制提要　本方是温阳化饮的基础方。研发新药时，如为咳喘痰多而制，加半夏、陈皮、杏仁、桔梗以燥湿化痰，止咳平喘；为肢肿尿少而制，加泽泻、猪苓利水消肿；为肝风夹痰饮上犯之眩晕而制，加天麻、半夏以息风化痰。

3. 现代应用　常用于慢性支气管炎、支气管哮喘、心源性水肿、慢性肾小球肾炎水肿、梅尼埃病、神经官能症等证属水饮停于中焦者。

4. 制剂研发　研制的剂型有丸剂。

5. 使用注意　饮邪化热，咳痰黏稠者，非本方所宜。

【现代研究】药理研究　①抗心肌缺血：对心肌缺血模型有很好的保护作用，其机制与抑制交感神经兴奋有关。②正性肌力作用：对心脏衰竭模型具有明显的正性肌力作用。③抗心率失常：对氯仿所致小鼠室颤具有明显的抑制作用。此外，本方还具有镇静、利尿等作用。

【研制方举例】苓桂咳喘宁胶囊　组成：桂枝、白术、茯苓、陈皮、杏仁、桔梗、半夏、龙骨、牡蛎、生姜、大枣、甘草。功效：温肺化饮，止咳平喘。主治：痰湿阻肺之咳嗽痰多，喘息胸闷，气短。

按：苓桂咳喘宁胶囊系苓桂术甘汤加味而成。该方主治痰湿阻肺之咳嗽痰多，故以苓桂术甘汤温化痰饮，健脾利湿；配半夏、陈皮燥湿化痰，兼以行气；杏仁、桔梗宣降肺气，止咳平喘；龙骨、牡蛎收敛以防耗散肺气；姜、枣调脾胃。诸药合用，为温肺化饮与止咳平喘兼顾，标本同治之研制方。

## 真武汤《伤寒论》

【组成】茯苓三两（9g）　芍药三两（9g）　白术二两（6g）　生姜切，三两（9g）
附子炮，去皮，破八片，一枚（9g）

【用法】上五味，以水八升，煮取三升，去滓，温服七合，日三服。

【功效】温阳利水。

【主治】脾肾阳虚，水气内停证。畏寒肢冷，小便不利，四肢沉重疼痛，或头目眩晕，心下悸，或浮肿，腹痛下利，或咳喘呕逆，舌质淡胖，边有齿痕，舌苔白滑，脉沉细。

【方解】本方证病机为脾肾阳虚，水湿泛溢。盖主水在肾，制水在脾。今因肾阳亏虚，气化失司，脾阳亏虚，运化失调，以致水湿内停。脾肾阳虚，形失所温，则畏寒肢冷；水湿泛溢肌肤，则肢体浮肿、四肢沉重疼痛；气化不及，水蓄不行，则小便不利；水气上泛，凌心犯肺，则心悸、咳喘；水湿中阻，内侵脾胃，则腹痛、下利、呕逆；舌质淡胖，边有齿痕，舌苔白滑，脉沉细是阳虚水停之征。治疗当以温阳利水为法。方以大辛大热之附子为君，温肾助阳，兼暖脾土。臣以茯苓健脾利水；生姜合附子温里祛寒，合茯苓宣散水气。佐以白术健脾燥湿；白芍利小便，益阴缓急而止痛，并防附子燥热伤阴。诸药合用，温脾肾以助阳气，利小便以祛水邪。

配伍特点：温肾暖脾之中兼利水、散水、燥湿，标本同治，重在温肾；温阳佐以益阴，温阳而不伤阴，益阴而不留邪。

【运用】

1. 辨证要点　本方为治阳虚水泛之基础方。以小便不利，肢体沉重或浮肿，舌质淡胖，苔白脉沉为辨证要点。

2. 新药研制提要　本方重在治本，研发新药可据病证之侧重加减组方，以标本并图。

若治水肿甚，合五苓散利水消肿；治水饮犯肺而咳甚者，加干姜、细辛、五味子温肺化饮止咳；治脾肾阳衰而泄泻重者，去芍药，加干姜、益智仁温中止泻。

3. **现代应用**　常用于慢性肾小球肾炎、心源性水肿、甲状腺功能低下、慢性支气管炎、慢性肠炎、肠结核等证属脾肾阳虚，水湿内停者。

4. **制剂研发**　研制的剂型有丸剂。

5. **使用注意**　湿热肿胀，阴虚水停者忌用。

【现代研究】药理研究　①改善肾功能：能够显著促进肾阳虚大鼠体重增加，纠正物质代谢紊乱，其机制与提高血清三碘甲状腺原氨酸、四碘甲状腺氨酸含量，促进 $Na^+$、$K^+$ 的排泄，改善肾小球滤过膜的通透性有关。②强心及改善心功能：能直接加强心肌收缩力，扩张外周血管，减轻前后负荷，并可改善神经内分泌功能。③抗衰老：可对抗自由基的氧化作用，促进自由基消除，减少脂质过氧化物的形成，减少全身性耗氧，提高机体应激能力，有利于延缓机体的衰老。

【研制方举例】芪鹿益肾片　组成：黄芪、鹿衔草、党参、白术、茯苓、附子、山茱萸、桑寄生、丹参、益母草、石韦。功效：温补脾肾，祛湿化浊。主治：脾肾阳虚，湿浊内停之证。症见浮肿，面色苍白，畏寒肢冷，腰膝酸痛，纳呆，便溏。

按：芪鹿益肾片师真武汤之法而制。该方主治脾肾阳虚，湿浊内停之浮肿。故以附子、鹿衔草、山茱萸、桑寄生温阳祛寒，补益肝肾；黄芪、党参、白术健脾补气，燥湿利水；茯苓、石韦利水消肿。阳虚生内寒，寒凝则易致血行不利，则伍丹参、益母草活血利水。诸药合用，为一首标本兼治，利水与活血并举之研制方。

## 实脾散《重订严氏济生方》

【组成】厚朴去皮，姜制，炒　白术　木瓜去瓤　木香不见火　草果仁　大腹子（槟榔）附子炮，去皮脐　白茯苓去皮　干姜炮，各一两（各30g）　甘草炙，半两（15g）

【用法】上咬咀，每服四钱（12g），水一盏半，生姜五片，大枣一枚，煎至七分，去滓，温服，不拘时服。

【功效】温阳健脾，行气利水。

【主治】脾肾阳虚，水停气滞之阴水。身半以下肿甚，手足不温，口中不渴，胸腹胀满，大便溏薄，舌苔白腻，脉沉弦而迟者。

【方解】本方所治阴水，其病机为脾肾阳虚，水气内停，气机阻滞。水湿内盛，泛溢肌肤，则肢体浮肿；水为阴邪，其性下趋，故身半以下肿甚；脾肾阳虚，失于温煦，则手足不温；水湿内停，阻滞气机，故胸腹胀满，尤以腹部胀满为甚；阳虚不能温煦四末，则手足不温；大便溏、苔白腻、脉沉弦而迟皆为脾肾阳虚，水湿内停之征。治以温阳健脾，行气利水之法。方中附子温肾助阳，干姜温脾祛寒，二药相合，温肾暖脾，扶阳抑阴，为君药。白术、茯苓健脾益气，燥湿渗湿；厚朴、草果芳香化湿，行气除满，同为臣药。木瓜化湿醒脾；木香、大腹子行气导滞；姜、枣益脾和中，合术、苓以增培土制水之功，俱为佐药。甘草调和诸药为使。

配伍特点：温阳利水，标本兼顾；津气并调，气行湿化；脾肾同治，重在"实脾"。

【运用】

1. 辨证要点　本方为治脾肾阳虚，水停气滞而致水肿之常用方。以身半以下肿甚，胸腹胀满，舌淡苔腻，脉沉迟为辨证要点。

2. 新药研制提要　本方利水之力略逊，研制新药时，宜合五苓散以增利水消肿之功。

3. 现代应用　常用于慢性肾小球肾炎、心源性水肿、肝硬化腹水等证属脾肾阳虚，水停气滞者。

4. 使用注意　阳水、湿热水肿者忌用。

【研制方举例】肾炎温阳片　组成：黄芪、生晒参、党参、茯苓、附子、肉桂、木香、南五加皮、葶苈子、大黄等。功效：温肾健脾，化气行水。主治：脾肾阳虚，水湿泛溢之全身浮肿，畏寒肢冷，纳差便溏，脘腹胀闷。

按：肾炎温阳片师实脾散之法而制。该方主治脾肾阳虚，水湿泛溢证。故以附子、肉桂温肾化气以行水；黄芪、晒参、党参健脾益气以运湿；配茯苓、五加皮、葶苈子、大黄利水通腑以消肿，使水湿从前后二阴分消；木香既行气消胀，又助利水之力。诸药合用，为一首温阳与补气同用，利水与泻下并投之研制方。

# 12.5　祛风胜湿

**适应证**　适用于风寒湿痹。症见头痛身重，腰膝疼痛，肢节屈伸不利，苔白，脉浮或脉细弱。

**组方思路**　本类方剂常由以下药物构成：①祛风湿药，如羌活、独活、防风、秦艽等，以祛邪出表。②活血药，如川芎、当归、牛膝等，取"治风先治血，血行风自灭"之意。③兼顾相关病变药，如风湿久留，伤及气血，配补益气血之人参、黄芪、地黄、白芍等；风湿久痹，损及肝肾而致肝肾亏虚，筋骨失养，配补肝肾，强筋骨之杜仲、桑寄生等。

**代表方**　羌活胜湿汤、独活寄生汤。

## 羌活胜湿汤《脾胃论》

【组成】羌活　独活各一钱（各6g）　藁本　防风　甘草炙，各五分（各3g）　蔓荆子三分（2g）　川芎二分（1.5g）

【用法】上㕮咀，都作一服，水二盏，煎至一盏，去滓，食后温服。

【功效】祛风胜湿止痛。

【主治】风湿在表之痹证。肩背痛不可回顾，头痛身重，或腰脊疼痛，难以转侧，苔白，脉浮。

【方解】本方证多系汗出当风，或久居卑湿之地，风湿之邪侵袭肌表所致。风湿客于肌表，阻于经脉，气血运行不利，则头痛身重，或腰脊疼痛、难以转侧。治以祛风胜湿为法。方中羌活、独活祛风除湿，通利关节，共为君药，其中羌活善祛上部风湿，独活善祛下部风湿，两药相合，能散周身风湿以通痹。臣以防风、藁本祛风胜湿，且善止头痛。佐以川芎活血行气，祛风止痛；蔓荆子祛风止痛。使以甘草调和诸药。综合本方，集众多辛苦温散药于一方，但用量尤轻，意在微汗，使肌表之风湿随汗尽去。

【运用】

1. 辨证要点　本方为治风湿在表之痹证的常用方剂。以头身重痛或腰脊疼痛，苔白脉浮为辨证要点。

2. 新药研制提要　本方属祛风胜湿止痛之剂，研发新药时，可据痹证成因之偏风、寒、湿、热加味组方。若为风邪较重，肢体疼痛，游走不定而制，重用防风，并加秦艽以祛风止痛；为湿邪较重，肢体酸楚甚而制，可加苍术、木瓜以祛湿通络；为兼寒邪，肢体关节疼痛或冷痛明显而制，加肉桂、制川乌、细辛以温里祛寒；为邪郁化热，关节疼痛，局部灼热而制，加黄芩、黄柏、知母等以清里热。

3. 现代应用　常用于风湿性关节炎、类风湿性关节炎、骨质增生症、强直性脊柱炎等证属风湿在表者。

4. 制剂研发　研制的剂型有丸剂。

5. 使用注意　素体阴虚者慎用。

【现代研究】药理研究　①抗炎：对角叉菜胶所致的大鼠足肿有明显抑制作用，单煎与合煎均有较好的抗炎作用。②免疫调节：本方能使低下的自然杀伤细胞活性明显升高，并显著降低升高的白细胞介素－2活性。③镇痛：热板法、扭体法实验表明，本方有明显的镇痛作用。

## 独活寄生汤《备急千金要方》

【组成】独活三两 (9g)　桑寄生　杜仲　牛膝　细辛　秦艽　茯苓　肉桂心　防风　川芎　人参　甘草　当归　芍药　干地黄各二两 (各6g)

【用法】上咬咀，以水一斗，煮取三升，分三服，温身勿冷也。

【功效】祛风湿，止痹痛，益肝肾，补气血。

【主治】痹证日久，肝肾两虚，气血不足证。腰膝疼痛，肢节屈伸不利，或麻木不仁，畏寒喜温，心悸气短，舌淡苔白，脉细弱。

【方解】本方所治之痹证，或为肝肾两虚，气血不足之体，招致风寒湿邪侵袭，邪气稽留所致；或由感受风寒湿邪而患痹证，日久不愈，累及肝肾，耗伤气血而致。风寒湿邪客于肢体关节，气血运行不畅，则腰膝疼痛，久则肢节屈伸不利；寒邪偏重，易伤阳气，则畏寒喜温；肝肾不足，气血亏损，则肢体麻木不仁、心悸气短、舌淡苔白、脉细弱。治宜祛散风寒湿邪，补益肝肾气血。方中重用独活为君，祛下焦与筋骨间的风寒湿邪。细辛搜筋骨风寒湿邪，通络止痛；秦艽祛风湿，舒筋络；桂心温经散寒，通利血脉；防风祛风散寒，胜湿止痛，同为臣药。君臣相伍，以祛风寒湿邪。佐以桑寄生、杜仲、牛膝补益肝肾而强壮筋骨；当归、川芎、地黄、白芍养血和血；人参、茯苓、甘草健脾益气。十药相配，以补肝肾气血。甘草调和诸药，兼使药之用。

配伍特点：祛风寒湿邪为主，辅以补肝肾、益气血之品，邪正兼顾，祛邪不伤正，扶正不留邪。

【运用】

1. 辨证要点 本方为治久痹属肝肾两虚，气血不足之证的常用方。以腰膝冷痛，肢节屈伸不利，心悸气短，脉细弱为辨证要点。

2. 新药研制提要 若为久痹疼痛较剧而设，宜加制川乌、制草乌、白花蛇、地龙、红花等以搜风通络，活血止痛。

3. 现代应用 常用于慢性关节炎、类风湿性关节炎、风湿性坐骨神经痛、腰肌劳损、骨质增生症、小儿麻痹等证属风寒湿痹日久，正气不足者。

4. 制剂研发 研制的新剂型有丸剂、合剂。

5. 使用注意 痹证属湿热实证者忌用。

【现代研究】药理研究 ①抗炎镇痛：可显著抑制毛细血管通透性，对关节炎模型具有明显抑制作用，且能提高痛阈值。②免疫调节：能明显增加大鼠胸腺、脾脏的重量，并可提高单核巨噬细胞的吞噬能力。

【研制方举例】风湿寒痛片 组成：青风藤、桂枝、独活、羌活、牛膝、桑寄生、茯苓、附子、秦艽、鹿茸、威灵仙、薏米、党参、黄芪、枸杞子、白术、当归、赤芍、木香、延胡索、黄芩。功效：祛风散寒，除湿活络，滋补肝肾，补益气血。主治：肝肾亏虚，气血不足，风寒湿痹之证。症见关节肿痛，四肢麻木，腰膝酸痛，筋骨痿软。

按：风湿寒痛片主治与独活寄生汤相同，故药物配伍亦基本一致。所不同的是该方遣青风藤、威灵仙、羌活则祛风湿，通经络之力较强；伍鹿茸、附子则温补肾阳，祛寒止痛之功较著；配木香、延胡索则增行气活血止痛之效。

## 思考题

1. 藿香正气散的组方配伍有何特点？

2. 三仁汤主治何证？其组方配伍有何特点？

3. 大黄在茵陈蒿汤、八正散中的配伍意义是什么？

4. 黄芪在防己黄芪汤、玉屏风散、补中益气汤、补阳还五汤中的配伍意义是什么？

5. 五苓散、五皮散、真武汤、实脾散均可治疗水肿，如何区别使用？

6. 桂枝在五苓散、当归四逆汤、桃核承气汤、桂枝茯苓丸、桂枝汤中的配伍意义是什么？

7. 羌活胜湿汤与九味羌活汤在组成、功效、主治方面有何异同？

8. 独活寄生汤的组方配伍有何特点？

9. 从祛湿剂的新药研制提要及研制方举例中，你可以得到哪些启示？

# 13  祛痰剂

凡以祛痰药为主组成，具有消除痰饮作用，治疗痰证的方剂，统称为祛痰剂。属"八法"中的"消法"。

痰既是病理产物，又是病因，病变范围广泛，内而脏腑经络，外而体表四肢。由于痰的见证不一，治法也随之而异。就其性质而言，可分湿痰、热痰、燥痰、寒痰、风痰等，因此，本章方剂相应分为燥湿化痰、清热化痰、润燥化痰、温化寒痰、治风化痰五类。

"人之气道贵乎顺，顺则津液流通，决无痰饮之患"（《济生方》）。痰随气而升降，气滞则痰聚，气顺则痰消，故祛痰剂中常伍理气药。此外，痰的成因虽较多，但主要与脾肾密切相关，"五脏之病，虽俱能生痰，然无不由乎脾肾"（《景岳全书》），故祛痰剂亦多配健脾祛湿药，或益肾之品，以求标本同治。

使用祛痰剂须注意以下事项：一是辨明痰证的性质，选择适宜方剂。二是辨清病情的标本缓急，有咳血倾向或痰黏难咯者，不宜使用温燥之剂，以免引起咳血；表邪未解或痰多者，慎用甘润之品，以防壅滞留邪。

## 13.1  燥湿化痰

**适应证**  适用于湿痰证。症见痰多色白易咯，胸脘痞闷，呕恶眩晕，肢体困倦，舌苔白滑或腻，脉缓或弦滑。

**组方思路**  本类方剂常由以下四方面的药物构成：①燥湿化痰药，如半夏、南星、白前等，以消除已生之痰。②理气药，如陈皮、枳实、佛手等，此即庞安常之"善治痰者，不治痰而治气，气顺则一身之津液亦随气而顺矣"。③健脾祛湿药，如白术、茯苓等。盖脾主运化水湿，若失其健运，则易湿聚成痰，配此是治生痰之源。④宣降肺气药，如杏仁、桔梗等。肺为贮痰之器，湿痰蕴肺，肺失宣降，每呈咳喘之症，是为治喘而设。

**代表方**  二陈汤。

### 二陈汤《太平惠民和剂局方》

【组成】半夏汤洗七次  橘红各五两（各15g）    白茯苓三两（9g）    甘草炙，一两半（4.5g）

【用法】上药㕮咀，每服四钱（12g），用水一盏，生姜七片，乌梅一枚，同煎六分，去滓，热服，不拘时候。

【功效】燥湿化痰，理气和中。

【主治】湿痰证。咳嗽痰多，色白易咯，恶心呕吐，胸膈痞闷，肢体困重，或头眩心悸，舌苔白滑或白腻，脉滑。

【方解】湿痰证多系脾失健运，湿聚成痰而致。湿痰渍肺，肺失宣降，则咳嗽痰多、色白易咳出；痰阻气机，则胸膈痞闷；痰湿犯胃，胃失和降，故恶心呕吐；留注肌肉，则肢体困重；舌苔白腻，脉滑为湿痰之征。治宜燥湿化痰，理气和中。方中半夏辛温性燥，尤善燥湿化痰，且能降逆和胃，为君药。橘红理气行滞，燥湿降逆，为臣药。君臣相配，不仅化痰之力尤彰，更寓治痰先理气，气顺则痰消之意，故为燥湿化痰的基本结构。佐用茯苓渗湿健脾，使湿去脾运，痰无由生；生姜助半夏、橘红降逆和胃，并制半夏之毒；复用少许乌梅收敛肺气，合半夏、橘红，则散中有收，使痰去而肺气不伤，均为佐药。炙甘草调和诸药，为使药。方中半夏、橘红以陈久入药为佳，故方名"二陈"。

配伍特点：化痰理气祛已生之痰，健脾渗湿绝生痰之源，标本兼顾，治标为主；散中寓收，散不伤正。

【运用】

1. 辨证要点　本方是治湿痰的基础方。以咳嗽痰多，色白易咳，苔白腻，脉滑为辨证要点。

2. 新药研制提要　本方既为治湿痰的基础方，又为治痰证的基础方，后世众多祛痰之剂由此方衍化而来，新药研制可据痰证之病性加味组方。如治热痰，加黄芩、瓜蒌、浙贝母以清热化痰；治寒痰，加干姜、细辛以温化寒痰；治风痰，可加天麻、僵蚕以化痰息风；治食痰，可加莱菔子、麦芽以消食化痰；治郁痰，加香附、青皮、郁金以解郁化痰。

3. 现代应用　常用于慢性支气管炎、肺气肿、慢性胃炎、高脂血症、耳源性眩晕、癫痫等证属湿痰为患者。

4. 制剂研发　研制的新剂型有丸剂、颗粒剂。

5. 使用注意　本方药性偏温燥，对阴虚燥咳、痰中带血、或肺痨咯血者，不宜应用。

【附方】

| 方名 | 组成 | 功效 | 主治 |
|---|---|---|---|
| 导痰汤<br>（《传信适用方》） | 二陈汤去乌梅，加枳实、天南星 | 燥湿祛痰<br>行气开郁 | 痰厥证。头目眩晕，头痛呕逆，或胸膈痞塞，胁肋胀满，喘急痰嗽 |
| 理中化痰丸<br>（《明医杂著》） | 理中丸合二陈汤去乌梅、生姜、陈皮 | 温中健脾<br>化痰祛湿 | 脾胃虚寒，痰饮内停证。呕吐食少，或大便不实，咳唾痰涎，苔白滑，脉沉弦 |
| 金水六君煎<br>（《景岳全书》） | 二陈汤去乌梅，加熟地、当归 | 滋养肺肾<br>祛湿化痰 | 肺肾阴虚，湿痰内盛证。咳嗽呕恶，喘急痰多，痰带咸味，或咽干口燥等 |

【现代研究】

1. 药理研究　①镇咳、祛痰：研究表明，六味二陈汤在镇咳、祛痰、平喘作用方面明显优于四味二陈汤，提示乌梅、生姜对二陈汤燥湿化痰（有形之痰）有一定影响。②调节胃肠功能：具有保护胃黏膜，调节胃肠动力，解除肠道平滑肌痉挛等作用。③调节脂代谢：能显著降低血清总胆固醇、甘油三酯、低密度脂蛋白的含量，且乌梅对二陈汤调节脂代谢有明显的增强作用。④止呕：对下丘脑－垂体－肾上腺皮质轴的兴奋作用可能是其治疗妊娠呕吐、神经性呕吐的主要作用机制。此外，本方尚有一定的抗炎、促进免疫、抗氧化、抗衰老等作用。

2. 成分研究　本方颗粒剂中橙皮苷含量比传统煎剂中略高，但二者总体色谱图基本一致，而方中不同配伍则对方中橙皮苷和总黄酮溶出率产生影响。

【研制方举例】杏仁止咳糖浆　组成：杏仁水、百部流浸膏、远志流浸膏、陈皮流浸膏、桔梗流浸膏、甘草流浸膏。功效：化痰止咳。主治：用于痰浊阻肺之咳嗽痰多色白，以及急性和慢性支气管炎见上述证候者。

按：杏仁止咳糖浆师燥湿化痰之法而制，主治痰浊阻肺之咳嗽。方以杏仁、桔梗、百部宣降肺气，化痰止咳；陈皮、远志燥湿运脾，理气消痰；甘草祛痰止咳，并调药性。合而用之，为一首痰气兼顾，肺脾同治之研制方。

# 13.2　清热化痰

**适应证**　适用于热痰证。症见咳嗽，痰黄黏稠难咯出，口苦，眩晕，惊痫，瘰疬，舌质红，苔黄腻，脉滑数等。

**组方思路**　本类方剂常由以下四方面的药物构成：①清热化痰药，如瓜蒌、胆南星、贝母、竹茹等。②清热药，如黄芩、黄连、栀子、知母之类。热痰之成，多由邪热内蕴，灼津成痰，或痰郁生热，痰与热互结，配伍清热药以消除致痰之因。③兼顾痰证病变特点药，如理气之枳实、陈皮，健脾祛湿之白术、茯苓，宣降肺气之杏仁、桔梗等。④软坚散结药，如牡蛎、海藻、昆布等，因痰热易阻经络、肌腠而发为瘰疬、痰核。

**代表方**　温胆汤、清气化痰丸、消瘰丸。

## 温胆汤《三因极一病证方论》

【组成】半夏汤洗七次　竹茹　枳实麸炒，去瓤，各二两（各60g）　陈皮三两（90g）甘草炙，一两（30g）　茯苓一两半（45g）

【用法】上锉为散。每服四大钱（12g），水一盏半，加生姜五片，枣一枚，煎七分，去滓，食前服。

【功效】理气化痰，清胆和胃。

【主治】胆胃不和，痰热内扰证。胆怯易惊，心烦不眠，口苦，呕恶呃逆，或惊悸，或癫痫，苔白腻微黄，脉滑略数或弦滑。

【方解】胆属木而主升发，失其常则木郁不达，疏泄不利，胃气因之不和而生痰，痰气互阻，郁而化热，遂成胆胃不和，痰热内扰之证。痰热上扰心神，则心烦不眠、惊悸不宁；蒙蔽清窍，则眩晕，甚至发为癫痫；痰热中阻，胃失和降，则呕吐、呃逆、口苦；舌苔腻而黄，脉象滑数为痰热之象。治宜化痰理气，清胆和胃。方中竹茹清热化痰，清胆和胃，为君药。半夏燥湿化痰，和胃降逆；陈皮、枳实行气消痰，和胃降逆，同为臣药。茯苓健脾渗湿，宁心安神；生姜、大枣益脾和胃，且生姜兼制半夏毒性，均为佐药。炙甘草和中调药，为使药。诸药合用，可使痰热得清，胆胃得和，诸症可解。

温胆汤最早见于《外台秘要》引《集验方》。方中生姜四两，半夏二两，橘皮三两，竹茹二两，枳实二枚，甘草一两。治"大病后，虚烦不得眠，此胆寒故也"。全方药性以温为主，后世多以此化裁。其中，《三因极一病证方论》之温胆汤为后世所喜用，其在原方基础上加茯苓一两半，大枣一枚，生姜由四两减为五片，则全方温性减而凉性增，然仍沿用"温胆"之名。

配伍特点：痰热共治，气津兼顾，胆胃并调，相得益彰。

【运用】

1. 辨证要点 本方为治胆胃不和，痰热内扰，热邪较轻之证的常用方。以呕恶，口苦，心烦不眠，苔腻而微黄，脉弦滑为辨证要点。

2. 新药研制提要 可据痰与热之程度及病症侧重加味，以构成证症契合之剂。新药研发时，若为热邪偏重而设，加黄芩、黄连以助清热；为痰浊较重而设，加南星、石菖蒲以协祛痰；兼治失眠惊悸者，加远志、五味子、生龙骨、琥珀安神镇惊；兼治眩晕者，加代赭石、天麻、钩藤平肝息风。

3. 现代应用 常用于神经官能症、癫痫、早期精神分裂症、急性或慢性胃炎、溃疡病、慢性肝炎、慢性支气管炎、耳源性眩晕、冠心病等证属于痰热内扰者。

4. 制剂研发 研制的新剂型有片剂、丸剂、颗粒剂。

5. 使用注意 凡心脾两虚，气血不足之失眠心悸，以及胃寒呕吐均不宜用。

【现代研究】药理研究 ①镇静、抗惊厥：本方具有与地西泮相似的镇静催眠作用，且作用缓和，其机制与降低皮层多巴胺的含量，并且同时升高皮层及海马组织 4 - 二羟基苯乙酸的含量有关。②调节脂代谢：通过调节肝脏低密度脂蛋白受体转录水平，预防脂质代谢紊乱。③止呕：可对抗顺铂等化疗药物引起的胃肠平滑肌兴奋致吐的作用。此外，本方还有双向调节血压、抗应激性溃疡及预防心肌缺血等作用。

【不良反应】临床使用有致消化道反应的报道。

【研制方举例】安神温胆丸 组成：制半夏、竹茹、枳实、陈皮、茯苓、酸枣仁、远志、五味子、熟地黄、人参、朱砂、甘草。功效：安神定志，和胃化痰。主治：心胆气虚，痰热内扰之心胆虚怯，触事易惊，惊悸不安，心烦不寐。

按：安神温胆丸由温胆汤加味组成。该方主治诸症系心胆气虚，痰热内扰引起，故以人参、熟地黄、枣仁、五味子补气养血，益心安神以治其虚；温胆汤合朱砂、远志清热化痰，镇惊安神以泻其实。诸药合用，为补泻同施，标本兼治之剂。

## 清气化痰丸《医方考》

【组成】陈皮去白　杏仁去皮尖　枳实麸炒　黄芩酒炒　瓜蒌仁去油　茯苓各一两（各30g）胆南星　制半夏各一两半（各45g）

【用法】姜汁为丸。每服二至三钱（6g~9g），温开水送下。

【功效】清热化痰，理气止咳。

【主治】痰热咳嗽。咳嗽气喘，咯痰黄稠，胸膈痞闷，甚则气急呕恶，烦躁不宁，舌质红，苔黄腻，脉滑数。

【方解】本方证因痰阻气滞，气郁化火，痰热互结所致。痰热蕴肺，宣肃失常，则咳嗽痰黄，黏稠难咳；痰热内结，气机阻滞，则胸膈痞满；痰热扰神，则烦躁。治宜清热化痰，理气止咳。方中南星，功善清热化痰，为君药。瓜蒌仁清热化痰；半夏燥湿化痰，降逆止呕；黄芩清泻肺火，共助君药清肺化痰结之力，为臣药。陈皮、枳实行气消痰，和胃降逆；脾为生痰之源，肺为储痰之器，故用茯苓渗湿健脾、杏仁降利肺气，同为佐药。姜汁为丸，既助祛痰降逆之力，又制半夏之毒。

配伍特点：清热与化痰并重，清化之中佐以理气、肃肺之品，使热清火降，气顺痰消。

【运用】

1. **辨证要点**　本方为治痰热咳嗽的常用方。以咳嗽痰黄，黏稠量多，胸闷，舌质红，苔黄腻，脉滑数为辨证要点。

2. **新药研制提要**　可据证加味组方。新药研制时，如针对肺热较盛者，加桑白皮、石膏、鱼腥草以清泻肺热；针对肺热兼腑实之大便秘结者，加大黄以泻热通便；针对痰热盛而伤阴者，加天花粉、麦冬清热生津；针对咳喘甚者，加麻黄、苏子宣肺降气，止咳平喘。

3. **现代应用**　常用于支气管炎、肺炎、支气管扩张、肺气肿合并感染等证属痰热蕴肺者。

4. **制剂研发**　研制的新剂型有浓缩丸剂。

5. **使用注意**　寒痰、湿痰不宜使用本方。

【附方】

| 方名 | 组成 | 功效 | 主治 |
|---|---|---|---|
| 清肺化痰丸（OTC 中成药） | 清气化痰丸加麻黄、桔梗、苏子、川贝母、莱菔子、款冬花、甘草 | 降气化痰止咳平喘 | 肺热咳嗽，痰多气喘，痰涎壅盛，肺气不畅 |
| 清肺抑火丸（OTC 中成药） | 黄芩、栀子、知母、浙贝母、黄柏、苦参、天花粉、桔梗、大黄、前胡 | 清肺止嗽化痰通便 | 痰热阻肺证。咳嗽，痰黄稠黏；口干咽痛，大便干燥 |

【研制方举例】橘红止咳口服液　组成：化橘红、陈皮、法半夏、茯苓、款冬花、甘草、瓜蒌皮、紫菀、麦冬、知母、桔梗、地黄、石膏、苦杏仁、紫苏子。功效：化痰止咳，清肺利气。主治：痰热阻肺之咳嗽痰多，胸满气短，咽干喉痒。

按：橘红止咳口服液宗清气化痰丸之法而组成。该方主治痰热阻肺，兼阴伤之咳嗽。故以二陈汤合化橘红、瓜蒌皮、石膏、知母清热化痰，理气宽胸；杏仁、苏子、桔梗、冬花、紫菀宣降肺气，祛痰止咳；麦冬、地黄养阴生津，顾及痰热伤阴之患。诸药合用，为一首清化结合，痰气并治，邪正兼顾之研制方。

## 消瘰丸《医学心悟》

【组成】玄参蒸　生牡蛎煅，醋研　贝母去心，蒸，各四两（120g）

【用法】共为细末，炼蜜为丸，每服三钱（9g），开水送下，日二服。

【功效】清热化痰，软坚散结。

【主治】痰火郁结之瘰疬。颈项、腋下结块，或形如串珠，日久不愈，舌红咽干，脉弦滑或弦细数。

【方解】本方主治瘰疬，多因肝气郁结，肝郁化火，灼津为痰，痰火互结，聚于颈项、腋下所致。舌红，咽干，脉弦滑或弦细数是痰火兼阴伤之征。法当清热化痰，软坚散结为主，佐以养阴。方中贝母苦寒，清热化痰，开郁散结，为治痰火瘰疬之要药，用为君药。玄参咸寒质润，既泻火解毒，又软坚散结，且兼滋阴；牡蛎咸平微寒，化痰软坚以散结，共为臣药。三药合用，清热化痰治其本，软坚散结治其标，标本同治，能使热清痰化，瘰疬自消，故名"消瘰"。

【运用】

1. 辨证要点　本方为治痰火郁结之瘰疬的基础方。以颈项结块，或呈串珠，咽干舌红，脉弦滑为辨证要点。

2. 新药研制提要　本方是消瘰散结的基础方。瘰疬形成，除与痰火郁结有关外，尚涉及气血运行不利。故新药研制时，可酌加清热之蒲公英、连翘、金银花，化痰软坚之半夏、海藻、昆布，行气之陈皮、青皮，活血之川芎、莪术、三棱等，使其配伍更趋全面。

3. 现代应用　常用于单纯性淋巴结炎、淋巴结结核、单纯性甲状腺肿大、乳腺增生等证属痰火郁结者。

4. 制剂研发　研制的新剂型有颗粒剂、胶囊剂。

5. 使用注意　阴疽流注者不宜使用本方。

【附方】

| 方名 | 组成 | 功效 | 主治 |
|---|---|---|---|
| 海藻玉壶汤<br>（《医宗金鉴》） | 海藻、贝母、昆布、海带、半夏、青皮、陈皮、川芎、当归、连翘、独活、甘草节 | 化痰软坚<br>消散瘿瘤 | 气滞痰凝证。石瘿，坚硬如石，推之不移，皮色不变 |
| 乳康片<br>（OTC 中成药） | 消瘰丸加乳香、没药、莪术、三棱、丹参、鸡内金、黄芪、白术、瓜蒌、海藻、天冬、夏枯草 | 疏肝活血<br>化痰软坚<br>补气健脾 | 肝郁气滞，痰瘀互结之乳腺增生。乳房肿痛，扪及肿块质硬，舌黯边有瘀点 |

【现代研究】药理研究　①调节免疫功能：本方可改善微循环，增进新陈代谢，增强网状内皮系统的吞噬功能和其他免疫功能，不仅对局部增生有效，而且能够提高整个机体的抵抗力和适应性。②分化调节作用：具有调节或改善细胞分化、抑制纤维母细胞生长、组织增生和抗癌作用，故对不同程度的增生均有直接抑制作用。

## 13.3　润燥化痰

**适应证**　适用于燥痰证。症见咳嗽，甚或呛咳，咯痰不爽，或痰黏成块，或痰中带血，胸闷胸痛，咽喉干燥，舌干少津，苔干脉涩等。

**组方思路**　本类方剂主要由以下三方面的药物构成：①润肺化痰药，如川贝母、瓜蒌等。燥痰多因由燥热袭肺，灼津成痰而致。故治疗不宜用温燥之品，否则更伤肺津；亦不宜用滋腻之药，以免胶腻滞痰；惟遣用清润祛痰之品，始为契合。②生津润燥药，如天花粉、麦冬等。燥痰黏滞难咯，配伍凉润之品以助润燥之力，"增水行舟"，使肺燥得润而痰自化，清肃有权而咳逆自止。③兼顾痰证病变特点药，如理气药、健脾祛湿药、宣降肺气药等，乃祛痰剂配伍之通则。

**代表方**　贝母瓜蒌散。

## 贝母瓜蒌散《医学心悟》

【组成】贝母一钱五分（4.5g）　瓜蒌一钱（3g）　花粉　茯苓　橘红　桔梗各八分（各2.5g）

【用法】水煎服。

【功效】润肺清热，化痰理气。

【主治】燥痰咳嗽。咳嗽少痰，涩而难出，咽喉干燥涩痛，甚则咳呛气急，声嘶，舌质红，苔白或黄而干，脉数。

【方解】燥痰阻肺，痰阻气道，肺失清肃，则咳痰不利、痰黏、涩而难出，甚咳呛气急；燥热伤津，肺系干涩，则咽喉干燥涩痛；舌质红，苔干，脉数均为肺有燥热之象。治当润肺清热，化痰理气。方中君以贝母清热润肺，化痰止咳。臣以瓜蒌清化热痰，润燥止咳，并利气宽胸，与贝母相须为用，是为润肺清热化痰的常用组合；天花粉清热生津，协贝母润肺之力。橘红理气化痰；茯苓健脾渗湿；桔梗宣利肺气，化痰止咳，均为佐药。合而成方，则肺得清润而燥痰自化，宣降有权而咳逆自平。

配伍特点：清润宣化并用，肺脾同调，而以润肺化痰为主，且润肺而不滞痰，化痰而不伤津。

【运用】

1. 辨证要点　本方为治燥痰咳嗽的常用方。以咯痰难出，咽喉干燥，苔干少津为辨证要点。

2. 新药研制提要　本方清热润燥与止咳平喘之功略逊，新药研发时，可酌加玄参、知母、芦根及桑白皮、杏仁以助润燥止咳之力。此外，燥痰咳嗽易并见痰中带血，可去橘红，加沙参、白茅根、仙鹤草以滋阴凉血止血。

3. 现代应用　常用于急性或慢性支气管炎、肺炎、肺结核等证属燥痰者。

4. 制剂研发　研制的新剂型有丸剂、合剂、颗粒剂、胶囊剂。

5. 使用注意　肺肾阴虚，虚火上炎之咳嗽及湿痰咳嗽者，慎用本方。

【附方】

| 方名 | 组成 | 功效 | 主治 |
|---|---|---|---|
| 二母宁嗽丸（OTC 中成药） | 贝母、知母、石膏、栀子、黄芩、桑白皮、瓜蒌子、茯苓、陈皮、枳实、五味子、甘草 | 清肺润燥化痰止咳 | 燥热蕴肺证。痰黄而黏不易咳出，胸闷气促，久咳不止，声哑喉痛 |
| 小儿止咳糖浆（OTC 中成药） | 贝母瓜蒌散去茯苓、橘红，加玄参、麦冬、胆南星、杏仁水、槟榔、竹茹、桑白皮、甘草、紫苏子、知母、紫苏叶油 | 润肺清热止嗽化痰 | 肺热阴伤证。发热，咳嗽黄痰，口干舌燥，腹满便秘，久嗽痰盛 |

【现代研究】**药理研究** ①镇咳平喘：通过抑制咳嗽中枢兼可松弛支气管平滑肌而缓解咳喘症状，改善通气状况。②祛痰：具有增加气管腺体组织分泌，裂解痰液黏蛋白，使痰液黏度下降而利于痰液排出。③抗菌：本方对金黄色葡萄球菌、溶血性链球菌、肺炎球菌等多种菌属均有明显抑制作用。

【研制方举例】**念慈庵蜜炼川贝枇杷膏**　组成：川贝母、枇杷叶、南沙参、茯苓、化橘红、桔梗、法半夏、五味子、瓜蒌子、款冬花、远志、苦杏仁、生姜、甘草、杏仁水、薄荷脑。功效：润肺清热，化痰止咳。主治：肺燥咳嗽。症见干咳，咽喉疼痛，鼻唇干燥，痰黏而不易咳出。

按：蜜炼川贝枇杷膏由贝母瓜蒌散加减而成。该方主治肺燥咳嗽，故以贝母瓜蒌散（去天花粉）合薄荷、南沙参以协清燥润肺之力；合冬花、枇杷叶、杏仁、半夏、甘草以助宣降肺气，化痰止咳之功；远志、生姜燥湿运脾以消痰；五味子敛肺止咳，并防辛散药物耗散肺气。诸药合用，为润燥相济，宣降结合，散收并用，标本同治之研制方。

## 13.4　温化寒痰

**适应证**　适用于寒痰证。咳嗽痰多，痰质清稀，胸闷喘促，口淡，舌苔白滑，脉沉兼滑或弦滑。

**组方思路**　本类方剂常由以下三方面的药物构成：①温化寒痰或寒饮药，如白芥子、苏子、细辛、干姜、半夏之类。痰之与饮异名同类，稠浊者为痰，清稀者为饮。一般而言，阳气亏虚，不能温化水湿，易聚湿为饮。②温里祛寒药，如干姜、附子、桂枝之类，以振奋阳气，温运水湿，消除寒痰、寒饮形成之根本原因。③兼顾痰证病变特点药，如理气药、健脾祛湿药、宣降肺气药等。

**代表方**　苓甘五味姜辛汤、三子养亲汤。

### 苓甘五味姜辛汤《金匮要略》

【组成】茯苓四两（12g）　甘草三两（9g）　干姜三两（9g）　细辛三两（6g）　五味子半升（6g）

【用法】上五味，以水八升，煮取三升，去滓，温服半升，日三服。

【功效】温肺化饮。

【主治】寒饮咳嗽。咳痰量多，清稀色白，或喜唾涎沫，胸满不舒，舌苔白滑，脉弦滑。

【方解】本方所治之寒饮，或因脾阳不足，脾不运湿，聚湿为饮；或肺气虚寒，肺不布津，津凝为饮。寒饮停肺，肺失宣降，则咳嗽痰多、清稀色白易唾；饮阻气机，则胸膈痞满；舌苔白滑，脉弦滑为寒饮之象。治宜温肺化饮。方中干姜既温肺祛寒以化饮，又温运脾阳以化湿，标本兼顾，为君药。细辛合干姜则散寒化饮之力著；茯苓合干姜，则温补脾阳，运湿渗湿之功彰，二者同为臣药。佐以五味子敛肺止咳，与干姜、细辛相伍，一温一散一敛，使散不伤正，敛不留邪，为仲景温肺化饮的常用组合。甘草和中调药，为使药。五药合用，使寒饮得去，宣降复常，则喘咳自平。

配伍特点：温散并行，开合相济；肺脾同治，标本兼顾。

【运用】

1. 辨证要点　本方为治寒饮咳嗽的常用方。以咳嗽痰多，质稀色白，舌苔白滑，脉象弦滑为辨证要点。

2. 新药研制提要　本方偏重于治本，新药研制时，若咳喘痰多甚者，可酌加杏仁、苏子、半夏、厚朴、陈皮、款冬花等降肺气，化痰饮，畅气机，止咳喘。

3. 现代应用　常用于慢性支气管炎、支气管哮喘、肺气肿、肺源性心脏病、慢性心功能不全等证属寒饮者。

4. 制剂研发　研制的新剂型有丸剂、冲剂、颗粒剂。

5. 使用注意　凡肺热、肺燥、阴虚及湿热咳喘者，均不宜使用本方。

## 三子养亲汤《皆效方》，录自《杂病广要》

【组成】紫苏子 (3g)　　白芥子 (3g)　　莱菔子 (3g)（原书未著剂量）

【用法】上药各洗净，微炒，击碎。看何证多，则以所主者为君，余次之。每剂不过三钱 (9g)，用生绢小袋盛之，煮作汤饮，代茶水啜用，不宜煎熬太过。

【功效】温肺化痰，降气消食。

【主治】寒痰食滞，肺气上逆证。咳嗽气喘，痰多胸痞，食少难消，舌苔白腻，脉滑。

【方解】本方原为“高年咳嗽，气逆痰痞”而设。年高脾阳不振，纳运无权，每致停食生痰，寒痰壅肺，肺失宣降，气机不畅，故见咳嗽气喘、痰多色白、胸痞、食少难消等症。治宜温肺化痰，降气消食。方中白芥子温肺化痰，利气宽胸；苏子降气化痰，止咳平喘；莱菔子消食导滞，行气祛痰。三药性温，皆可治寒痰，合用使痰消食化，气顺而咳喘平复。

配伍特点：化痰、理气、消食三法并用，重在祛痰。

【运用】

1. 辨证要点　本方为治疗寒痰食滞，肺气上逆证的常用方。以咳嗽痰多，食少胸痞，舌苔白腻，脉滑为辨证要点。

2. 新药研制提要　此方偏于治标，研发新药时，既可视痰壅、气逆、食滞三者之孰重孰轻配伍，亦可据邪正偏盛加味。如治痰多者，重用白芥子，加半夏、紫菀以增化痰之力；治气逆而胸闷喘咳甚者，重用苏子，加厚朴、杏仁、地龙以助降气止咳平喘之功；治食积而食少难消明显者，重用莱菔子，加神曲、麦芽以协和胃消食之力；若兼治脾虚明显者，或合四君子汤以益脾，或合理中丸以温中。

3. 现代应用　本方常用于慢性阻塞性肺疾病、支气管哮喘、肺心病等证属寒痰壅盛，肺气不利，兼食积者。

4. 制剂研发　研发的新剂型有冲剂、颗粒剂、胶囊剂。

5. 使用注意　本方性偏辛散温燥，易伤正气，不宜久服；气虚久咳及阴虚、肺热咳喘，均不宜选用。原书用法颇为考究，一则要求“微炒”，以防止辛散耗气，减少对咽喉的不良刺激；二则要求"击碎"，以利于有效成分煎出；三则每剂不过三钱，布包微煎，代茶频服，可使药力缓行。

【现代研究】药理研究 ①平喘、止咳、祛痰：可显著延长咳嗽潜伏期，明显增加酚红排泄量，而其平喘作用机制可能与提高血浆环磷酸腺苷/环磷酸鸟苷比值有关。拆方研究显示，全方平喘作用优于各单味药。②降低肺动脉高压：能明显降低家兔急性缺氧性肺动脉高压，其中以莱菔子降压效果最佳，白芥子次之。三药合用，能明显增强降压幅度与延长降压时间。

【研制方举要】痰饮丸 组成：干姜、制附子、肉桂、苍术、白术、炙甘草、白芥子、紫苏子、莱菔子。功效：温补脾肾，化痰平喘。主治：痰饮咳喘。症见咳嗽气喘，咯吐白痰，畏寒肢冷，腰酸背冷，腹胀食少。

按：痰饮丸由桂附理中丸合三子养亲汤加减组成。该方主治脾肾阳虚，寒饮阻肺之证。故以三子养亲汤合苍术燥湿化饮，降气消食，止咳平喘以治标；以桂附理中丸（去人参）温肾暖脾以治寒痰产生之本。诸药合用，为一首标本兼顾，肺脾肾三脏同治的研制方。

## 13.5 治风化痰

**适应证** 适用于风痰证。风痰为病有内外之别，外风夹痰证以咳嗽咽痒、痰多，伴有恶寒发热等为特征；内风夹痰证以眩晕，头痛，苔白腻等为特征。

**组方思路** 本类方剂常由以下三方面的药物构成：①化痰药，如半夏、南星、白前等。②治风药，兼外感风邪者，配荆芥、苏叶等以疏风解表；兼肝风内动者，伍天麻、钩藤、全蝎、僵蚕等以平息肝风。③兼顾痰证病变特点药，如理气、健脾、宣降肺气等类药。

**代表方** 止嗽散、半夏白术天麻汤。

### 止嗽散《医学心悟》

【组成】桔梗炒 荆芥 紫菀蒸 百部蒸 白前蒸,各二斤（各1000g） 甘草炒,十二两（360g） 陈皮水洗,去白,一斤（500g）

【用法】上为末。每服三钱（9g），食后、临卧开水调下；初感风寒，生姜汤调下。

【功效】宣利肺气，疏风止咳。

【主治】风邪犯肺证。咳嗽咽痒，咯痰不爽，或微有恶风发热，舌苔薄白，脉浮缓。

【方解】本方为治外感咳嗽，经服解表宣肺药后而咳仍不止者而设。风邪犯肺，肺失清肃，虽经发散，但因解表不彻而其邪未尽，故仍见咽痒咳嗽，此时外邪十去八九，故微有恶风发热。治宜宣利肺气，疏风止咳。方中紫菀、百部为君，止咳化痰，对于新久咳嗽皆能使用。桔梗善于开宣肺气，白前长于降气化痰，二药合用，一宣一降，以复肺气宣肃之常，是宣降肺气之基本结构，共为臣药。荆芥疏风解表，陈皮理气化痰，均为佐药。甘草调和诸药，合桔梗以利咽止咳，兼为佐使之药。

配伍特点：温而不燥，润而不腻，散寒不助热，解表不伤正。

【运用】

1. 辨证要点　本方为治表邪未尽，肺气失宣而致咳嗽的常用方。以咳嗽咽痒，微恶风发热，苔薄白为辨证要点。

2. 新药研制提要　本方长于宣肺止咳以治标，风寒、风热均可致肺气失宣而咳，研发新药宜据病因之异加味，以标本同治。如属风寒者，加防风、苏叶以散寒解表；属风热者，加薄荷、桑叶以疏散风热。

3. 现代应用　常用于上呼吸道感染、支气管炎、百日咳等证属表邪未尽，肺气失宣者。

4. 使用注意　外感初起以表证为主者，不宜使用本方。

【附方】

| 方名 | 组成 | 功效 | 主治 |
|---|---|---|---|
| 复方川贝精片（OTC中成药） | 麻黄浸膏、川贝母、陈皮、桔梗、五味子、甘草浸膏、法半夏、远志 | 宣肺化痰止咳平喘 | 风寒咳嗽，气喘，胸闷，痰多 |
| 止咳宁嗽胶囊（OTC中成药） | 止嗽散去甘草，加防风、炙麻黄、苦杏仁、款冬花、前胡 | 疏风散寒镇咳祛痰 | 风寒咳嗽，呕吐，咽喉肿痛 |
| 止咳枇杷冲剂（OTC中成药） | 枇杷叶、桑白皮、白前、百部、桔梗、薄荷脑 | 清肺，止咳，化痰 | 痰热阻肺之咳嗽痰多，痰黄 |

【研制方举例】川贝枇杷露　组成：百部、薄荷脑、川贝母、桔梗、枇杷叶、前胡、桑白皮。功效：止嗽祛痰。主治：风热咳嗽，痰多上气。

按：川贝枇杷露师止嗽散之法而制。该方治风热咳嗽，故以川贝母、桑白皮、枇杷叶、前胡、百部、桔梗宣降肺气，化痰止咳，兼清肺热；薄荷、前胡疏散风热。诸药相伍，为止咳化痰与疏散风热并举之剂。

## 半夏白术天麻汤《医学心悟》

【组成】半夏一钱五分（4.5g）　天麻　茯苓　橘红各一钱（各3g）　白术三钱（9g）甘草五分（1.5g）

【用法】生姜一片，大枣二枚，水煎服。

【功效】化痰息风，健脾祛湿。

【主治】风痰上扰证。症见眩晕头痛，胸膈痞满，痰多呕恶，舌苔白腻，脉弦滑。

【方解】本方所治的眩晕、头痛乃因脾虚生痰，湿痰壅遏，引动肝风，风痰上扰清空而致。痰湿内阻，气机郁滞，则胸膈痞闷；痰湿中阻，胃失和降，则恶心呕吐；舌苔白腻，脉弦滑亦为痰湿夹肝风之征象。是证脾虚生痰，肝风内动。治宜化痰息风，健脾祛湿。方中半夏功善燥湿化痰，且能降逆止呕；天麻擅长平肝息风而止眩晕。两药相配，化痰息风而止眩之力尤强，共为君药。臣以白术、茯苓健脾祛湿，以治生痰之源。佐以橘红理气燥湿，和胃降逆，俾气顺则痰消。使以甘草和中而调和诸药。煎加姜、枣以调和脾胃，生姜兼制半夏之毒。诸药相合，风息痰消，眩晕自愈。

配伍特点：风痰并治，肝脾同调，标本兼顾，但以化痰息风治标为主。

【运用】

1. 辨证要点　本方为治风痰上扰证的常用方。以眩晕，胸闷，苔白腻，脉弦滑为辨证要点。

2. 新药研制提要　本方息风祛痰之功平和，研发新药时，若为眩晕较甚者而设，可加僵蚕、胆南星、泽泻以加强平肝息风，利湿化痰之效。

3. 现代应用　常用于神经衰弱、耳源性眩晕、原发性高血压病、脑动脉硬化症等证属风痰上扰者。

4. 制剂研发　研制的新剂型有丸剂、颗粒剂、片剂。

5. 使用注意　阴虚肝亢、气血不足之眩晕头痛者，不宜使用本方。

【附方】

| 方名 | 组成 | 功效 | 主治 |
|---|---|---|---|
| 半夏天麻丸<br>（OTC 中成药） | 半夏白术天麻汤去甘草，加黄芪、人参、神曲、麦芽、黄柏、苍术、泽泻 | 健脾祛湿<br>化痰息风 | 脾虚痰盛，风痰上扰证。头晕目眩，胸脘痞闷，恶心食少，脉虚 |
| 眩晕宁片<br>（OTC 中成药） | 半夏、茯苓、陈皮、白术、泽泻、甘草、菊花、牛膝、女贞子、旱莲草 | 健脾利湿<br>滋肾平肝 | 痰湿中阻，肝肾不足证。头晕，头痛，呕恶，耳鸣，失眠，胸闷 |

【现代研究】药理研究　①降血压：能明显改善痰湿壅盛型高血压病患者的症状，减轻体重、调节血脂水平，并能改善盐敏感性，促进血压的稳定降低。②降血糖：本方可明显改善胰岛素抵抗而具降糖作用。③降血脂：能降低低密度脂蛋白、胆固醇和甘油三酯含量。此外，尚有镇静、抗惊厥及改善血液流变学作用。

【研制方举例】定眩丸　组成：生地黄、牡丹皮、山药、茯苓、山茱萸、当归、珍珠母、钩藤、菊花、川芎、地龙、天麻、半夏、酸枣仁、栀子、僵蚕、甘草、胆南星。功效：滋补肝肾，清热化痰。主治：肝肾不足，痰热夹肝风上扰之头目眩晕、耳鸣耳聋、痰多胸闷等症。

按：定眩丸系六味地黄丸与半夏白术天麻汤合方加减而成。该方主治肝肾不足，肝风痰热上扰之眩晕，故以六味地黄丸补益肝肾；半夏、栀子、胆南星清热化痰；珍珠母、钩藤、菊花、地龙平肝息风；酸枣仁宁心安神。风痰阻络，可致血行不畅，则配以当归、川芎活血通络，寓"治风先治血，血行风自灭"之意。诸药合用，补泻同施，标本兼治。

## 思考题

1. 祛痰剂为何常配伍理气药、健脾渗湿药及宣降肺气药？

2. 为什么说二陈汤可治各种痰证？

3. 清气化痰丸的辨证要点及配伍特点是什么？

4. 贝母瓜蒌散和二陈汤均治咳嗽，其病机、治法、主治证有何区别？

5. 三子养亲汤用法中，三子"微炒，击碎"的意义何在？

6. 半夏白术天麻汤由何方加减而成？主治何证？其配伍有何特点？

7. 从祛痰剂的新药研制提要及研制方举例中，你可以得到哪些启示？

# 14　消食剂

凡以消食药为主组成，具有消食化积，健脾和胃等作用，治疗食积证的方剂，称为消食剂。属于"八法"中的"消法"。

消法应用范围比较广泛。《医学心悟》谓："消者，去其壅也。脏腑、经络、肌肉之间，本无此物，而忽有之，必为消散，乃得其平。"因此，凡由气、血、痰、湿、食、虫等壅滞而成的积滞痞块，均可用之。本章主要论述食积内停的治法与方剂。其他可分别参阅理气、活血、祛湿、祛痰等章节。

食积证的形成多因饮食不节，暴饮暴食所致；亦有因脾胃虚弱，饮食难消而成。故本章方剂分为消食化滞和健脾消食两类。

使用消食剂应注意以下两点：一是辨清证之兼夹，病之缓急。食积内停多兼气血郁滞、痰湿凝聚，亦常有寒热错杂、虚实夹杂等证，因此，须随证变化灵活配伍。二是消导剂作用虽较和缓，但仍属攻削克伐之品，不宜长期使用，以免耗损正气，对纯虚无实之证应禁用。

## 14.1　消食化滞

**适应证**　适用于饮食停积证。症见胸脘痞闷，嗳腐吞酸，恶食呕逆，腹痛泄泻等。

**组方思路**　本类方剂常由以下三类药物构成：①消食药：如神曲、麦芽、莱菔子、山楂等，以消化已停之食积。②兼顾食积继发病变药，如理气之陈皮、木香、枳实等针对食积内停，常阻滞气机；祛湿之半夏、茯苓、泽泻等针对食滞脾胃，运化失常，每致湿浊内生；清热之连翘、黄连等针对食积日久，易于化热。③泻下药，如大黄、牵牛子等，主要用于食积重证，用泻下药以导积下行。

**代表方**　保和丸、枳实导滞丸。

### 保和丸《丹溪心法》

【组成】山楂六两（180g）　神曲二两（60g）　半夏　茯苓各三两（各90g）　陈皮　连翘　莱菔子各一两（各30g）

【用法】上为末，炊饼为丸，如梧桐子大，每服七八十丸（6～9g），食远白汤下。

【功效】消食和胃。

【主治】食滞胃脘证。脘腹痞满胀痛，嗳腐吞酸，恶食呕逆，或大便泄泻，舌苔厚腻，脉滑。

【方解】本方证因饮食不节，暴饮暴食所致。《素问·痹论》云："饮食自倍，肠胃乃伤。"若饮食过度，食积内停，气机不畅，则脘腹痞满胀痛；脾胃升降失职，浊阴不降，清气不升，则嗳腐吞酸、恶食呕逆、大便泄泻等。治宜消食化滞，理气和胃。方中重用山楂为君，消一切饮食积滞，长于消肉食油腻之积。神曲消食和胃，长于化酒食陈腐之积；莱菔子下气消食除胀，长于消谷面之积，同用为臣。半夏、陈皮理气燥湿，和胃止呕；茯苓健脾利湿，和中止泻；连翘清热散结，共为佐药。炊饼为丸，寓于麦芽之意，以助消食化积。诸药配伍，使食积得化，胃气得和，热清湿去，诸症自除。

配伍特点：消食、理气、祛湿、清热并举，但以消食为主。

【运用】

1. 辨证要点　本方为治食滞胃脘证的常用方。以脘腹痞满胀痛，嗳腐吞酸，恶食呕逆，苔厚腻，脉滑为辨证要点。

2. 新药研制提要　食积最易阻滞气机，本方行气之力平和，故新药研制时，宜加行气之厚朴、枳实以增强消导行滞之功。此外，亦可加白术、山药等以健脾助运。

3. 现代应用　常用于消化不良、慢性胃炎、急性胃肠炎、腹泻等证属食滞胃脘者。

4. 制剂研发　研发的新剂型主要有丸（水泛丸、浓缩丸）剂、冲剂、片剂等。

【附方】

| 方名 | 组成 | 功效 | 主治 |
|---|---|---|---|
| 开胃山楂丸（OTC 中成药） | 山楂、六神曲、槟榔、山药、白扁豆、鸡内金、枳壳、麦芽、砂仁 | 健脾胃助消化 | 饮食积滞证。脘腹胀满，食后疼痛，消化不良 |
| 沉香化气丸（OTC 中成药） | 沉香、木香、广藿香、香附、砂仁、陈皮、莪术、六神曲、麦芽、甘草 | 理气疏肝消积和胃 | 肝胃气滞，兼食积证。脘腹胀痛，胸膈痞满，不思饮食，嗳气泛酸 |

【现代研究】药理研究　①助消化：可提高胃蛋白酶活性，增加胰液分泌，提高胰蛋白酶的浓度和分泌量。②调节胃肠功能：促进胃排空和小肠推进作用。③利胆：可促进胆汁分泌及排泄。此外，本方尚有保护胃黏膜、制酸、止呕等作用。

【研制方举例】加味保和丸　组成：陈皮、白术、枳壳、枳实、厚朴、六神曲、麦芽、山楂、香附、茯苓、法半夏。功效：健胃理气，消食和中。主治：食积气滞之饮食不消，胸膈满闷，嗳气呕恶。

按：加味保和丸系保和丸去连翘，加枳实等而成。该方主治食积而气滞较重者，故以保和丸消食和胃；加枳实、枳壳、香附、厚朴以助行气除满之功；白术健脾燥湿，以助脾之运化功能。


## 枳实导滞丸《内外伤辨惑论》

【组成】大黄一两（30g）　枳实麸炒　神曲炒，各五钱（各15g）　茯苓　黄芩　黄连　白术各三钱（各9g）　泽泻二钱（6g）

【用法】上为细末，汤浸蒸饼为丸，如梧桐子大，每服五十至七十丸（6~9g），温开水送下。食远，量虚实加减服之。

【功用】消导化积，清热利湿。

【主治】湿热食积证。脘腹胀痛，泄泻，或大便秘结，小便短赤，舌苔黄腻，脉沉有力。

【方解】本方证因湿热食滞，内阻胃肠所致。湿热饮食积滞内停，气机壅塞，故脘腹胀满疼痛；食积不消，湿热不化，大肠传导失常，故大便泄泻；腑气不畅，则为大便秘结。治宜消积导滞，清热利湿。方中君以大黄攻积泻热，使积热从大便而下。臣以枳实行气消积，除脘腹之胀满。佐以黄连、黄芩清热燥湿；茯苓、泽泻渗湿止泻；白术健脾燥湿，使攻积而不伤正；神曲消食化滞，使食消则脾胃和。诸药相伍，积去食消，湿去热清，诸症自解。

【运用】

1. 辨证要点：本方为治湿热食积，内阻胃肠证的常用方。以脘腹胀满，大便失常，苔黄腻，脉沉有力为辨证要点。

2. 新药研制提要　本方虽属消导之剂，但行气之功不强。新药研制时，若针对积滞重证而脘腹痞满胀痛甚者，可加木香、槟榔等以助理气导滞之功。

3. 现代应用　常用于胃肠功能紊乱、慢性痢疾等证属湿热积滞者。

4. 使用注意　泄泻无积滞及孕妇均不宜使用。

【附方】

| 方名 | 组成 | 功效 | 主治 |
|---|---|---|---|
| 槟榔四消丸（OTC 中成药） | 槟榔、大黄、牵牛子、猪牙皂、香附、五灵脂 | 消食导滞行气泻水 | 食积痰饮证。消化不良，脘腹胀满，嗳气吞酸，大便秘结 |
| 小儿化食口服液（OTC 中成药） | 山楂、神曲、麦芽、槟榔、三棱、大黄、莪术、牵牛子 | 消食化滞泻火通便 | 胃热停食证。肚腹胀满，恶心呕吐，烦躁，口渴，大便干燥 |

# 14.2　健脾消食

**适应证**　适用于脾胃气虚，食积内停之证。症见脘腹痞满，不思饮食，面黄体瘦，倦怠乏力，大便溏薄等。

**组方思路**　本类方剂在消食化滞剂配伍的基础上，针对脾胃气虚，增入益气健脾之品，如人参、白术、茯苓、山药等，以构成消补并行之剂。

**代表方**　健脾丸、葛花解醒汤。

## 健脾丸《证治准绳》

【组成】白术白者，炒，二两半（75g）　木香另研　黄连酒炒　甘草各七钱半（各22g）　白茯苓去皮，二两（60g）　人参一两五钱（45g）　神曲炒　陈皮　砂仁　麦芽炒，取面　山楂取肉　山药　肉豆蔻面裹煨热，纸包槌去油，各一两（各30g）

【用法】上为细末，蒸饼为丸，如绿豆大，每服五十丸（6g）。空心服，一日二次，陈米汤下。

【功效】健脾和胃，消食止泻。

【主治】脾虚食积证。食少难消，脘腹痞满，大便溏薄，倦怠乏力，苔腻微黄，脉虚弱。

【方解】本方证因脾胃气虚，运化失常，食积停滞所致。脾虚胃弱，受纳运化无力，则食少难消、大便溏薄；气血生化不足，则倦怠乏力，脉象虚弱；食积气滞，生湿化热，故脘腹痞满、苔腻微黄。治当健脾与消食并图。方中人参、白术、茯苓益气健脾，复中焦健运之职，共为君药。山楂、神曲、麦芽消食和胃，除已停之积；木香、砂仁、陈皮理气开胃，醒脾化湿，同为臣药。山药、肉豆蔻补脾固肠止泻；黄连清热燥湿，为佐药。甘草补中和药，是为佐使之用。诸药合用，使脾健食消，诸症自愈。

配伍特点：补气健脾药与消食行气药同用，消补兼施，消不伤正，补不滞邪。

【运用】

1. 辨证要点　本方为治脾虚食滞的常用方。以食少难消，脘腹痞满，大便溏薄，倦怠乏力，苔腻微黄，脉虚弱为辨证要点。

2. 新药研制提要　本方属消补之剂。创制新药时，若治湿甚而腹泻者，加苍术、草豆蔻、泽泻化湿渗湿以止泻；若治食积因脾阳不足而致，去黄连，加干姜温中祛寒。

3. 现代应用　常用于慢性胃肠炎、消化不良、慢性结肠炎等证属脾虚食滞者。

4. 制剂研发　研发的新剂型主要有丸（水泛丸、浓缩丸）剂、冲剂、颗粒剂。

5. 使用注意　食积属实证者，不宜使用本方。

【附方】

| 方名 | 组成 | 功效 | 主治 |
|---|---|---|---|
| 健脾消食丸<br>（OTC 中成药） | 白术、枳实、木香、草豆蔻、鸡内金、槟榔、荸荠粉 | 健脾，消食，化积 | 脾虚食滞证。脘腹胀满，食欲不振，面黄肌瘦，大便不调 |
| 健儿消食口服液<br>（OTC 中成药） | 黄芪、白术、麦冬、陈皮、莱菔、山楂、黄芩 | 健脾益胃理气消食 | 脾虚食滞证。纳呆食少，脘腹胀满，手足心热，自汗乏力，大便不调 |

【现代研究】药理研究　①促进消化吸收功能：增强大鼠胃蛋白酶活性，促进胃肠消化，抑制胃肠运动，具明显的止泻作用。②抗癌：增强巨噬细胞的吞噬功能，能显著抑制肝癌细胞的生长。

【研制方举例】健胃消食片　组成：麦芽、山楂、太子参、陈皮、山药。功效：健胃消食。主治：脾虚食积之不思饮食，消化不良，嗳腐酸臭，脘腹胀满。

按：健胃消食片师健脾丸之法而制。该方主治脾胃气虚所致的食积，故方中太子参、山药补脾健胃；麦芽、山楂消食和胃；陈皮行气燥湿。合用则消补并行，以消为主。


## 葛花解醒汤《内外伤辨惑论》

【组成】木香五分（1.5g）　人参去芦　猪苓去皮　白茯苓　橘皮去白，各一钱五分（各4.5g）　白术　干生姜　神曲炒黄　泽泻各二钱（各6g）　青皮三分（1g）　缩砂仁　白豆蔻仁

葛花各五钱（各15g）

【用法】上为极细末，和匀，每服三钱匕（9g），白汤调下，但得微汗，酒病去矣。

【功效】分消酒湿，理气健脾。

【主治】酒积伤脾证。眩晕呕吐，胸膈痞闷，食少体倦，小便不利，大便泄泻，舌苔腻，脉滑。

【方解】本方证因嗜酒伤中，湿滞脾胃所致。恣酒无度，伤及脾胃，湿浊内阻，升降失常，则见眩晕呕吐、胸痞食少等症。治疗酒积，当予内外分消之法。方中君以葛花解酒醒脾，其轻清发散之性，能使酒湿从表而解。臣以神曲消食和胃，善消酒食陈腐之积；砂仁、蔻仁理气开胃，芳香醒脾，以除痞闷，增食欲；二苓、泽泻淡渗利湿，引酒湿从小便而去。饮酒过多，每伤脾胃，故以人参、白术补中健脾，干姜温运化湿，木香、青皮、陈皮行气燥湿，同为佐药。诸药合用，酒湿得去，诸症悉平。

配伍特点：发汗与利水并举，以分消酒湿；消食理气与补气健脾同用，以邪正兼顾。

【运用】

1. 辨证要点　本方为治酒积伤脾证之常用方。以眩晕呕吐，胸膈痞闷，食少体倦，小便不利为辨证要点。

2. 新药研制提要　伤酒为病常随人体之阴阳而有寒化、热化之分，新药研制时，宜据酒积之病性加减组方。若为偏寒而设，加吴茱萸以温中祛寒；为湿热内盛而设，当减去温燥之干姜、蔻仁，加黄芩、黄连等清热燥湿之药。此外，枳椇子善利湿热、解酒毒，酒湿热化者亦可选用。

3. 现代应用　常用于饮酒过量致醉，或嗜酒成性者。

## 思考题

1. 消食剂和泻下剂均能治疗食积，应如何区别运用？
2. 保和丸和枳实导滞丸均为消食剂，二方的配伍有何不同？应如何区别使用？
3. 保和丸和健脾丸均为消食剂，二方的配伍有何不同？应如何区别使用？
4. 治酒积之方应如何构思？
5. 从消食剂的新药研制提要及研制方举例中，你可以得到哪些启示？

# 15 治风剂

凡以辛散祛风或息风止痉药为主组成，具有疏散外风或平息内风作用，治疗风证的方剂，统称治风剂。

风病的范围很广，病情变化也较复杂，临证大抵可分为外风与内风两大类。外风是指风邪外袭人体，留着于肌表、经络、筋肉、骨节所致的病证。内风是由脏腑功能失调所致的风病，其病机有热极生风、阳亢化风、阴虚风动及血虚生风等。风病的治疗，外风宜疏散，内风宜平息，故治风剂分为疏散外风和平息内风两类。

使用治风剂当注意以下事项：一是辨清风病之属内、属外。外风治宜疏散，而不宜平息；内风只宜平息，而忌用疏散。但外风与内风之间亦可相互影响，外风可以引动内风，内风亦可兼感外风，对这种错综复杂的证候，应分清主次，兼而治之。二是分清病邪的兼夹及病情的虚实进行适当的配伍，以切合病情。三是疏散外风剂性多温燥，易伤津助火，故阴津不足者，当慎用。

## 15.1 疏散外风

**适应证** 适用于风邪侵袭证。症见头痛，眩晕，风疹，湿疹，口眼㖞斜，语言謇涩，关节酸痛，麻木不仁，屈伸不利等。至于外感风邪，邪在肌表，以表证为主者，治当疏风解表，其方剂已在解表剂中论述，不属本节讨论范围。

**组方思路** 本类方剂常由以下四类药物构成：①辛散祛风药，如羌活、独活、防风、川芎、白芷、荆芥等，以消除致病之因。②活血化瘀药，如川芎、乳香、没药之属，乃风邪入中，痹阻气血，血脉不畅之故，即所谓"医风先医血，血行风自灭"（《妇人大全良方》）。③清热药，如黄芩、生地、石膏、知母之类。因风为阳邪，易从热化；祛风药多辛温香燥，易于助热；风邪常夹热邪侵入人体。④补血药，如当归、熟地、白芍、胡麻仁之类。因"风胜则干"，风邪浸淫血脉，多损伤阴血；祛风药性偏温燥，亦易耗伤阴血。

**代表方** 川芎茶调散、小活络丹、消风散。

### 川芎茶调散《太平惠民和剂局方》

【组成】薄荷叶不见火，八两（240g）　川芎　荆芥去梗，各四两（各120g）　细辛去芦，一两（30g）　防风去芦，一两半（45g）　白芷　羌活　甘草熖，各二两（各60g）

【用法】上为细末。每服二钱（6g），食后，茶清调下。

【功效】疏风止痛。

【主治】外感风邪头痛。偏正头痛，或巅顶作痛，目眩鼻塞，或恶风发热，舌苔薄白，脉浮。

【方解】本方所治之头痛，为外感风邪所致。头为"诸阳之会"、"清空之府"。风邪侵袭，循经上犯，清阳被遏，则头痛目眩；风邪袭表犯肺，则恶风发热鼻塞。治宜疏风止痛。方中川芎为治头痛之要药，善于祛风活血而止头痛，长于治少阳、厥阴经头痛，为君药。薄荷、荆芥疏风散邪，薄荷用量独重，一则清利头目，二则以其之凉而制诸风药之温燥，为臣药。羌活、白芷、细辛助君药祛风止痛，其中羌活善治太阳经头痛、白芷善治阳明经头痛、细辛善治少阴经头痛；防风辛散上部风邪，四药共为佐药。炙甘草调和诸药，为使药。服时以茶清调下，取茶叶苦寒之性，既可上清头目，又能制约风药过于升散温燥，亦用为佐。

配伍特点：辛散疏风药为主，少佐苦寒降泄，使温中有清，升中寓降，升而无过。

【运用】

1. 辨证要点　本方为治外感风邪头痛之常用方。以头痛，鼻塞，舌苔薄白，脉浮为辨证要点。

2. 新药研制提要　本方为疏风止痛之剂，风为百病之长，多兼夹他邪袭人，故研发新药时，应据其兼夹加减组方，以切合各种外感头痛之病机。如属风寒者，可酌加苏叶、生姜等以助祛风散寒之功；属风热者，去羌活、细辛，加蔓荆子、菊花以疏散风热；属风湿者，重用羌活、防风，并加苍术、藁本以祛风除湿。

3. 现代应用　常用于感冒头痛、偏头痛、血管神经性头痛、慢性鼻炎所引起的头痛等，证属风邪所致者。

4. 制剂研发　研制的新剂型有颗粒剂、丸剂、片剂、冲剂、口服液等，尚在研究的有气雾剂、软胶囊剂、袋泡剂。

5. 使用注意　气虚、血虚，或肝肾阴虚、肝阳上亢、肝风内动等引起的头痛，均不宜使用。

【附方】

| 方名 | 组成 | 功效 | 主治 |
|---|---|---|---|
| 菊花茶调散<br>（《丹溪心法附余》） | 川芎、薄荷、荆芥、羌活、防风、细辛、白芷、甘草、菊花、僵蚕、蝉蜕 | 疏风止痛<br>清利头目 | 风热上犯证。偏正头痛，或巅顶作痛，头晕目眩 |
| 天麻头痛片<br>（OTC 中成药） | 天麻、白芷、川芎、荆芥、当归、乳香 | 养血祛风<br>散寒止痛 | 风寒头痛。头晕目眩，恶寒发热，舌苔薄白，脉浮 |
| 正天丸<br>（OTC 中成药） | 羌活、川芎、钩藤、细辛、麻黄、独活、当归、桃仁、红花、地黄、白芍、防风、白芷、附片、鸡血藤 | 疏风活血<br>通络止痛 | 外感风邪，瘀血阻络之头痛、神经性头痛 |

【现代研究】药理研究　①镇痛：对多种疼痛模型均有一定的抑制作用。②镇静：本方与戊巴比妥钠等有显著协同作用。③抗炎：能显著抑制多种原因造成的毛细血管通透性增高，对多种炎症模型均有显著抑制效果，其机理与肾上腺素有关。此外，尚有解热、抗缺氧等作用。

【研制方举例】芎菊上清丸 组成：川芎、菊花、黄芩、栀子、蔓荆子、黄连、薄荷、连翘、荆芥穗、羌活、藁本、桔梗、防风、甘草、白芷。功效：清热解毒，散风止痛。主治：外感风邪之恶风身热，偏正头痛，鼻流清涕，牙疼喉痛。

按：芎菊上清丸由川芎茶调散加减组成。该方主治外感风邪，热邪内蕴之头痛。故遣川芎茶调散去辛温之细辛以疏风止痛，加菊花、蔓荆子、连翘、藁本增祛风止痛之力；加黄芩、栀子、黄连清热解毒，兼顾热盛之患；桔梗开宣肺气以助解表。诸药合用，系疏风散邪与清热解毒并用之止痛方。

## 小活络丹《太平惠民和剂局方》

【组成】川乌炮，去皮、脐 草乌炮，去皮、脐 地龙去土 天南星炮，各六两（各180g）乳香研 没药研，各二两二钱（各66g）

【用法】上为细末，入研药和匀，酒面糊为丸，如梧桐子大。每服二十丸（3g），空心，日午冷酒送下，荆芥汤送下亦可。

【功效】祛风除湿，化痰通络，活血止痛。

【主治】风寒湿痹。肢体筋脉疼痛，麻木拘挛，关节屈伸不利，疼痛游走不定，舌淡紫，苔白，脉沉弦或涩。亦治中风手足不仁，日久不愈，经络中有湿痰瘀血，而见腰腿沉重，或腿臂间作痛。

【方解】本方原治风寒湿痹，后又用治中风，皆由风寒痰湿瘀血，痹阻经络所致。风寒湿邪留滞经络，日久不愈，气血津液运行不畅，致血滞为瘀，津聚为痰，风寒湿邪与痰瘀交阻，经络不通，形体失养，则肢体筋脉疼痛、关节屈伸不利等诸症丛生。治宜祛风散寒除湿为主，佐以化痰活血。方中川乌、草乌祛风除湿，温通经络，散寒止痛，用为君药。天南星祛风燥湿化痰，善除经络中之风湿顽痰，是为臣药。乳香、没药行气活血，通络止痛，使气血流畅，血无瘀滞之患；地龙性善走窜，通经活络，共为佐药。以酒送服，行气血，助药势，并引诸药直达病所为使。诸药相合，既祛风寒湿邪，又蠲痰浊瘀血，使经络通畅，肢体得养，诸症自愈。

配伍特点：祛风散寒除湿与化痰活血通络并举，重在温散寒湿。

【运用】

1. 辨证要点 本方为治痹证偏于寒湿夹瘀之常用方。以肢体筋脉挛痛，关节屈伸不利，舌淡黯，苔白为辨证要点。

2. 新药研制提要 痹证为风寒湿邪留滞经络肌肉所致。研发新药过程中，如为偏于风胜，疼痛游走不定为主而制，加防风、秦艽等以助祛风；为偏于湿盛，腰腿沉重且痛而制，加苍术、防己、薏苡仁等以助祛湿；为寒重而肢节冷痛为主而制，可加肉桂，并重用川乌、草乌以助祛寒止痛。

3. 现代应用 常用于慢性风湿性关节炎、类风湿性关节炎、骨质增生、坐骨神经痛、肩周炎等证属风湿痰瘀留滞经络者。

4. 制剂研发 研制的新剂型有丸剂（含大蜜丸、浓缩丸）、片剂、软膏剂。

5. 使用注意  本方药性温燥、药力峻猛，体实气壮者较宜，阴虚有热及孕妇慎用；川乌、草乌为大毒之品，不宜过量，慎防中毒。

【现代研究】药理研究  ①镇痛：小鼠热板法实验证明，本方有良好的镇痛作用，且有明显量效关系。②抗炎：对急性、慢性及免疫性炎症模型均有抑制作用。③免疫抑制：本方能够抑制免疫应答的多个环节。④改善血液循环：可降低不同切变率下的全血黏度，尤其对低切变率下的全血黏度有明显的降低作用，能降低红细胞压积和红细胞聚集指数。

【不良反应】心律失常是中毒最常见的体征之一，系由所含制川乌、制草乌的毒性成分乌头碱直接损害心肌引起。亦可见过敏，患者出现全身皮肤瘙痒及躯干、四肢见有风团样皮疹，可能与方中地龙、乳香、没药有关。

【研制方举例】复方小活络丸  组成：川乌、草乌、当归、川芎、白芍、地龙、乳香、没药、香附、胆南星。功效：舒筋活络，散风止痛。主治：风寒湿痹之肢节疼痛，麻木拘挛，半身不遂，行步艰难。

按：复方小活络丸由小活络丹加当归、川芎、白芍、香附组成。该方配当归、川芎、白芍，仿四物汤养血活血，既可防诸风药温燥伤阴，又寓"医风先医血，血行风自灭"之意；加香附以协行气，使气行则血行，气行则痰消。合而用之，为一首邪正兼顾的研制方。

## 消风散《外科正宗》

【组成】当归  生地  防风  蝉蜕  知母  苦参  胡麻  荆芥  苍术  牛蒡子  石膏各一钱（各6g）  甘草  木通各五分（各3g）

【用法】水二盅，煎至八分，食远服。

【功效】疏风除湿，清热养血。

【主治】风热或风湿所致风疹、湿疹。皮肤瘙痒，疹出色红，或遍身云片斑点，抓破后渗出津水，苔白或黄，脉浮数。

【方解】本方所治之风疹、湿疹乃风热或风湿之邪侵袭人体，浸淫血脉，内不得疏泄，外不得透达，郁于肌肤腠理所致。可见皮肤瘙痒不绝，疹出色红，或抓破后津水流溢等症。治宜疏风为主，佐以清热除湿养血之法。痒自风而来，止痒必先疏风，故以荆芥、防风、牛蒡子、蝉蜕疏风散邪，使风去则痒止，共为君药。石膏、知母、生地清热凉血，是为热邪而用；苍术祛风燥湿，苦参清热燥湿，是为湿邪而设；木通渗利湿热，导热与湿从小便而去，以上俱为臣药。佐当归、胡麻仁合生地以养血活血，滋阴润燥。甘草清热解毒，和中调药，为佐使。诸药相合，风去热清湿除，则皮肤瘙痒悉平。

配伍特点：集疏风药、清热、祛湿、养血之品于一方，而以祛风为主。

【运用】

1. 辨证要点  本方为治风疹、湿疹的常用方。以皮肤瘙痒，疹出色红，脉浮为辨证要点。

2. 新药研制提要  本方是皮肤瘙痒的常用方剂，尤以治疗风热风疹效果明显，研发新药时，可据热之轻重及病程之长短加减，以切中病情。风热偏盛而见口渴、烦躁、大便干结者，去苍术，加银花、连翘、大黄等以疏风清热，解毒通腑；如血分热甚而见皮疹红赤、心烦、舌红或绛者，去苍术，重用生地，加赤芍、丹皮、紫草等以清热凉血；如瘙痒尤甚，病情迁延难愈或反复发作者，加乌梢蛇、全蝎、僵蚕等以搜风止痒。

3. 现代应用　常用于急性荨麻疹、湿疹、过敏性皮炎、稻田性皮炎、药物性皮炎、神经性皮炎等证属于风热或风湿所致者。

4. 使用注意　若风疹属虚寒者，不宜使用；服药期间，应忌食辛辣、鱼腥、烟酒、浓茶等，以免影响疗效。

【附方】

| 方名 | 组成 | 功效 | 主治 |
|---|---|---|---|
| 湿毒清胶囊（OTC 中成药） | 当归、生地、丹参、蝉蜕、苦参、黄芩、白鲜皮、土茯苓、甘草 | 养血润燥 化湿解毒 祛风止痒 | 血虚湿蕴证。皮肤瘙痒 |
| 皮肤康洗液（OTC 中成药） | 银花、蒲公英、土茯苓、大黄、赤芍、地榆、蛇床子、白鲜皮、马齿苋 | 清热解毒 凉血除湿 杀虫止痒 | 湿热之湿疹。瘙痒、红斑、水泡、渗出、糜烂 |

【现代研究】　**药理研究**　①抗过敏及免疫抑制：对多种变态模型均有明显抑制作用，能显著抑制肥大细胞脱颗粒反应及溶血素生成。②抗炎：对急性炎症模型有明显抑制作用，其机制可能与提高超氧化物歧化酶活性，恢复血栓素 A2／前列环素平衡有关。

【研制方举例】　**消银片**　组成：地黄、牡丹皮、赤芍、当归、苦参、金银花、玄参、牛蒡子、蝉蜕、白鲜皮、防风、大青叶、红花。功效：清热凉血，养血润肤，祛风止痒。主治：血热风燥或血虚风燥之白疕。症见皮疹为点滴状，基底鲜红色，表面覆有银白色鳞屑，或皮疹表面覆有较厚银白色鳞屑，较干燥，基底淡红色，瘙痒较甚。

按：消银片师消风散之法而立方。二方同具祛风，清热，养血之功。然该方除湿之力逊而凉血养血之力强，故宜于血热或血虚之风燥型白疕。

# 15.2　平息内风

**适应证**　适用于内风证。主要症见四肢抽搐，或手足蠕动，眩晕头痛等。临证因热极生风、肝阳化风、阴虚风动而症状各异。

**组方思路**　本类方剂常由以下四类药物构成：①平肝息风药，如钩藤、羚羊角、天麻、代赭石、牡蛎等，以平抑肝阳，解痉止搐。②清热药，如栀子、黄芩、菊花、生地、玄参之类。因热极动风责之于肝热、肝阳上亢每兼肝热、阴虚风动则阴虚生热而兼虚热，故配清热药或消除致病之因，或顾及继发病变。③滋阴养血药，如白芍、龟甲、天冬、阿胶之属。一则热易伤阴，二则肝阳上亢、阴虚风动皆为阴血亏虚引起，伍滋阴养血药可补其不足。④安神药，如茯神、夜交藤、龙骨等，乃热易于上扰心神之故。

**代表方**　羚角钩藤汤、镇肝息风汤、大定风珠。

## 羚角钩藤汤《通俗伤寒论》

【组成】羚角片先煎，一钱半 (4.5g)　　霜桑叶二钱 (6g)　　京川贝去心，四钱 (12g)　　鲜生地五钱 (15g)　　双钩藤后入，三钱 (9g)　　滁菊花三钱 (9g)　　茯神木三钱 (9g)　　生白芍三钱 (9g)　　生甘草八分 (2.4g)　　淡竹茹鲜刮，与羚羊角先煎代水，五钱 (15g)

【用法】水煎服。

【功效】凉肝息风，增液舒筋。

【主治】肝热生风证。高热不退，烦闷躁扰，手足抽搐，甚则神昏，舌绛而干，或舌焦起刺，脉弦而数。

【方解】本方证为肝经热盛，热极动风所致。邪热炽盛，故高热不退；热扰心神，则烦闷躁扰，甚至神昏；热极动风，且风火相煽，灼伤津液，筋脉失养，则手足抽搐。治宜凉肝息风为主，辅以增液舒筋为法。方中羚羊角、钩藤清热凉肝，息风止痉，为君药。桑叶、菊花清透肝热，合君药则凉肝息风之功著，为臣药。白芍、生地、生甘草增液舒筋，柔肝解痉；茯神木平肝宁心安神，共为佐药。邪热易于灼液为痰，故用贝母、竹茹清热化痰，亦为佐药。生甘草调和诸药，兼为使药。诸药合用，使热去阴复，肝风自息。

配伍特点：清肝与息风并用，滋阴与化痰、安神共伍，标本兼治，治标为主。

【运用】

1. 辨证要点　本方为治热极动风的常用方。以高热烦躁，手足抽搐，舌绛而干，脉弦数为辨证要点。

2. 新药研制提要　本方重在息风治标，热盛动风多发生于温病之热入气分及营血分阶段，故研发新药时，应据热之偏气偏血加味。如气分热盛而见壮热汗多、渴欲饮冷者，加石膏、知母等以清气分之热；如营血分热盛而见肌肤发斑、舌质红绛者，加水牛角、丹皮、紫草等以清营凉血。

3. 现代应用　常用于流行性乙型脑炎、流行性脑脊髓膜炎，以及妊娠子痫、高血压所致的头痛、眩晕、抽搐等证属热极动风者。

4. 使用注意　虚风内动者，不宜应用。

【研制方举例】牛黄镇惊丸　组成：牛黄、全蝎、僵蚕、珍珠、麝香、朱砂、雄黄、天麻、钩藤、防风、琥珀、天南星、白附子、半夏、天竺黄、冰片、薄荷、甘草。功效：镇惊安神，祛风豁痰。主治：小儿惊风之高热抽搐，牙关紧闭，烦躁不安。

按：牛黄镇惊丸师羚角钩藤汤与紫雪之法而立方。该方主治痰热内盛之惊风，故以牛黄、全蝎、僵蚕、天麻、钩藤、薄荷、防风凉肝息风，透解热邪；雄黄、天南星、白附子、半夏、天竺黄清热化痰。小儿惊风，若痰热壅盛，易继发内闭心包之神昏谵语，故以牛黄伍麝香、冰片与珍珠、朱砂清热开窍安神，防患于未然。合用为一首凉肝息风与开窍豁痰相结合的研制方。

## 镇肝息风汤《医学衷中参西录》

【组成】怀牛膝一两（30g） 生赭石轧细，一两（30g） 生龙骨捣碎，五钱（15g） 生牡蛎捣碎，五钱（15g） 生龟板捣碎，五钱（15g） 生杭芍五钱（15g） 玄参五钱（15g） 天冬五钱（15g） 川楝子捣碎，二钱（6g） 生麦芽二钱（6g） 茵陈二钱（6g） 甘草钱半（4.5g）

【用法】水煎服。

【功效】镇肝息风，滋阴潜阳。

【主治】类中风。头目眩晕，目胀耳鸣，脑部热痛，面色如醉，心中烦热，或时常噫气；或肢体渐觉不利，口眼渐形㖞斜；甚或眩晕跌仆，昏不知人，移时始醒；或醒后不能复元，脉弦长有力。

【方解】本方主治之类中风由肝肾阴亏，肝阳上亢，气血逆乱所致。肝肾阴虚，肝阳偏亢，气血上逆，故头目眩晕、目胀耳鸣、脑部热痛、面色如醉、心中烦热；肝亢气逆，夹胃气上行，则噫气；肝阳亢极，血随气乱，并走于上，阻塞经络，则肢体渐觉不利、口眼渐形㖞斜；蒙蔽清窍，则眩晕跌仆、昏不知人。是证虽以肝肾阴虚为本，但以肝阳上亢，气血逆乱为标急，故治宜重在镇肝息风，辅以滋养肝肾。方中怀牛膝味苦性降，功善引血下行，兼益肝肾；代赭石质重而降，长于镇潜肝阳，二药相伍，潜阳降逆之功著，为张锡纯平冲潜镇的常用药组，故重用为君。龙骨、牡蛎镇肝降逆而潜阳；龟板、白芍、玄参、天冬滋阴潜阳，兼以清热，共为臣药。肝为刚脏，性喜条达而恶抑郁，故用茵陈、川楝子、生麦芽清泄肝热，疏肝理气，以利于肝阳的平降镇潜，共为佐药。甘草调和诸药，与生麦芽相配，并能和胃安中，防重镇碍胃，为佐使药。

配伍特点：镇肝与潜阳合用，滋阴与疏肝并投，标本兼顾，治标为主。

【运用】

1. 辨证要点 本方是治类中风之常用方。临床应用，无论是中风之前，还是中风之时，抑或中风之后，皆可运用，但以中风之前尤佳。以头目眩晕，脑部热痛，面色如醉，脉弦长有力为辨证要点。

2. 新药研制提要 本方主治类中风，研发新药时，可据中风先兆期、后遗症期之证候加减。中风先兆期，若风阳亢盛，肝火较重而头痛剧烈、眼目胀痛者，加天麻、钩藤、夏枯草、黄芩以清肝平肝；若痰多、苔黄腻者，加胆南星、天竺黄以清热化痰。中风后遗症而见半身不遂、口眼㖞斜等，加桃仁、红花、丹参、地龙等活血通络。

3. 现代应用 常用于高血压、脑血栓形成、脑出血、血管神经性头痛等证属肝肾阴虚，肝阳上亢者。

4. 使用注意 若属气虚血瘀之中风者，不宜用本方。

【附方】

| 方名 | 组成 | 功效 | 主治 |
|---|---|---|---|
| 天麻钩藤饮<br>（《中医内科杂病<br>证治新义》） | 天麻、钩藤、生决明、山栀、黄芩、川牛膝、杜仲、益母草、桑寄生、夜交藤、朱茯神 | 平肝息风<br>清热活血<br>补益肝肾 | 肝阳偏亢，肝风上扰证。头痛，眩晕，失眠多梦，或口苦面红，舌红苔黄，脉弦数 |
| 养血清脑颗粒<br>（OTC中成药） | 当归、川芎、白芍、钩藤、鸡血藤、夏枯草、珍珠母、细辛、熟地黄、延胡索、决明子 | 养血平肝<br>活血通络 | 血虚肝亢证。头痛，眩晕眼花，心烦易怒，失眠多梦 |

【现代研究】药理研究　①降血压：有显著的降压作用，其机理可能与抑制心血管运动中枢有关。②改善血液流变学：能明显降低血液流变学相应指标，逆转高血压血液流变性的改变，使血液的浓、黏、凝、聚得到改善，增加脏器适度的血流量。③抗惊厥：有抗小鼠电惊厥作用，并呈量效关系。④抗脑细胞凋亡：对脑出血损伤的脑细胞有明显抗凋亡作用，尤其对之后脑细胞继发凋亡的保护尤为明显。此外，本方还有镇静、调节免疫及保护血管内皮细胞等作用。

【研制方举例】脑立清脑胶囊　组成：磁石、赭石、珍珠母、半夏、酒曲、牛膝、冰片、薄荷、猪胆汁。功效：平肝潜阳，醒脑安神。主治：肝阳上亢之头晕目眩，耳鸣口苦，心烦失眠，以及高血压见上述证候者。

按：脑立清脑胶囊宗镇肝息风汤之意而立方。与镇肝息风汤比较，虽重镇之力逊，亦无滋阴之功，然因配有半夏、酒曲及冰片等，功兼化痰活血、醒脑安神，故对肝阳上亢兼痰阻血滞之头晕目眩、心烦失眠者尤宜。

## 大定风珠《温病条辨》

【组成】生白芍六钱（18g）　阿胶三钱（9g）　生龟板四钱（12g）　干地黄六钱（18g）　麻仁二钱（6g）　五味子二钱（6g）　生牡蛎四钱（12g）　麦冬连心，六钱（18g）　炙甘草四钱（12g）　鸡子黄生，二枚（2个）　鳖甲生，四钱（12g）

【用法】水八杯，煮取三杯，去滓，再入鸡子黄，搅令相得，分三次服。

【功效】滋阴息风。

【主治】阴虚风动证。手足瘈疭，神倦，舌绛少苔，脉气虚弱，时时欲脱。

【方解】本方证由温病后期，真阴大亏，虚风内动所致。温病迁延日久，邪热灼伤真阴，水不涵木，筋脉失养，则手足瘈疭；真阴大亏，阳气无依而衰，元神失养，则神倦乏力、脉气虚弱、有时时欲脱之势。此时邪热已去八九，真阴仅存一二。治宜滋阴养液以息风。方中生白芍养血柔肝，缓急止痉；干地黄滋补肾阴，并清虚热；鸡子黄为血肉有情之品，滋阴养液，填补欲竭之真阴。三药相伍，兼顾主病主证，故重用为君。麦冬、阿胶滋肾养阴；生龟板、生鳖甲、生牡蛎益阴潜阳，平肝息风，共为臣药。炙甘草缓急止痉；麻仁养阴润燥；五味子滋阴敛液，与白芍、甘草相配，既酸甘化阴以协滋阴息风之效，又寓敛阴防脱之意，俱为佐药。炙甘草调和诸药，尚兼使药之用。诸药相伍，使真阴得复，浮阳得潜，则虚风自息。

配伍特点：主用厚味填阴，佐以介类潜阳，重在治本，兼以治标。

【运用】

1. 辨证要点　本方是治虚风内动之常用方。以神倦瘛疭，舌绛苔少，脉虚弱为辨证要点。

2. 新药研制提要　本方所治之虚风内动，因于温病后期，真阴大亏。盖温邪袭人，不但灼竭真阴，且可"壮火食气"而耗伤元气。故研制新药中，如为兼气虚喘急而设，加人参补气定喘；为兼气虚自汗而设，加人参、龙骨、小麦补气敛汗；为兼气虚心悸而设，加人参、小麦、茯神补气宁神定悸。

3. 现代应用　常用于流行性乙型脑炎后遗症、放射治疗后舌萎缩、甲状腺功能亢进、甲状腺功能亢进术后手足搐搦症、神经性震颤等证属于阴虚风动者。

4. 使用注意　若阴液虽亏而邪热尤盛者，不宜使用本方。

【现代研究】药理研究　①调节骨矿物质代谢紊乱：能显著改善阴虚风动型慢性肾衰患者骨矿物质代谢紊乱，还能改善血磷水平与贫血状态。②保肝、抗纤维化：对慢性乙型肝炎患者有明显稳定肝功能和抗肝纤维化的后续效应。

【研制方举要】天麻首乌片　组成：天麻、何首乌、丹参、桑叶、女贞子、黄精、白芷、熟地黄、川芎、蒺藜、墨旱莲、白芍、甘草。功效：滋阴补肾，养血息风。主治：肝肾阴虚之头晕目眩，头痛耳鸣，口苦咽干，腰膝酸软，脱发，白发，以及脑动脉硬化、早期高血压、血管神经性头痛、脂溢性脱发见上述证候者。

按：天麻首乌片遵大定风珠之法而研制。该方主治肝肾阴血不足之头晕目眩及脱发、白发等，故以何首乌、熟地黄、黄精合天麻、蒺藜、白芍等滋阴血，息虚风；合女贞子、墨旱莲益精血，乌须发；川芎行气活血，合诸补血之品以调肝。是方滋阴潜阳之力不及大定风珠，然养血生发之功是其特点。

## 思考题

1. 川芎茶调散主治何证？用茶清调下的目的何在？

2. 疏散外风剂和平息内风剂均宜配伍养血活血药，为什么？

3. 桑叶、菊花在桑菊饮、羚角钩藤汤中的配伍意义各是什么？

4. 羚角钩藤汤、紫雪均可治疗高热、神昏、抽搐之证，如何区别运用？

5. 镇肝息风汤主治何证？方中配伍川楝子、生麦芽、茵陈的意义是什么？

6. 补阳还五汤、镇肝息风汤均可用治中风，如何区别运用？

7. 为什么大定风珠、镇肝息风汤、羚角钩藤汤均配伍白芍、甘草？

8. 从治风剂的新药研制提要及研制方举例中，你可以得到哪些启示？

# 附 录

## 方剂歌诀

### 1 解表剂

#### 1.1 辛温解表

**麻黄汤**

麻黄汤中臣桂枝，杏仁甘草四般施，
发汗解表宣肺气，伤寒表实无汗宜。

**桂枝汤**

桂枝芍药等量伍，姜枣甘草微火煮，
解肌发表调营卫，中风表虚自汗出。

**九味羌活汤**

九味羌活防风苍，辛芷芎草芩地黄，
发汗祛湿兼清热，分经论治变通良。

**小青龙汤**

解表蠲饮小青龙，麻桂姜辛夏草从，
芍药五味敛气阴，表寒内饮最有功。

**香薷散**

香薷散内白扁豆，伍用厚朴与暑斗，
祛暑解表兼化湿，夏月感寒此方投。

**杏苏散**

杏苏散内夏陈前，枳桔苓草姜枣研，
轻宣温润治凉燥，咳止痰化病自痊。

**败毒散**

人参败毒草苓芎，羌独柴前枳桔共，
薄荷少许姜三片，气虚感寒有奇功。

#### 1.2 辛凉解表

**银翘散**

银翘散主上焦疴，竹叶荆蒡豉薄荷，
甘桔芦根凉解法，清疏风热煮无过。

**桑菊饮**

桑菊饮中桔杏翘，芦根甘草薄荷饶，
清疏肺卫轻宣剂，风温咳嗽服之消。

**麻黄杏仁甘草石膏汤**

仲景麻杏甘石汤，辛凉宣肺清热良，
邪热壅肺咳喘急，有汗无汗均可尝。

**柴葛解肌汤**

陶氏柴葛解肌汤，邪在三阳热势张，
芩芍桔草姜枣芷，羌膏解表清热良。

**加减葳蕤汤**

加减葳蕤用白薇，豆豉葱白桔梗随，
草枣薄荷八味共，滋阴发汗功可慰。

### 2 泻下剂

#### 2.1 寒下

**大承气汤**

大承气汤大黄硝，枳实厚朴先煮好，
峻下热结急存阴，阳明腑实重证疗。

**大黄牡丹汤**

金匮大黄牡丹汤，桃仁芒硝瓜子襄，
肠痈初起腹按痛，尚未成脓服之消。

#### 2.2 温下

**大黄附子汤**

金匮大黄附子汤，细辛散寒止痛良，
温下治法代表方，寒积里实服之康。

**温脾汤**

温脾附子有大黄，芒硝干姜人参草，
攻下寒积温脾阳，阳虚寒积腹痛疗。

## 2.3 润下

### 麻子仁丸

麻子仁丸脾约治，杏芍大黄枳朴蜜，
润肠泻热又行气，胃热肠燥便秘施。

### 济川煎

济川苁蓉归牛膝，枳壳升麻泽泻齐，
温肾益精润通便，肾虚精亏便秘宜。

## 2.4 逐水

### 十枣汤

十枣非君非汤剂，芫花甘遂合大戟，
攻逐水饮力峻猛，悬饮水肿实证宜。

# 3 和解剂

## 3.1 和解少阳

### 小柴胡汤

小柴胡汤和解功，半夏人参甘草从，
更加黄芩生姜枣，少阳为病此方宗。

### 大柴胡汤

大柴胡汤用大黄，枳芩夏芍枣生姜，
少阳阳明同合病，和解攻里效无双。

### 蒿芩清胆汤

蒿芩清胆夏竹茹，碧玉赤苓枳陈辅，
清胆利湿又和胃，少阳湿热痰浊除。

## 3.2 调和肝脾

### 四逆散

阳郁厥逆四逆散，等分柴芍枳实甘，
透邪解郁理肝脾，肝郁脾滞力能堪。

### 逍遥散

逍遥散用当归芍，柴苓术草加姜薄，
肝郁血虚脾气弱，调和肝脾功效卓。

## 3.3 调和肠胃

### 半夏泻心汤

半夏泻心配芩连，干姜人参草枣全，
辛开苦降除痞满，寒热错杂痞证蠲。

# 4 清热剂

## 4.1 清气分热

### 白虎汤

白虎膏知粳米甘，清热生津止渴烦，
气分热盛四大证，益气生津人参添。

### 竹叶石膏汤

竹叶石膏参麦冬，半夏粳米甘草从，
清补气津又和胃，余热耗伤气津用。

## 4.2 清营凉血

### 清营汤

清营汤治热传营，身热燥渴眠不宁，
犀地银翘玄连竹，丹麦清热更护阴。

### 犀角地黄汤

犀角地黄芍药丹，清热凉血散瘀专，
热入血分服之安，蓄血伤络吐衄斑。

## 4.3 清热解毒

### 黄连解毒汤

黄连解毒柏栀芩，三焦火盛是主因，
烦狂火热兼谵妄，吐衄发斑皆可平。

### 凉膈散

凉膈硝黄栀子翘，黄芩甘草薄荷饶，
再加竹叶调蜂蜜，上中郁热服之消。

### 仙方活命饮

仙方活命君银花，归芍乳没陈皂甲，
防芷贝粉甘酒煎，阳证痈疡内消法。

## 4.4 清脏腑热

### 导赤散

导赤木通生地黄，草梢煎加竹叶尝，
清心利水又养阴，心经火热移小肠。

### 泻白散

泻白桑皮地骨皮，粳米甘草扶肺气，
清泻肺热平和剂，热伏肺中喘咳医。

### 龙胆泻肝汤

龙胆栀芩酒拌炒，木通泽泻车柴草，
当归生地益阴血，肝胆实火湿热消。

清胃散

清胃散中升麻连，当归生地丹皮全，
或加石膏泻胃火，能消牙痛与牙宣。

葛根黄芩黄连汤

葛根芩连甘草伍，用时先将葛根煮，
内清肠胃外解表，协热下利喘汗除。

白头翁汤

白头翁治热毒痢，黄连黄柏佐秦皮，
清热解毒并凉血，赤多白少脓血医。

芍药汤

芍药汤内用槟黄，芩连归桂草木香，
重在调气兼行血，里急便脓自然康。

### 4.5 清热祛暑

六一散

滑石甘草六一散，清暑利湿功用专，
辰砂黛薄依次加，益元碧玉鸡苏裁。

清暑益气汤

王氏清暑益气汤，暑热气津已两伤，
洋参麦斛粳米草，翠衣荷连知竹尝。

### 4.5 清虚热

青蒿鳖甲汤

青蒿鳖甲地知丹，热自阴来仔细看，
夜热早凉无汗出，养阴透热服之安。

清骨散

清骨散君银柴胡，胡连秦艽鳖甲辅，
地骨青蒿知母草，骨蒸劳热一并除。

## 5 温里剂

### 5.1 温中祛寒

理中丸

理中干姜参术草，温中健脾治虚寒，
中阳不足痛呕利，丸汤两用腹中暖。

小建中汤

小建中汤君饴糖，方含桂枝加芍汤，
温中补虚和缓急，虚劳里急腹痛康。

### 5.2 回阳救逆

四逆汤

四逆汤中附草姜，阳衰寒厥急煎尝，
腹痛吐泻脉沉细，急投此方可回阳。

参附汤

参附汤为救急方，回阳补气挽危亡：
汗流不止阳将脱，喘急肢凉微脉尝。

### 5.3 温经散寒

当归四逆汤

当归四逆用桂芍，细辛通草甘大枣，
养血温经通脉剂，血虚寒厥服之效。

阳和汤

阳和熟地鹿角胶，姜炭肉桂麻芥草，
温阳补血散寒滞，阳虚寒凝阴疽疗。

## 6 补益剂

### 6.1 补气

四君子汤

四君子汤中和义，人参苓术甘草比，
益气健脾基础剂，脾胃气虚治相宜。

参苓白术散

参苓白术扁豆陈，莲草山药砂苡仁，
桔梗上浮兼保肺，枣汤调服益脾神。

补中益气汤

补中益气芪参术，炙草升麻归陈助，
清阳下陷能升举，气虚发热甘温除。

生脉散

生脉麦味与人参，保肺清心治暑淫，
气少汗多兼口渴，病危脉绝急煎斟。

人参蛤蚧散

人参蛤蚧光杏仁，二母甘苓桑白皮，
补肺清热主定喘，肺肾两虚此方珍。

玉屏风散

玉屏组合少而精，芪术防风鼎足形，
表虚汗多易感冒，固卫敛汗效特灵。

## 6.2 补血

**四物汤**

四物熟地归芍芎，补血调血此方宗，
营血虚滞诸多证，加减运用贵变通。

**归脾汤**

归脾汤用术参芪，归草茯神远志齐，
酸枣木香龙眼肉，煎加姜枣益心脾。

**炙甘草汤**

炙甘草参枣地胶，麻仁麦桂姜酒熬，
益气养血温通脉，结代心悸肺痿疗。

## 6.3 补阴

**六味地黄丸**

六味地黄山药萸，泽泻苓丹三泻侣，
三阴并补重滋肾，肾阴不足效可居。

**左归丸**

左归丸内山药地，萸肉枸杞与牛膝，
菟丝龟鹿二胶合，壮水之主方第一。

**一贯煎**

一贯煎中生地黄，沙参归杞麦冬襄，
少佐川楝泄肝气，阴虚胁痛此方良。

**百合固金汤**

百合固金二地黄，玄参贝母桔草藏，
麦冬芍药当归配，喘咳痰血肺家伤。

**益胃汤**

益胃汤能养胃阴，冰糖玉竹与沙参，
麦冬生地同煎服，温病须虑热伤津。

## 6.4 补阳

**肾气丸**

肾气丸主肾阳虚，干地山药及山萸，
少量桂附泽苓丹，水中生火在温煦。

**右归丸**

右归丸中地附桂，山药茱萸菟丝归，
杜仲鹿胶枸杞子，益火之源此方魁。

# 7 固涩剂

## 7.1 固表止汗

**牡蛎散**

牡蛎散内用黄芪，麻黄根与小麦齐，
益气固表又敛阴，体虚自汗盗汗宜。

## 7.2 敛肺止咳

**九仙散**

九仙罂粟乌梅味，参胶桑皮款桔贝，
敛肺止咳益气阴，久咳肺虚效堪谓。

## 7.3 涩肠固脱

**真人养脏汤**

真人养脏木香诃，当归肉蔻与粟壳，
术芍参桂甘草共，脱肛久痢服之瘥。

**四神丸**

四神故纸与吴萸，肉蔻五味四般齐，
大枣生姜同煎合，五更肾泻最相宜。

## 7.4 涩精止遗

**金锁固精丸**

金锁固精芡莲须，龙骨牡蛎与蒺藜，
莲粉糊丸盐汤下，补肾涩精止滑遗。

**桑螵蛸散**

桑螵蛸散龙龟甲，参归茯神菖远合，
调补心肾又涩精，心肾两虚尿频佳。

## 7.5 固崩止带

**固冲汤**

固冲芪术山萸芍，龙牡倍棕茜海蛸，
益气健脾固摄血，脾虚冲脉不固疗。

**完带汤**

完带汤中用白术，山药人参白芍辅，
苍术车前黑芥穗，陈皮甘草与柴胡。

# 8 安神剂

## 8.1 重镇安神

**朱砂安神丸**

朱砂安神东垣方，归连甘草合地黄，
怔忡不寐心烦乱，养阴清热可复康。

### 8.2 滋养安神

**天王补心丹**

补心地归二冬仁，远茯味砂桔三参，
阴亏血少生内热，滋阴养血安心神。

**酸枣仁汤**

酸枣仁汤治失眠，川芎知草茯苓煎，
养血除烦清内热，安然入睡梦乡甜。

## 9 开窍剂

### 9.1 凉开

**安宫牛黄丸**

安宫牛黄开窍方，芩连栀郁朱雄黄，
犀角珍珠冰麝箔，热闭心包功用良。

**紫雪**

紫雪犀羚朱朴硝，硝石金寒滑磁膏，
丁沉木麝升玄草，热陷痉厥服之消。

**至宝丹**

至宝朱珀麝息香，雄玳犀角与牛黄，
金银两箔兼龙脑，开窍清热解毒良。

### 9.2 温开

**苏合香丸**

苏合香丸麝息香，木丁熏陆荜檀襄，
犀冰术沉诃香附，再加龙脑温开方。

## 10 理气剂

### 10.1 行气

**越鞠丸**

行气解郁越鞠丸，香附芎苍栀曲研，
气血痰火湿食郁，随证易君并加减。

**金铃子散**

金铃延胡等分研，黄酒调服或水煎，
疏肝泄热行气血，肝郁化火诸痛蠲。

**天台乌药散**

天台乌药木茴香，青姜巴豆制楝榔，
行气疏肝散寒痛，寒滞疝痛酒调尝。

**枳实薤白桂枝汤**

枳实薤白桂枝汤，厚蒌合治胸痹方，

胸阳不振痰气结，通阳散结下气强。

**半夏厚朴汤**

半夏厚朴与紫苏，茯苓生姜共煎服，
痰凝气聚成梅核，降逆开郁气自舒。

### 10.2 降气

**苏子降气汤**

苏子降气祛痰方，夏朴前苏甘枣姜，
肉桂纳气归调血，上实下虚痰喘康。

**定喘汤**

定喘白果与麻黄，款冬半夏白皮桑，
苏子黄芩甘草杏，宣肺平喘效力彰。

**旋覆代赭汤**

旋覆代赭重用姜，半夏人参甘枣尝，
降逆化痰益胃气，胃虚痰阻痞噫康。

## 11 理血剂

### 11.1 活血祛瘀

**桃核承气汤**

桃核承气硝黄草，少佐桂枝温通妙，
下焦蓄血小腹胀，泻热破瘀微利效。

**温经汤**

温经汤用萸桂芎，归芍丹皮姜夏冬，
参草益脾胶养血，调经重在暖胞宫。

**血府逐瘀汤**

血府当归生地桃，红花枳壳草赤芍，
柴胡芎桔牛膝等，血化下行不作劳。

**复元活血汤**

复元活血酒军柴，桃红归甲蒌根甘，
祛瘀疏肝又通络，损伤瘀痛加酒煎。

**失笑散**

失笑灵脂蒲黄同，等量为散酽醋冲，
瘀滞心腹时作痛，祛瘀止痛有奇功。

**补阳还五汤**

补阳还五赤芍芎，归尾通经佐地龙，
四两黄芪为主药，血中瘀滞用桃红。

**桂枝茯苓丸**

金匮桂枝茯苓丸，桃仁芍药与牡丹，

等分为末蜜丸服，缓消癥块胎可安。

## 11.2 止血

**十灰散**

十灰散用十般灰，柏茅茜荷丹栀煨，
二蓟栀黄各炒黑，上部出血势能摧。

**咳血方**

咳血方中诃子收，瓜蒌海粉山栀投，
青黛蜜丸口嚼化，咳嗽痰血服之瘳。

**小蓟饮子**

小蓟生地藕蒲黄，滑竹通栀归草襄，
凉血止血利通淋，下焦瘀热血淋康。

**槐花散**

槐花侧柏荆枳壳，等分为末米饮调，
清肠止血又疏风，血热肠风脏毒疗。

**黄土汤**

黄土汤中芩地黄，术附阿胶甘草尝，
温阳健脾能摄血，便血崩漏服之康。

# 12 祛湿剂

## 12.1 燥湿和胃

**平胃散**

平胃散内君苍术，厚朴陈草姜枣煮，
燥湿运脾又和胃，湿滞脾胃胀满除。

**藿香正气散**

藿香正气腹皮苏，甘桔陈苓朴白术，
夏曲白芷加姜枣，风寒暑湿并能除。

## 12.2 清热祛湿

**三仁汤**

三仁杏蔻薏苡仁，朴夏通草滑竹存，
宣畅气机清湿热，湿重热轻在气分。

**甘露消毒丹**

甘露消毒蔻藿香，茵陈滑石木通菖，
芩翘贝母射干薄，湿热时疫是主方。

**茵陈蒿汤**

茵陈蒿汤大黄栀，湿热阳黄此方施，
便难尿赤腹胀满，功在清热与利湿。

**八正散**

八正木通与车前，萹蓄大黄栀滑研，
草梢瞿麦灯心草，湿热诸淋宜服煎。

**二妙散**

二妙散中苍柏煎，若云三妙牛膝添，
四妙再加薏苡仁，湿热下注痿痹瘥。

## 12.3 利水渗湿

**五苓散**

五苓散治太阳腑，白术泽泻猪苓茯，
桂枝化气兼解表，小便通利水饮逐。

**防己黄芪汤**

金匮防己黄芪汤，白术甘草加枣姜，
益气祛风行水良，表虚风水风湿康。

## 12.4 温化寒湿

**苓桂术甘汤**

苓桂术甘仲景剂，温阳化饮又健脾，
中阳不足饮停胃，胸胁支满悸眩施。

**真武汤**

真武附苓术芍姜，温阳利水壮肾阳，
脾肾阳虚水气停，腹痛悸眩瞤惕康。

**实脾散**

实脾温阳行利水，干姜附苓术草从，
木瓜香槟朴草果，阳虚水肿腹胀崇。

## 12.5 祛风胜湿

**羌活胜湿汤**

羌活胜湿独防风，蔓荆藁本草川芎，
祛风胜湿通经络，善治周身风湿痛。

**独活寄生汤**

独活寄生艽防辛，归芎地芍桂苓均，
杜仲牛膝人参草，顽痹风寒湿是因。

# 13 祛痰剂

## 13.1 燥湿化痰

**二陈汤**

二陈汤用半夏陈，苓草梅姜一并存，
理气祛痰兼燥湿，湿痰为患此方珍。

## 13.2 清热化痰

**温胆汤**

温胆汤中苓半草，枳竹陈皮加姜枣，
心烦不眠证多端，此系胆虚痰热扰。

**清气化痰丸**

清气化痰胆星蒌，夏芩杏陈枳实投，
茯苓姜汁糊丸服，气顺火清痰热瘳。

**消瘰丸**

消瘰牡蛎贝玄参，散结消痰并滋阴，
肝肾素亏痰火盛，临证加减细酌斟。

## 13.3 润燥化痰

**贝母瓜蒌散**

贝母瓜蒌臣花粉，橘红茯苓加桔梗，
肺燥有痰咳难出，润肺化痰此方珍。

## 13.4 温化寒痰

**苓甘五味姜辛汤**

苓甘五味姜辛汤，温肺化饮常用方，
痰多色白质清稀，寒痰水饮咳嗽康。

**三子养亲汤**

三子养亲祛痰方，芥苏莱菔共煎汤，
痰壅气逆食滞证，代茶水呷用法良。

## 13.5 治风化痰

**止嗽散**

止嗽散内用桔梗，紫菀荆芥百部陈，
白前甘草共为末，姜汤调服止嗽频。

**半夏白术天麻汤**

半夏白术天麻汤，苓草橘红枣生姜，
眩晕头痛风痰盛，痰化风息复正常。

# 14 消食剂

## 14.1 消食化滞

**保和丸**

保和山楂莱菔曲，夏陈茯苓连翘齐，
炊饼为丸白汤下，消食和胃食积去。

## 14.2 健脾消食

**健脾丸**

健脾参术苓草陈，肉蔻香连合砂仁，
楂肉山药曲麦炒，消补兼施不伤正。

**葛花解醒汤**

葛花解醒泽二苓，砂蔻青陈木香并，
姜曲参术温健脾，分消寒化酒湿灵。

# 15 治风剂

## 15.1 疏散外风

**川芎茶调散**

川芎茶调有荆防，辛芷薄荷甘草羌，
目昏鼻塞风攻上，偏正头痛悉能康。

**小活络丹**

小活络祛风湿寒，化痰活血三者兼，
二乌南星乳没龙，寒湿痰瘀痹痛蠲。

**消风散**

消风散中有荆防，蝉蜕胡麻苦参苍，
知膏蒡通归地草，风疹湿疹服之康。

## 15.2 平息内风

**羚角钩藤汤**

羚角钩藤菊花桑，地芍贝茹茯草襄，
凉肝息风又养阴，肝热生风急煎尝。

**镇肝息风汤**

镇肝息风芍天冬，玄参龟板赭茵从，
龙牡麦芽膝草楝，肝阳上亢能奏功。

**大定风珠**

大定风珠鸡子黄，麦地胶芍草麻桑，
三甲并同五味子，滋阴息风是妙方。

# 方 名 索 引